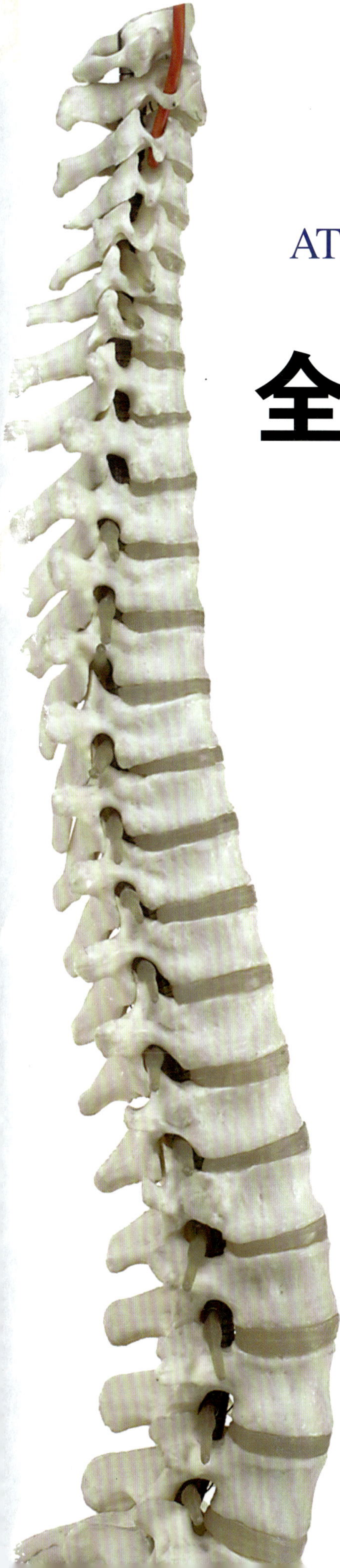

ATLAS OF FULL-ENDOSCOPIC SPINE SURGERY

全内镜脊柱外科
手术图谱

主　编　[美] Christoph P. Hofstetter
[德] Sebastian Ruetten
[中] Yue Zhou
[美] Michael Y. Wang
主　译　周　跃　李长青

山东科学技术出版社
·济南·

本书中插图由 Joimax® 和 Storz 提供

图书在版编目（CIP）数据

全内镜脊柱外科手术图谱 /（美）克里斯托夫 · P. 霍夫斯蒂特等主编；周跃，李长青主译 . —济南：山东科学技术出版社，2021.9（2023.2 重印）
ISBN 978-7-5723-0882-6

Ⅰ . ①全… Ⅱ . ①克… ②周… Ⅲ . ①内窥镜 - 应用 - 脊柱病 - 外科手术 - 图谱 Ⅳ . ① R681.5-64

中国版本图书馆 CIP 数据核字 (2021) 第 168873 号

全内镜脊柱外科手术图谱

QUANNEIJING JIZHU WAIKE SHOUSHU TUPU

责任编辑：崔丽君
装帧设计：孙小杰

主管单位：山东出版传媒股份有限公司
出 版 者：山东科学技术出版社
地址：济南市市中区舜耕路 517 号
邮编：250003 电话：（0531）82098088
网址：www.lkj.com.cn
电子邮件：sdkj@sdcbcm.com
发 行 者：山东科学技术出版社
地址：济南市市中区舜耕路 517 号
邮编：250003 电话：（0531）82098067
印 刷 者：山东联志智能印刷有限公司
地址：山东省济南市历城区郭店街道相公庄村文化产业园 2 号厂房
邮编：250100 电话：（0531）88812798

规格：16 开（210 mm × 285 mm）
印张：12 **字数：**240 千 **印数：**5001~6000
版次：2021 年 9 月第 1 版 **版次：**2023 年 2 月第 4 次印刷
定价：150.00 元

致我的家人、导师、同事和住院医师。

对于疾病，养成两种习惯——去帮助，或至少不伤害。

——希波克拉底

主　编

Christoph P. Hofstetter, MD, PhD, FACS
Associate Professor
Department of Neurological Surgery
University of Washington Medical Center
Seattle, Washington

Sebastian Ruetten, MD
Attending Spine Surgeon
Center for Spine Surgery and Pain Therapy
Center for Orthopaedics and Traumatology
of the St. Elisabeth Group–Catholic Hospital Rhein-Ruhr
St. Anna Hospital Herne/Marien Hospital Herne University Hospital/Marien Hospital Witten
Herne, Germany

Yue Zhou, MD, PhD
Professor
Department of Orthopaedics
Xinqiao Hospital
Army Medical University
Chongqing, China

Michael Y. Wang, MD, FACS
Professor
Departments of Neurosurgery and Rehab Medicine
University of Miami School of Medicine
Miami, Florida

编 者

G. Gamian Brusko, MD
Resident
Department of Neurosurgery
University of Miami
Miami, Florida

Daniel Carr, DO
Attending Spine Surgeon
Michigan Spine and Brain Surgeons
Southfield, Michigan

J. N. Alastair Gibson, DSc, FRCSEd
Attending Spine Surgeon
Spire Murrayfield Hospital
Edinburgh, UK

Saqib Hasan, MD
Attending Spine Surgeon
Webster Orthopedics Spine Institute
Oakland, California

Christoph P. Hofstetter, MD, PhD, FACS
Associate Professor
Department of Neurological Surgery
University of Washington Medical Center
Seattle, Washington

Jun Ho Lee, MD, PhD
Associate Professor
Department of Neurosurgery
Kyung Hee University Medical Center
Seoul, Republic of Korea

Lynn McGrath, MD
Resident
Department of Neurological Surgery
University of Washington
Seattle, Washington

Sebastian Ruetten, MD
Attending Spine Surgeon
Center for Spine Surgery and Pain Therapy
Center for Orthopaedics and Traumatology of the St. Elisabeth Group-Catholic Hospital Rhein-Ruhr
St. Anna Hospital Herne/Marien Hospital Herne University Hospital/Marien Hospital Witten
Herne, Germany

Ralf Wagner, MD
Attending Spine Surgeon
Ligamenta Spine Center
Frankfurt, Germany

Michael Y. Wang, MD, FACS
Professor
Departments of Neurosurgery and Rehab Medicine
University of Miami School of Medicine
Miami, Florida

Yue Zhou, MD, PhD
Professor
Department of Orthopaedics
Xinqiao Hospital
Army Medical University
Chongqing, China

主　译　周　跃　李长青

副主译　张　超　郑文杰　汤　宇

译　者（以姓氏笔画为序）

王洪伟　王洪岗　冯陈诚　刘　寰

刘铭汉　汤　宇　李长青　李海音

吴俊龙　余　妍　张　超　张亚庆

郑文杰　敖圣翔　徐　峰　黄　博

龚俊峰　熊承杰

序

Hofstetter 教授所著的《全内镜脊柱外科手术图谱》是代表脊柱手术前沿的杰出之作。内镜脊柱手术对外科医师和患者都极具吸引力，因为其治疗一系列疾病具有可预期并值得称赞的结果和令人羡慕的患者快速康复期。在外科领域，本书的意义远不止是对内镜脊柱外科新兴领域进行概述。

本书共26章，由编者团队以非凡的外科手术天赋写成，全面、易懂且高效。本书的内容循序渐进、简明扼要，接受过充分训练的资深医师和初级学习者均适合阅读。编者团队由不断推动内镜脊柱外科领域发展的知名外科医师组成，他们编撰经验丰富，能够将手术最具挑战性的关键步骤展现给新手外科医师。

本书的手术图片、示意图乃至写作风格从本质上讲是独一无二的，没有丝毫冗余内容。本书内容涵盖了从放射安全到围手术期护理的方方面面，最具特色的是手术技术内容较其他手术图谱更加简洁。本书还提供了珍贵实用的外科手术注意事项，以及内镜手术解决方案示意图。

书中关于手术入路、三维解剖学角度和意识活动的细微差别的重点描述是非常精准的。编者团队细致地描述了从外科医师手的位置到通过内镜观察到的解剖标志的一切内容。这些都是在清晰、明确的内镜图像以及外科医师与患者的交流和精心设计的手术计划的帮助下完成的。

本书每一章节的撰写都巧妙而富有逻辑，能成功指导外科医师完成内镜脊柱外科手术。本质上，本书以面对脊柱疾病患者时临床医师应该如何思考、分析和执行手术方案的风格撰写而成。Hofstetter 教授编写的本图谱有助于提升内镜脊柱外科手术的技术标准，可比肩其他经典的、学术性的脑和脊柱外科相关主题。此外，本书包含 AO 术语，这将成为 AO 全球教学课程的基础。最后，随着该领域所涉及的手术呈指数级增长，本书可能使内镜技术标准化，以允许外科医师互相对比结果。

对于致力于掌握这一重要且不断发展的内镜技术以提高患者治疗结果的医生来说，这是一本必备参考书。

Richard G. Ellenbogen, MD, FACS
Theodore S. Roberts Professor and Chair
Department of Neurological Surgery
University of Washington
Seattle, Washington

序

我非常高兴地接受邀请，为 Hofstetter 教授精心编著的《全内镜脊柱外科手术图谱》作序。外科医师致力于脊柱疾病的精心诊断和治疗，我们的最终目标是提供最高质量的治疗，以便我们的患者获得最好的治疗效果。

毫无疑问，近几十年来，脊柱外科的发展非常迅速。

因此，作为外科医师，我们不断地接触新技术，不得不问自己一些难以回答的问题：

· 这项新技术真的能提高我治疗患者的能力吗?

· 这种趋势是会持续下去，还是暂时的，因无法带来确定的结果，最终会消失?

· 这项技术是出于真正的外科手术需要，还是出于其他原因，比如行业利益或外科医师的自负?

· 在我的职业生涯中，我是否可以投入时间和资源来学习这项技能？如果可以，我怎样才能在不损害患者安全和护理的前提下做到最好?

当我漫步在许多学术会议的大厅，或是阅读每天出现在我桌上的专业期刊时，这些肯定是我问自己的问题。我惊叹于导航和机器人技术装备的展示、生物椎间盘再生的奇迹、微创手术，以及承诺更高融合率或更快患者恢复的最新内植物设计。幸运的是，Hofstetter 教授和合作者终于在脊柱内镜领域给了我们一些明确的指导。

脊柱内镜技术近年来已经发生了变革，它当然属于那种既迷人又让我们脊柱外科医师感到恐惧的技术：你有没有因在会议上看到内镜脊柱手术的视频剪辑，或者浏览描述内镜手术的手稿或者文章，而感到完全迷失、困惑，想知道你对解剖学的理解是否不够透彻，以至于无法跟进？当你无意中听到外科医师使用许多不同的术语（有可能不精确）来描述一个特定的手术，结果发现他们都指的是同一个手术时，会不会感到恼火?

好吧，这本书会帮助你理解！它正中要害，它简洁、精练、全面，而且是用可以理解的语言撰写的。本书由该领域的专家编辑和撰写，我们作为脊柱外科医师，在开放手术或更“传统”的微创手术（主要是通道或内镜）中接受过训练，能够理解和学习。Hofstetter 教授在理解并掌握了“管科学”之后，把内镜技术作为一种自然延伸。他来自我们大多数人现在所在的地方。这正是这本书的力量所在。

你有没有想过，在严重狭窄的情况下，内镜手术是如何在狭窄的椎管内创造出一个工作空间的？翻到第 9.1 章，你会发现一段实用的、易于理解的、有很好说明的详细描述！在我的实践中最令人满意的手术之一是单侧椎板入路双侧减压治疗腰椎管狭窄症，第 14 章显示了一条清晰易懂的路径来通过内镜实现类似的减压。大多数章节中的“经验与教训”是我最推崇的，并且提供了有价值的建议。

简而言之，这是我们一直在寻找的一本书。现在是时候接受内镜手术的存在，并最终取代和（或）加强许多我们在日常实践中所做的开放或“传统”的微创手术。毫无疑问，脊柱内镜技术将有助于实现我们的最终目标，为我们的患者提供尽可能高质量的治疗，同时取得尽可能好的结果。

Roger Härtl, MD
Professor of Neurological Surgery
Director of Spinal Surgery
Director, Weill Cornell Medicine Center
for Comprehensive Spine Care
New York, New York

前　言

脊柱外科的最新进展令人惊叹。全内镜脊柱手术是一种新兴技术，对世界脊柱外科实践产生了巨大的影响。尽管过去几年内镜脊柱手术发展迅速，但在专业术语、手术技术，以及全球脊柱组织的手术目的上相对缺乏一致性。由此产生的差异阻碍了全内镜脊柱手术在脊柱疾病治疗上真正的学术讨论。

本书旨在对喜欢开展这些手术的住院医师、进修医师和脊柱外科医师描述全内镜脊柱手术的标准技术和一些细致差别。本书是以图谱的形式设计的，同时也是一本教科书。我们认为这种布局非常合理，因为脊柱外科医师可以通过研究图像来学习相关解剖学和内镜特定的技术细节。本书以循序渐进的方式阐述了编者团队对适当的适应证和手术技术的见解，包括特殊情况和处置术中并发症的策略。

本书由三部分组成：基本原则、常用方法的逐步描述和特殊情况与挑战，详细讨论了进行全内镜脊柱手术所需的关键手术概念。

第一部分着重介绍了脊柱解剖学的相关知识，这些知识是有效、安全地进行脊柱内镜手术所必需的。此外，还详细介绍了内镜技术，并提供内镜脊柱手术中使用的特殊器械的信息。最后，描述了常见内镜工作，这将大大提高和促进这些外科技术的教学。

第二部分为分步式介绍脊柱全内镜手术，并阐明需要避免的常见错误和陷阱。

与传统的开放脊柱手术相比，脊柱内镜手术的动态和小视野要求脊柱外科医生对细节保持警惕，以帮助提供全方位的局部解剖。内镜脊柱手术的一个关键因素是入路的精确性，外科医师需要匹配术前计划、术中成像和解剖操作，以快速到达一个明确的解剖区域。学习曲线的主要部分就是掌握这个过程。因此我们确定了所有内镜手术的最佳靶区。靶区在透视图像上很容易识别，具有明确的触诊特征，并且允许在内镜就位后快速过渡到可视化。重要的是，靶点区域具有解剖学特征，可以在内镜脊柱手术提供的非常有限的视野范围内辨认出来。这是必要的，因为脊柱全内镜手术不像传统脊柱外科手术那样，过多地暴露多个可以用来辨别的解剖结构。具有丰富教学经验的编者进行了分步式的描述。这一部分还介绍了有关脊柱内镜手术主要解剖标志的经典外科概念。主要解剖标志是高度可靠的骨性标志，可以帮助我们安全识别神经结构。如果使用得当，还可以在完成全内镜脊柱手术后在视觉上确认是否完全神经减压，这也是对此类手术的主要评判方法。

第三部分描述了为处理特殊病例或并发症（包括硬脊膜撕裂或术中出血）而需要进行的常见补救和特殊工作。

本书的使命是提供内镜外科手术的框架，并且帮助读者了解全内镜脊柱外科手术在脊柱疾病治疗中的作用。我们利用最近引入的 AOSpine 术语，并且在实践课程中使用类似的分步式教程。最终，标准化将允许学者进行更有成效的思想交流，促进手术技术的进一步发展，并有希望共同努力为更好地探讨术后患者的效果奠定基础。

鉴于目前的临床挑战，包括人口老龄化、医疗并发症的增加以及对术后疼痛和恢复的期望提高，我们相信全内镜脊柱手术将是一项技术革命。然而，虽然我们坚信全内镜脊柱手术是脊柱外科医师手术技术的重要组成部分，但它不能取代传统的脊柱手术。严重的脊柱畸形、机械性不稳和外伤已经有了完善的外科治疗方法，目前还不能用全内镜脊柱手术来取代。我们期待传统手术技术与全内镜技术之间的界限不断变化，熟悉复杂脊柱外科手术的医生应该掌握所有手术，为每位患者选择最合适的手术治疗方案。对于全球脊柱外科界来说，参与学术对话以阐明全内镜脊柱外科手术的适应证是至关重要的。

对于任何希望利用技术进步来提高患者治疗水平的脊柱外科医师来说，通过认真研读本书必然会获得一笔宝贵的财富。我们见证了许多脊柱外科医师，无论是新手还是老手，一旦体验到这种新技术对患者治疗的影响，他们的热情是前所未有的。我们希望本书将作为建立、发展和教授全内镜脊柱外科手术给下一代脊柱外科医生的基础。

Christoph P. Hofstetter, MD, PhD, FACS
Sebastian Ruetten, MD
Yue Zhou, MD, PhD
Michael Y. Wang, MD, FACS

目　录

第一部分　概述

第三部分 胸椎

第四部分　颈椎

第五部分　扩展专题

24 内镜翻修手术 ········ 142

25 全内镜脊柱手术相关并发症 ········ 151

26 全内镜脊柱手术的围手术期管理 ········ 162

第一部分
概　述

1 麻醉与快速康复

作者：G. Gamian Brusko, Michael Y. Wang
译者：冯陈诚　黄　博

1.1 简介

全内镜脊柱外科手术是非常微创的外科技术，该技术为脊柱外科医生提供了使用除全身麻醉以外其他麻醉方式进行手术的机会。由于内镜手术专注于将手术并发症的发生率降到最低，所以需要采用可以减少镇静相关风险的麻醉方法来对内镜手术进行进一步补充。本章将会对快速康复的目标进行简要介绍并讨论将快速康复运用于脊柱外科时的重要原则，同时，还会概述脊柱内镜术中所使用的麻醉方法。

1.2 快速康复的一般原则

快速康复外科方案，又称“快速通道”外科方案，是旨在减少手术相关并发症并缩短术后住院时间的围手术期方案，同时也被称为加速康复外科（enhanced recovery after surgery，ERAS）。这种临床路径专注于在术前优化患者的状态，在术中减少手术应激并在术后提高镇痛效果。丹麦结直肠外科医生 Henirk Kehlet 第一次系统地描述了加速康复的基本原则。这些原则集中在将手术应激反应最小化，预防与麻醉、手术技术以及术后住院相关的并发症[1]。重要的是，Kehlet 将 ERAS 描述为一个能够加强患者护理的多学科路径。因此，在快速康复的围手术期中，麻醉原则扮演了重要角色。

1.3 关键部分

ERAS 方案包括许多重要的围手术期干预措施，麻醉在其中的 4 个基本措施中发挥重要作用，分别是：①术前药物治疗最优化；②术中清醒镇静；③局部可注射麻醉药物；④术后多模式镇痛方案。每一个干预措施都会被简要讨论，从而为脊柱内镜医师在快速康复技术中建立基础。同时，这些干预措施被总结记录在表 1.1 中。

在任何手术步骤之前，需要采取一些措施来优化患者的术前准备状态。众所周知，管理患者的合并疾病、鼓励患者进行常规锻炼并提

表 1.1　脊柱内镜手术快速康复路径中与麻醉相关的关键干预措施

术前	
• 优化药物治疗方案 • 患者准备	加巴喷丁以及多模式超前镇痛方案的使用 患者教育计划与理疗预康复
术中	
• 清醒镇静	静脉使用氯胺酮与丙泊酚维持轻至中度镇静
• 局部注射麻醉药物	在软组织创伤有限区域内使用长效局麻药
术后	
• 多模式镇痛 • 快速功能锻炼	尽量少使用阿片类药物，限制麻醉药品的消耗和不良反应 预防长时间卧床并发症，快速出院

高患者术前的营养状态能够提高患者的治疗效果。除了这些推荐措施以外，快速康复路径还会在术前优化患者的药物方案。这种优化主要聚焦于镇痛药物，并对接受脊柱手术的患者非常重要。由于部分患者会经历脊柱疾病相关的慢性疼痛，所以了解非麻醉药物治疗这一选择方案就显得很关键。这一措施会起到限制麻醉药品消耗的作用，可提高脊柱手术患者的结局。最值得关注的是，术前使用加巴喷丁或普瑞巴林可以减轻患者脊柱术后的疼痛、减少吗啡总消耗量以及包括恶心在内的吗啡相关并发症[2]。此外，由术前使用塞来昔布、普瑞巴林、缓释羟考酮以及对乙酰氨基酚所组成的多模式超前镇痛方案已经被成功地用于减轻脊柱术后患者的疼痛[3]。对于接受减压手术的患者来说，抗炎药物是一种有效的辅助治疗方法。同时，已经有大量的证据表明，对于短节段融合手术来说，抗炎药物的使用不太可能会降低关节融合率。术前对患者毒麻药物的使用进行管理可以缓和其术后对阿片类药物的需求，并有助于减轻术后疼痛、缩短住院时间。

全内镜脊柱手术提供了在快速康复路径中运用清醒镇静的唯一机会。虽然基于氯胺酮和丙泊酚的清醒镇静通常被运用在小手术中，但是最近这种方法同样被运用在脊柱内镜手术中[4]。重要的是，在清醒镇静中加入氯胺酮可以减少脊柱手术患者术后对阿片类药物的需求。此外，全静脉麻醉作为清醒镇静流程的一部分，被证实可以降低术后恶心呕吐的发生率[5]。避免全麻的需求可以促进患者从镇静中更快恢复，因此能够使患者在术后几小时内进行早期活动。

术中可以获取患者的神经反馈是清醒镇静的更大优势。脊柱内镜手术经常在门诊进行，从医疗资源或者经济方面来看，在门诊进行神经电生理监测是不切实际的。因此，患者及时报告神经刺激的能力有助于预防术中并发症。背根神经节对创伤的敏感性会导致脊柱内镜医师对术中电生理监测假阴性结果的担忧。在这种情况下，处于镇静状态却有响应的患者更有可能察觉到对背根神经节的接近、牵拉或创伤。

第三个加速康复的关键术中部分就是在切口进行局麻药的浸润，该步骤可以提高镇痛效果并减少患者术后麻醉镇痛药的需求。习惯上使用丁哌卡因达到该目的。相比之下，罗哌卡因具有相似的半衰期并在降低心脏毒性方面更有优势。然而，一种可以延长镇痛时间的新型制剂已经被证明在脊柱手术中具有更好的效果。脂质体丁哌卡因可提供最长持续 72 小时的局部镇痛缓解，并能在脊柱内镜手术中进行经皮椎弓根螺钉固定时，沿椎弓根螺钉钉道直接注射。对于微创融合手术来说，脂质体丁哌卡因的使用已经被证实可以缩短住院时间、降低疼痛评分以及麻醉镇痛药物的消耗量[6]。虽然脂质体丁哌卡因比标准的丁哌卡因价格高，但是将其融入快速康复路径中可以为每个患者减少数千元的急症护理费用，这些费用远远超过药物花费[7]。

无论任何手术，术后麻醉的目标都是相似的，并且让大部分患者在门诊接受治疗。能够提供充足的镇痛并能限制如呼吸抑制或恶心呕吐等常见并发症的措施都应该被实施。为了实现快速康复路径中的这些目标，常常采用多模式的镇痛方案。合并使用包括对乙酰氨基酚、非甾体消炎药、加巴喷丁、氯胺酮、地塞米松以及昂丹司琼等药物已经被证实有利于减轻术后的疼痛和恶心[8]。之前提到的麻醉药物局部注射以及术后即刻静脉滴注（静滴）1 g 对乙酰氨基酚同样能够在多模式镇痛方案中使用。

加快患者术后下床行走时间是使上述这些措施切实加速患者康复的一条重要途径。清醒镇静以及术后非麻醉类药物疼痛管理的实施使患者在更少疼痛下更快苏醒。这使得术后患者在护理人员以及康复理疗医师的帮助下可以更早进行更多的活动。这种效应确切地有益于缩短住院时间。

1.4 麻醉方案

针对经椎间孔内镜下腰椎间融合术，我们预先根据快速康复原则设计了加速康复外科路径。最近，我们已经进一步将本章节中提到的干预措施进行整合，拓展了最初的加速康复路径[9]。在这里，我们对流程进行概述，脊柱内镜医师可以将这个流程应用到自身的临床实践中。

在手术当天，除了传统的麻醉诱导药物以外，患者口服 300 mg 加巴喷丁。当患者手术体位摆放完毕后，通过面罩或鼻导管给氧。由于患者未进行气管插管，麻醉医师需要对患者进行密切监测。持续输注氯胺酮和丙泊酚维持轻到中度镇静，该镇静程度会使外科医生在牵拉神经结构时获得患者的反馈。在椎弓根螺钉置入之前，立刻沿椎弓根螺钉钉道注射 20 mL 1 ∶ 2 稀释的脂质体丁哌卡因。不使用全麻、腰麻和硬膜外麻醉。在手术结束后患者仍在手术台上时，立即开始静滴 1 g 对乙酰氨基酚。术后需要镇痛时，给予患者口服对乙酰氨基酚—羟考酮以及静滴氢吗啡酮，同时，鼓励患者在可能情况下尽早下地。虽然大多数患者需要麻醉镇痛药，但是，相较于传统镇痛方案来说，总的麻醉镇痛药消耗量显著减少。包括恶心、吞咽困难以及失忆等并发症偶有发生。表 1.2 对这些措施进行了总结。

表 1.2 脊柱内镜手术快速康复流程概要

术前
• 将加巴喷丁加入麻醉前药物方案
术中
• 静脉使用氯胺酮与丙泊酚进行清醒镇静
• 沿椎弓根螺钉钉道注射脂质体丁哌卡因溶液 • 使用可视化内镜将软组织创伤最小化
术后
• 即刻静脉输注对乙酰氨基酚
• 在疼痛严重时，口服对乙酰氨基酚 – 羟考酮并静脉注射氢化吗啡酮
• 鼓励早期活动

1.5 总结

本章简要介绍了快速康复的目标以及在脊柱内镜手术的围手术期怎样运用确定的麻醉方法。多种技术和管理选项能够用来创造加速康复的基础，在此基础之上，脊柱外科医生可进一步提升专业素养。全脊柱内镜手术的亚专业化非常适合于快速康复的原则。

参考文献

[1] Kehlet H. Multimodal approach to control postoperative pathophysiology and rehabilitation. Br J Anaesth. 1997; 78(5):606–617

[2] Liu B, Liu R, Wang L. A meta-analysis of the preoperative use of gabapentinoids for the treatment of acute postoperative pain following spinal surgery. Medicine (Baltimore). 2017; 96(37):e8031

[3] Kim SI, Ha KY, Oh IS. Preemptive multimodal analgesia for postoperative pain management after lumbar fusion surgery: a randomized controlled trial. Eur Spine J. 2016; 25(5):1614–1619

[4] Wang MY, Grossman J. Endoscopic minimally invasive transforaminal interbody fusion without general anesthesia: initial clinical experience with 1-year follow-up. Neurosurg Focus. 2016; 40(2):E13

[5] Peng K, Liu H-Y, Liu S-L, Ji F-H. Dexmedetomidine-fentanyl compared with midazolam-fentanyl for conscious sedation in patients undergoing lumbar disc surgery. Clin Ther. 2016; 38(1):192–201.e2

[6] Kim J, Burke SM, Kryzanski JT, et al. The role of liposomal bupivacaine in reduction of postoperative pain after transforaminal lumbar interbody fusion: a clinical study.World Neurosurg. 2016; 91:460–467
[7] Wang MY, Chang HK, Grossman J. Reduced acute care costs with the ERAS(R) minimally invasive transforaminal lumbar interbody fusion compared with conventional minimally invasive transforaminal lumbar interbody fusion. Neurosurgery. 2016; 83(4):827–834
[8] Mathiesen O, Dahl B, Thomsen BA, et al. A comprehensive multimodal pain treatment reduces opioid consumption after multilevel spine surgery. Eur Spine J. 2013; 22(9):2089–2096
[9] Wang MY, Chang PY, Grossman J. Development of an enhanced recovery after surgery (ERAS) approach for lumbar spinal fusion. J Neurosurg Spine. 2017; 26(4): 411–418

2 全内镜脊柱手术中的辐射安全

作者：Lynn McGrath, Christoph P. Hofstetter
译者：冯陈诚　黄　博

2.1 简介

脊柱的微创入路需要在术中进行影像学透视，从而在目标结构没有暴露的情况下对脊柱的骨性解剖结构进行可视化。虽然对二维 X 线以及便携式术中 CT 的使用逐渐增多，C 臂增强 X 线仍然应用广泛且是大多数手术室内的辐射暴露来源。C 臂由一个可移动的 X 射线源构成。该射线源位于 C 臂的一端，并瞄准位于 C 臂另一端的 X 线探测器以及图像增强器（▸图 2.1）。X 射线源被封装在锥形筒里，该锥形筒可维持射线源与患者的最小安全距离。

该射线源可产生 X 线，X 线穿透患者的软组织然后被图像增强器探测。图像增强器将 X 线转化为可见光从而让医生进行观察。C 臂机通常可以在水平方向、垂直方向移动或沿自身轴向进行旋转。这使得我们可从几乎任何角度对患者的解剖进行成像。C 臂透视机最大的优势在于可对相关解剖结构提供灵活的实时成像。因此，它成为美国最为常见的术中脊柱成像的方式。因此，对于脊柱外科医生在实践中开展并实施微创入路的能力来说，了解放射成像技术是最基本的。在整个微创脊柱手术期间，由于病变结构与敏感的神经结构以及起稳定作用的骨性韧带结构毗邻关系紧密，因此我们迫切需要高精度的影像学成像。

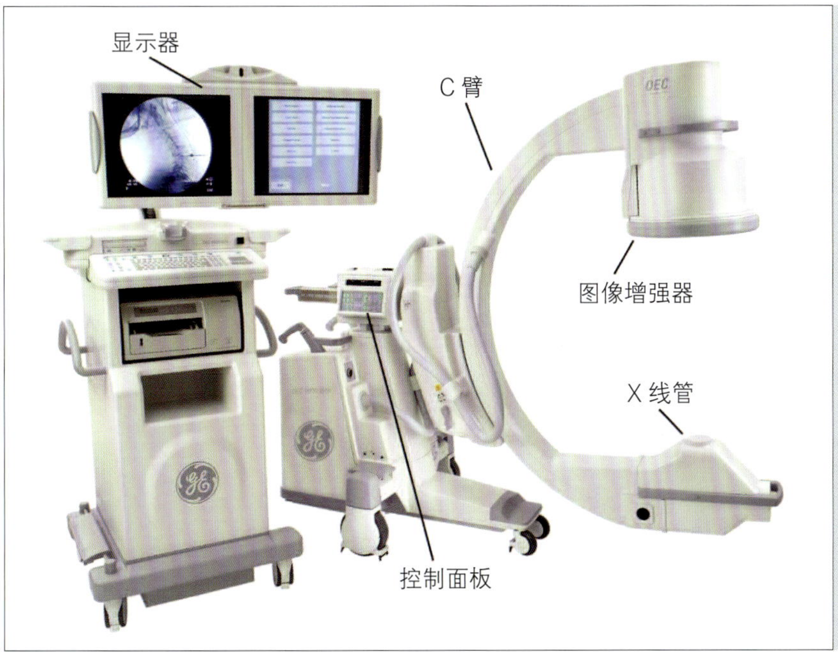

图 2.1　术中 C 臂的组件

2.2 职业辐射指南

绝大多数的术中成像技术是利用 X 射线穿透软组织并描绘骨性解剖结构的能力。影像学成像、透视和 CT 都产生电离辐射，一定剂量的电离辐射会对人体健康有害。医疗专业人员被美国职业安全与健康管理局（OSHA）视为辐射工作人员，建议他们遵守国家辐射防护与测量委员会（NCRP）和国际辐射防护委员会（ICRP）提出的暴露准则。辐射工作人员可以使用专门的测量单位来量化和跟踪他们对医疗设备产生的电离辐射的职业暴露。希沃特（Sv）就是这样一个单位，定义为 1 J/kg 平均全身组织。在考虑临床环境中对患者和健康医疗工作者风险时，它是首选单位。在职业环境中，辐射暴露的测量单位为毫希沃特（mSv）或 1/1 000 希沃特。NCRP 和 ICRP 规定的最大暴露极限量为 50 mSv/y（▶表 2.1）。具体来说，在美国，每个人的平均有效辐射剂量是 6.2 毫希沃特[1]。这些射线暴露主要来自家庭中氡和钍气体的积累（约 2.8 毫希沃特）、宇宙辐射（0.3 毫希沃特）等自然本底辐射以及包括 CT（全身 CT 为 10 毫希沃特）在内的医疗操作。

职业辐射暴露受到严格管制，因为基本上没有一种辐射剂量被认为是无风险的。对人体的研究表明，辐射照射和癌症风险之间存在大致的线性关系，虽然已知 100 毫希沃特的单一照射事件会增加人类罹患某些癌症的风险，但辐射照射的风险实际上是在一生中累积的。

表 2.1 全国辐射防护与测量委员会规定的职业工人有效剂量限值

职业暴露	剂量 /S.I.
随机效应下有效剂量当量限值	每年：50 mSv（累计 10 mSv× 年龄）
对于组织的非随机效应的年剂量当量	
晶体	150 mSv
皮肤、手、足	500 mSv

2.3 辐射安全

医疗保健中的辐射工作人员已充分证明了电离辐射的影响。与其他医院工作人员相比，普通骨科医生患肿瘤的概率增加了 5 倍，这可能是由于辐射暴露水平过高造成的。由于在 C 臂下徒手置入椎弓根螺钉，脊柱外科医生暴露在高剂量辐射下，这种辐射量是导航技术的 10~12 倍[2]。癌症风险可能是最令人担忧的，但肯定不是与职业辐射照射有关的唯一健康风险。辐射工作人员的白内障发病率是非辐射工作人员的 4.6 倍。

2.4 ALARA 原则

2.4.1 限制暴露区域和持续时间

在获得透视图像之前，应优化 C 臂的位置和设置，以减少冗余的脱靶图像数量。使用激光引导装置将C形臂移动到有病变的解剖区域。图像增强器应尽可能接近皮肤，这与透视光束的紧密校准相结合有助于提高图像捕获的效率。应避免使用持续透视，并获得脉冲荧光图像。后者减少了高达 30% 的辐射照射。由于高质量的图像往往是不必要的，并会导致不必要的辐射暴露，低质量的图像应是外科医生的默认选择，高质量的图像应保留给具有挑战性的或基本的视图（▶图 2.2）。总之，有效地使用透视应该被认为是一种外科技能，需要像其他任何技能一样进行训练。

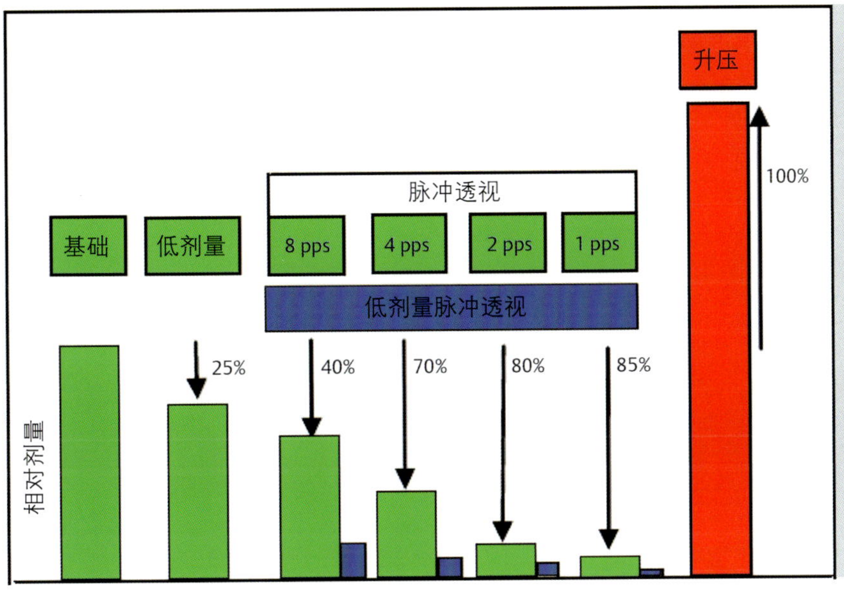

图 2.2 不同 C 臂设置对辐射剂量的影响。注意使用脉冲透视设置后，相对辐射剂量显著减少。通过使用低剂量设置可进一步减少。相反，升压功能大大增加了 C 臂发出的相对剂量

2.4.2 尽量与辐射源保持距离

在进行荧光检查时，图像增强器一侧的辐射暴露量明显低于光源一侧的辐射暴露量。因此，外科医生应该尽可能地远离放射源。交叉成像时，术者应尽量站在图像增强器一侧（▸图 2.3）。在进行穿透成像时，放射源应置于患者下方，影像增强器应尽可能靠近患者上方。术者应避免坐而尽量站着，以减少眼睛的暴露（▸图 2.3）。C 臂发射到外科医生和团队成员的大部分辐射来自后向散射，并随着距离的变大而减小。曝光量与到光源距离的平方成反比。根据经验，距离辐射源 2 米远可以将剂量降低到可以忽略不计的水平。

2.4.3 保护自己免受辐射曝光

在每次需要透视时，对手术团队和麻醉医师来说，充分的保护设备是必要的。含铅背心、裙子和甲状腺防护罩是标准装备并应额定至少 0.5 mm 铅当量。带袖口的背心、无边帽和其他附加的保护形式已经出现，并开始被广泛采用。在任何需要透视的情况下都应该佩戴含铅安全眼镜。含铅眼镜对预防白内障的形成至关重要，其含铅量应至少为 0.75 mm。这些重要的个人防护装备应定期进行正式测试，以确保其持续有效。

2.5 新兴技术

为了尽量减少对手术团队和患者的辐射照射，脊柱外科医生开始从透视转向提供术中 CT 或 CT 样图像的其他成像方式。这些技术既可以像传统的 C 臂一样提供二维透视图像，也可以通过在患者周围进行多次透视拍摄，在多平面上进行横断面成像。这些横断面图像对外科医生评估螺钉轨迹、椎弓根断裂和畸形矫正非常有用。这一系列图像还可以与外科导航技术一起用作参考图像，使外科医生可以使用导航设备。尽管设备成本高且复杂，但导航手术有可能大大减少外科医生和工作人员的辐射暴露量，并提高内置物放置的准确性。

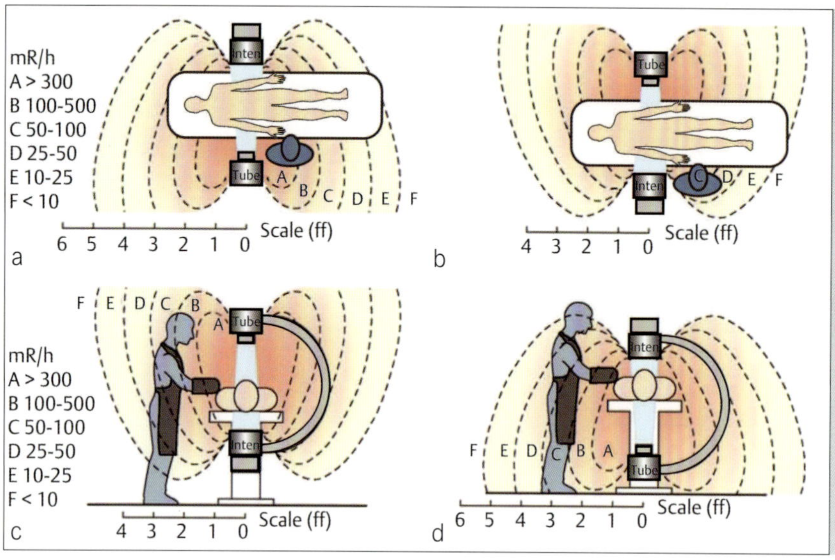

图 2.3 在侧位和正位（AP）透视中，C 臂位置对外科医生暴露的影响。（a）在外科医生一侧用 X 线管行侧位检查时，暴露量可能大于 300 mR/h。（b）转动 C 臂，暴露量显著降低。（c）在 AP 位透视过程中，外科医生暴露在患者上方的 X 线管的高剂量辐射下。（d）旋转 C 臂大大减少了对外科医生的暴露。请注意，如果外科医生直立站立，对面部的散射辐射可能只有俯身向患者时的 1/4

2.6 总结

理解成像技术和辐射安全是外科医生必须掌握的基本技能，就像掌握其他外科技术一样。有效使用目前的模式将保证患者和外科工作人员的安全，并有助于保持手术的高精度。先进的成像技术和导航手术是昂贵和复杂的，但有潜力提高精度，同时减少辐射曝光。对这些模式的高度熟悉将进一步增强从事微创手术或脊柱内镜手术外科医生的能力。

参考文献

[1] NCRP. NCRP Report No. 160, Ionizing Radiation Exposure of the Population of the United States. 2006. Available at: https://ncrponline.org/publications/reports/ncrp-report-160–2/

[2] Villard J, Ryang YM, Demetriades AK, et al. Radiation exposure to the surgeon and the patient during posterior lumbar spinal instrumentation: a prospective randomized comparison of navigated versus non-navigated freehand techniques. Spine. 2014; 39(13):1004–1009

3 全内镜脊柱手术中的必备影像

作者：Daniel Carr, Christoph P. Hofstetter
译者：冯陈诚　黄　博

3.1 简介

成功和有效地进行全内镜脊柱手术要求外科医生是获取和解读高质量的术中透视图像方面的专家。全内镜技术极其微创的本质要求通过对目标区域的精确透视定位，以便在术前确定最佳起始点和轨迹。在手术过程中，通过放射学定位的解剖标志是有效的手术流程和安全识别神经结构的基础。

3.2 术中透视的特点

透视图像与某些已知的放射学现象有关，必须提前预期和减轻以安全有效地利用术中成像模式。如果能很好地理解这些特性，外科医生就可以利用这些特性来增强目标解剖结构和病理结构的可视化。

3.2.1 放大

X 射线由 X 射线管发射，通过组织到达 X 射线图像增强器。由于这个探测器比光子最初发射的点有更大的表面积，光束在穿过空气和组织时必须发散，以最终填满整个探测器板。这种发散导致成像解剖结构看起来比实际更大。组织与 X 线管的距离越近，这种效果就越明显，外科医生可以利用这种可靠的效应来制作符合当前需要的特征图像。例如，如果外科医生想要一个宽广的视野来定位或检查整个构造，他们可以将脊柱移得离 X 线管更远，以便看到多个椎节。如果他们想要放大脊柱的特定部分或特定结构，就可以将 X 线管移到离患者更近的地方，以获得更详细的解剖图像。

3.2.2 变形

图像增强器有一个弯曲的输入表面，由一个输入荧光剂（将 X 射线转换为光学光子）和一个光电阴极（将光学光子转换为光电子）组成。输入曲面的曲率导致图像外围等距点之间的距离比中心更大，变形更严重（▸图 3.1a）。较大的视场增强了失真，因为在图像的边缘处，输入荧光表面的曲率最大。现代平面图像接收器一般不存在图像扭曲变形。

3.2.3 视差

就像放大一样，这种现象是由于 X 射线光束在从发射器到探测器的过程中光子的发散造成的。这种发散在光束的外围或所产生图像的边缘最为显著。因此，图像中心的结构被最准确地描绘，而外围结构将被轻微扭曲。感兴趣的区域应该总是放在图像的中心，以避免错误解读（▸图 3.1b）。

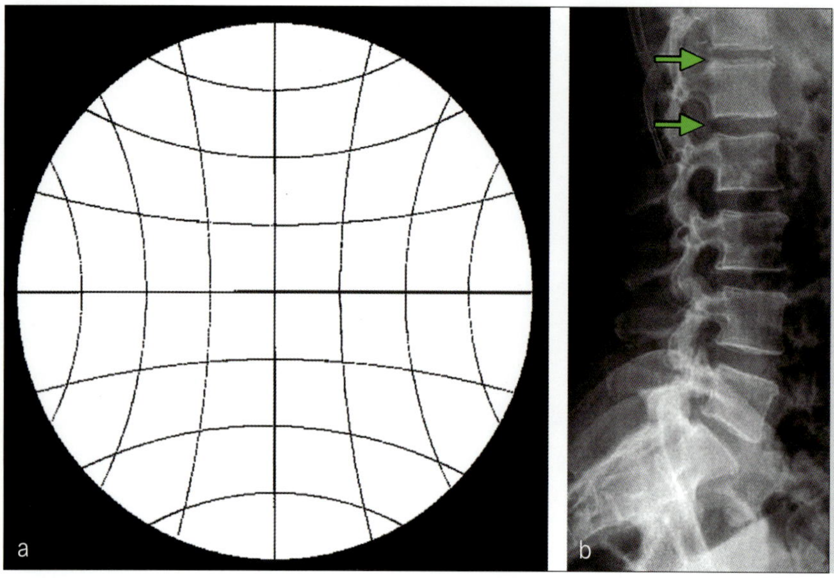

图 3.1 透视成像中的伪影。（a）示意图显示在视场外围最明显的扭曲伪影。（b）腰椎侧位 X 线片显示视差。视差导致 T11~T12 和 T12~L1 椎间隙变窄（绿色箭头）

3.3 全内镜脊柱手术的基本透视图像

3.3.1 腰椎

腰椎内镜手术最重要的影像学图像是所关注节段椎体的真实正位和侧位图像。大多数后续成像和定位都依赖于这些图像。适当的腰椎 AP 图像应显示棘突与双侧椎弓根等距。椎弓根在椎体的上半部分排列整齐。椎体终板应完全对齐，并在适当叠加时产生单个终板阴影（▸图 3.2a）。腰椎的另一个基本切面是真正的侧位切面。适当的脊柱侧位图像应在目标节段上显示重叠的椎弓根和完美排列的终板（▸图 3.2b）。椎体后壁应与 X 线平行。小关节的透视应以上关节突（SAP）清晰可辨为标准。

3.3.2 椎板间技术

当实施椎板间腰椎入路时，第一步是获得目标节段尾侧椎体完美的 AP 位终板视图（▸图 3.3 a）。终板视图可作为确定最佳头尾接近角的基线。上腰椎节段通常需要增加 0° ~5° 远端 C 臂倾斜，而下腰椎节段则需要增加 10° ~15° 倾斜。目标是将棘突的中心置于椎间隙的投影上（▸图 3.3b）。这项技术提供了可以有效地进入侧隐窝和椎间盘的起点和入路。AP 位 X 线（▸图 3.3c）也应显示目标节段头侧椎板的内下缘，因为它是几乎所有椎板间入路的目标区域（具有较宽椎板间隙的 L5/S1 入路除外）。

3.3.3 经椎间孔技术

在进行经椎间孔内镜手术时，获得高质量的 AP 和侧位视图是很重要的。在侧位透视图像上，在定位过程中可以利用上关节突和椎体后缘线（▸图 3.4a、c）。对于穿上关节突和大多数经椎间孔入路来说，上关节突都可以作为靶区域。后椎线表示椎管的腹侧边界，管状牵开器的尖端应停留在这条线上或后面，以便能直接看到神经结构。在 AP 位上，椎弓根内缘线可视作硬膜囊外侧缘或行走神经根。套管针、骨钻和工作套管的内外位置应参照这条线，以防止对神经结构的损伤（▸图 3.4b）。目标节段尾侧椎弓根是经椎间孔入路的主要解剖标志，很容易通过影像学证实（▸图 3.4d）。

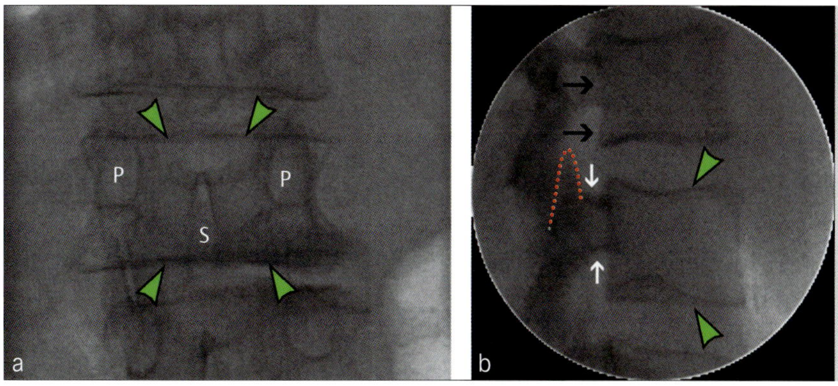

图 3.2　腰椎基本 X 线片。（a）腰椎前后位终板视角。终板（绿色箭头）是平行的，并产生单个终板阴影。棘突与双侧椎弓根等距。椎体的上半部分可见椎弓根（P）。（b）腰椎真实侧位 X 线片。终板（绿色箭头）产生单个终板阴影。椎体后壁与光束平行（黑色箭头），椎弓根重叠（白色箭头）。小关节面和上关节突（红色虚线）清晰可见

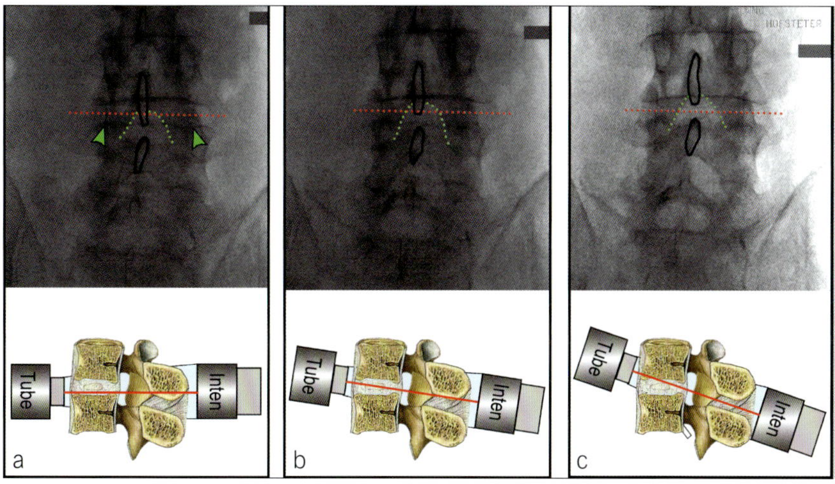

图 3.3　椎板间入路 C 臂的调整。（a）首先获得目标节段尾侧上终板的前后终板视图（L3/L4；绿色箭头）。红色虚线表示目标椎间盘的中心。（b）增加 X 射线束远端倾斜角度，使上位棘突间隙的投影向头侧移动。（c）一旦棘突之间的间隙以椎间盘空间的投影为中心，就确定了理想的头尾侧轨迹。注意目标间隙头侧椎板的内下边缘（绿色虚线）是椎板间入路的靶区域

3.4　胸椎

当在胸椎操作时，确定适当的水平是最具挑战性的问题之一。术前图像应包括全脊柱 X 线片或 CT。这对于 6 个椎体的病例尤其重要。利用透视，正确的水平可以通过从 L5/S1 开始向上计数，在 T12 处确定最后一根肋骨，或从 C7/T1 开始向尾部计数来确定。通过介入放射学或使用 CT 引导导航，将不透光的粒子植入目标节段椎弓根，也可以促进正确水平的识别。

3.5　颈椎

在颈椎行椎板间入路时，第一步是要获得完美的正侧位图像。利用脊柱棘突与双侧椎弓根等距的 AP 片可证实患者没有旋转。良好的侧位 X 线检查可显示椎间盘间隙和关节突关节，有助于确定接近角（▸图 3.5）。

3.6　总结

全内镜脊柱手术及其微创的本质要求在放射学上非常精确地显示目标区和骨性标志，以确保最佳的起始点、轨迹和有效的工作流程。获得和解读高质量的术中透视图像有助于全内镜脊柱手术。

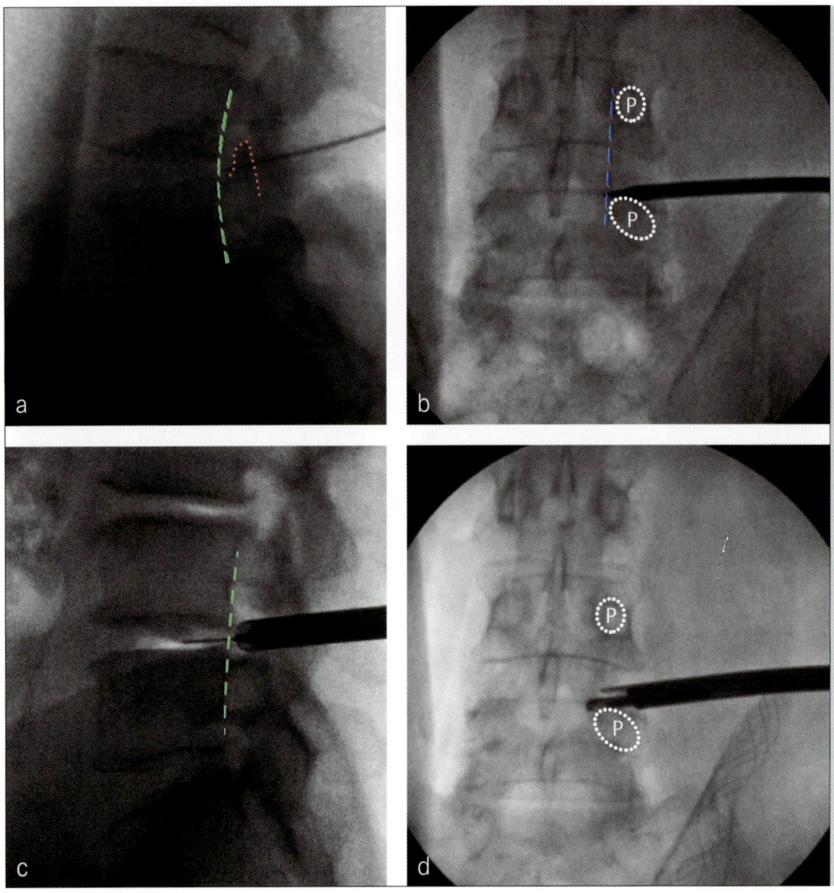

图 3.4 经椎间孔入路的重要影像学结构。（a）脊柱针沿上关节突腹外侧向前（红色虚线）。值得注意的是，针尖应保持在后椎线（绿色虚线）的后方。（b）内侧椎弓根线（蓝色虚线）连接目标节段椎弓根的最内侧（P）。这条线表示神经结构的外侧。（c）保持管状牵开器的尖端在后椎线背侧，有利于神经结构的可视化。（d）可将 Kerrison 咬骨钳置于目标节段尾侧椎弓根上以在放射学上证实经椎间孔入路的主要解剖标志

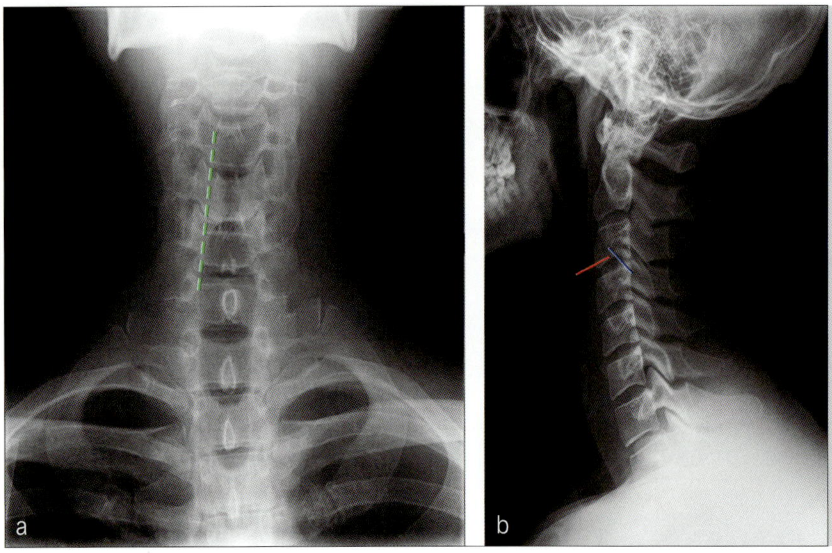

图 3.5 颈椎入路的基本 X 线片。（a）正位 X 线证实，由于棘突与椎弓根的双边距离相等，患者未发生旋转。绿色虚线为内侧椎弓根线。（b）侧位 X 线可以清楚地看到椎间隙（红线）和关节突关节（蓝线）

4 全内镜脊柱手术的术中导航

作者：Yue Zhou
译者：郑文杰

4.1 典型病例

患者 47 岁，中年男性，右上肢放射性疼痛 4 个月。疼痛从颈部放射到右上肢，累及中指和示指。患者的疼痛评分为 8 分 /10 分。体格检查：患者右侧肱三头肌肌力下降（3 级 /5 级）。颈椎 MRI 显示 C6/C7 右侧椎间盘突出（▸图 4.1a）。在术中导航辅助下，进行了内镜下后入路 C6/C7 右侧椎间孔切开和椎间盘切除术。术中对患者进行了颈椎 CT 扫描并完成注册（▸图 4.1b）。利用导航技术，可简化皮肤切口的选择和入路轨迹的规划（▸图 4.1c）。术中在 C7 神经根腋下发现突出的椎间盘并进行切除（▸图 4.2a，b）。术后磁共振证实突出的椎间盘已成功切除（▸图 4.2c），术后 CT 扫描显示仅对 C6/C7 关节突关节进行了极少量的切除（▸图 4.2d）。在 1 年的随访中，患者的神经功能完好。

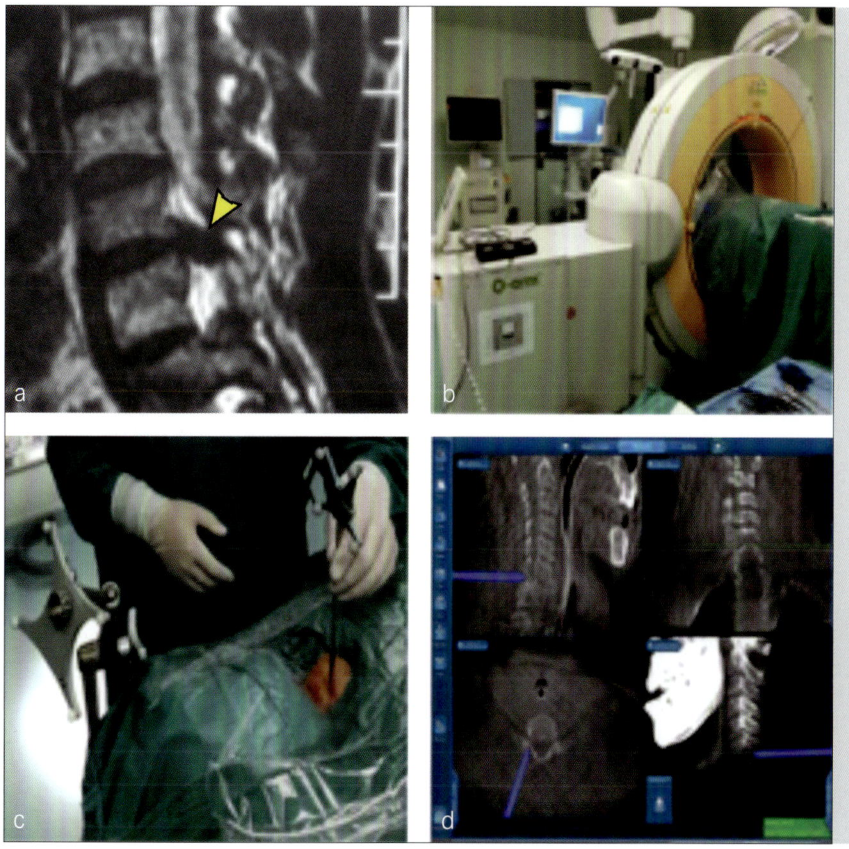

图 4.1 （a）术前矢状位 MRI 的 T2 加权像提示 C6/C7 椎间盘突出（黄色箭头）。（b）通过 O 臂进行术中 CT 扫描。（c）参考标记阵列固定到 Mayfield 头架上。使用无框架立体定向导航完成皮肤切口设计。（d）在导航系统矢状位、冠状位和轴位平面重建图像上验证管状通道术中位置的准确性

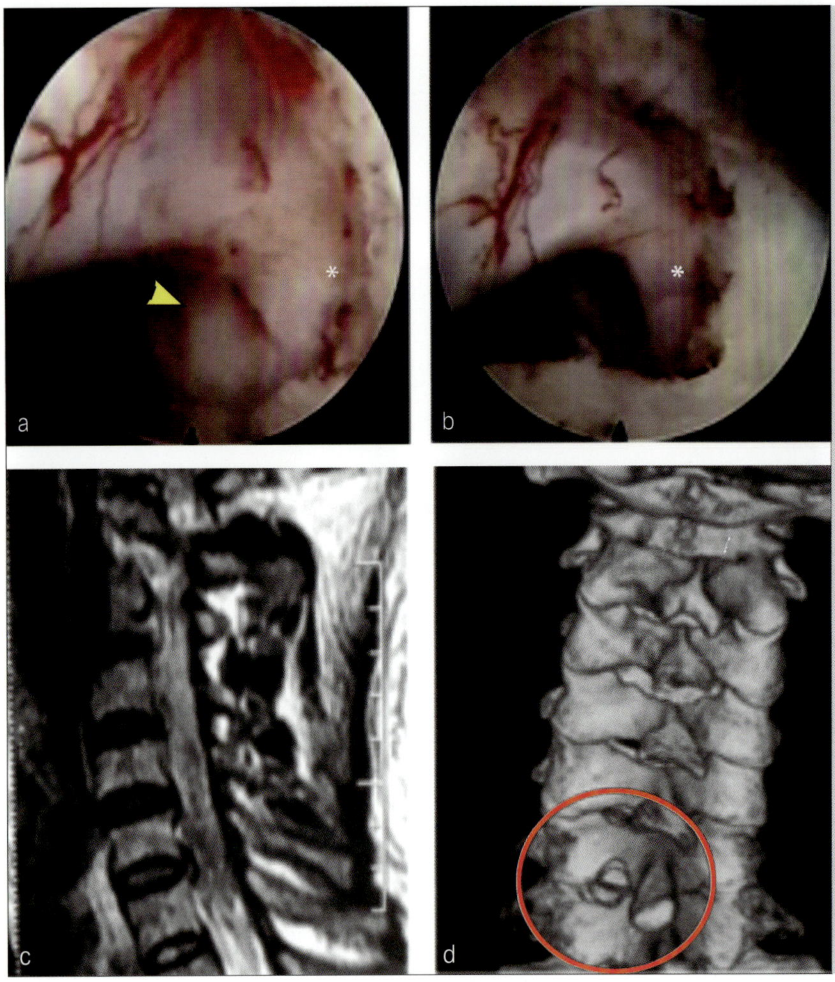

图4.2 （a）于C7神经根腋下（星号处）见C6/C7椎间盘突出（黄色箭头）。（b）椎间盘切除后，C7神经根得到减压的术中图像。（c）术后磁共振检查证实椎间盘突出完全切除。（d）术后三维重建图显示半椎板切开范围较小，而小关节几乎完全保留

4.2 背景

全内镜脊柱手术是一门正在快速发展的外科技术，为越来越多的脊柱疾病提供了外科治疗方案。鉴于全内镜脊柱手术能提供的手术视野较小，术中操作靶区需要高精度的成像，以便顺利完成从术中成像到解剖标志定位再到随后的直接可视化步骤的无缝衔接。目前，放射透视成像是全内镜脊柱手术的标准术中成像方式。它可以精确地识别术中不同的靶区（见第3章）。然而，放射透视成像有着几个显著的缺点：首先，外科医生和医务人员暴露在高剂量的辐射下；其次，只能提供二维（2D）信息，需要同时采集正侧位图像；最后，不能提供连续实时的手术器械位置的三维（3D）空间信息。基于上述不足，术中导航技术得到了进一步发展。术中导航使外科医生能够实时确定手术器械在三维空间中的确切位置。导航系统主要有两种类型：光学导航和电磁导航（▸图4.3）。光学系统最常用于神经外科和骨科手术当中。光学导航系统由一个立体摄像机、一个带屏幕的计算机平台和相应的导航软件组成。立体摄像机通过发射红外线来确定3D空间中反射标记球的位置（Brainlab，Stealth）。在手术过程中，将带有标记球的参考架（参考标记阵列）固定到患者的脊柱上，以获得患者脊柱在空间中的参考位置。导航手术器械也携带有标记球的阵列，以确定其相对于脊柱的精确位置（▸图4.3a）。

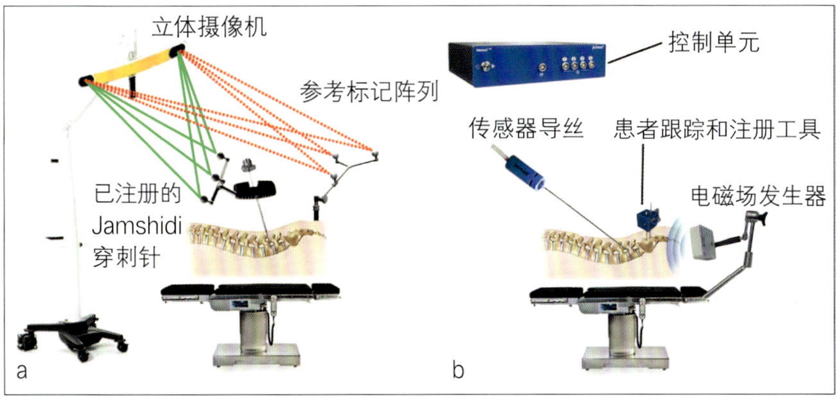

图 4.3 图解不同类型的导航系统。（a）光学导航系统利用立体摄像机同时跟踪参考标记阵列（红线）和注册的手术器械（绿线）。（b）电磁导航系统主要由一个手术野附近的磁场发生器、患者跟踪器和传感器导丝组成。注意传感器导丝的直径很小，可以用于小直径器械的导航，如 18-G 或 Jamshidi 穿刺针

光学系统的优点是具有高度精确性和完备性。该系统的缺点是“视线遮挡”问题，反射标记球需要被摄像机直接观察到而不能被遮挡。此外，标记球通常需要附在仪器的手柄上，因此柔性的穿刺针无法可靠地导航。

利用电磁场进行导航是另一可行策略[1,2]。磁场发生器放置在手术部位附近。患者的身体被固定在脊柱上的跟踪工具记录注册下来。手术工具内的传感器线可以确定其对于已注册脊柱的相对位置（▸图 4.3b）。电磁导航有着与光学导航类似的空间高精度。重要的是，电磁导航不会因光学系统固有的视线遮挡限制问题而受到影响，并且与穿刺针等非刚性器械兼容，因此可能在微创手术（MIS）和经皮内镜手术中得到进一步应用，因为这类术中需要定位的器械常常是柔性的[1,2]。然而，当磁场发生器移动或铁磁性物质接近电磁场时，会出现磁场失真问题[3]。

值得一提的是，术中导航已被证明可以显著减少外科医生和工作人员的辐射暴露[4]。并且，能在神经外科手术中简化入路、保留功能以及改善结果[5]。导航大大提高了脊柱手术和骨科关节置换术中植入物的效率和准确性[6]。2018 年，陆军军医大学新桥医院骨科引进的可视化内镜电磁导航系统（SEEssys, joimax-China, Fiagon, Germany）可以在三维空间中跟踪手术器械，使外科医生能够利用术前或术中的 CT 图像对脊柱解剖结构进行导航。利用导航系统，外科医生可以实时获得脊柱三维解剖结构以及手术区域附近的神经血管结构。内镜电磁导航系统由磁场发生器、患者跟踪器和注册工具、传感器线、处理计算机和兼容的 TESSYS-ISEE 仪器组成[7]。根据我们早期的经验可以得出结论，全内镜脊柱手术的术中导航有助于皮肤最佳进针点的判定和正确入路轨迹的角度选择。这点在解剖位置受限的区域尤其重要，如采取下颈椎或经 L5/S1 椎间孔入路时。此外，导航在整个手术过程中也可提供有关手术野位置和方向的实时信息。

4.3 术中导航适应证

术中导航可以在所有全内镜手术中取代目前使用的透视成像。其极大地简化了内镜下颈椎后路手术的入路定位，在传统的侧位透视中，肩部通常会阻挡脊柱透视，使正确判定脊柱节段变得麻烦。术中导航对于高髂嵴患者 L5/S1 经椎间孔入路时的皮肤穿刺点选择和穿刺轨迹的优化尤其有用。术中导航也有助于全内镜技术在严重退行性改变、脊柱侧弯和解剖标志不清的翻修手术当中的进一步运用。在上述情况下，无须频繁地进行正位和侧位透视成像，即可通

过导航获得内镜位置和方位的续实时信息，从而有助于安全地进行手术。

4.4 术前计划和定位

在术前，对手术区域进行 1 mm 层厚的 CT 扫描，并进行三维重建。CT 数据资料以 DICOM（医学数字成像和通信）格式存储，将在导航系统中用于 2D/CT 校准和注册。术中 C 臂应与电磁导航兼容，并根据制造商的建议定期校准。患者俯卧在非金属、碳纤维手术台上，以防止金属对磁场的干扰。磁场发生器放置在患者臀部下方或腹侧，从而让电磁场覆盖整个手术区域（▸图 4.4a）。将 2 根克氏针插入尾侧椎体棘突或髂嵴内大约 2 cm，从而固定在脊柱上。患者跟踪 / 注册工具在距离皮肤 5~10 mm 高的地方与克氏针相连，克氏针位于定位器的正上方，以避免干扰后续的手术活动。患者跟踪 / 注册工具牢固地固定在脊柱上，可以为协调系统中导航单元提供位置参考（▸图 4.4b）。为使患者注册的精准度达到最高，放置在定位器旁边的映射桥应该在正侧位透视图像中至少完成 17 个标记识别（▸图 4.4c，d）。映射桥需要放在背侧，以确保所有的映射标志符都是绿色的。在拍摄正侧位 X 线图像后，应严格避免移动映射桥。然后利用 USB（通用串行总线）将透视图像传输到导航系统中。图像数据一旦加载完成，系统会自动执行注册。该系统能够修正由于导航仪器的位置和对准而引起的静态误差。注册确认后，术中 2D 图像将与术前 CT 数据进行匹配。然后在三维数据中实时地进行虚拟导航。在导航模式下，传感器导丝（joimax, Intracs）可安装在不同的器械中，如 18-G 针头、导棒、管状牵开器、一次性红色环锯和内镜。

4.5 手术技术

整个手术可以在局部麻醉下进行，也可选择辅以麻醉镇静。将针芯从 18-G 穿刺针上取下，将传感器导丝插入穿刺针中，并锁定 Luer 连接。

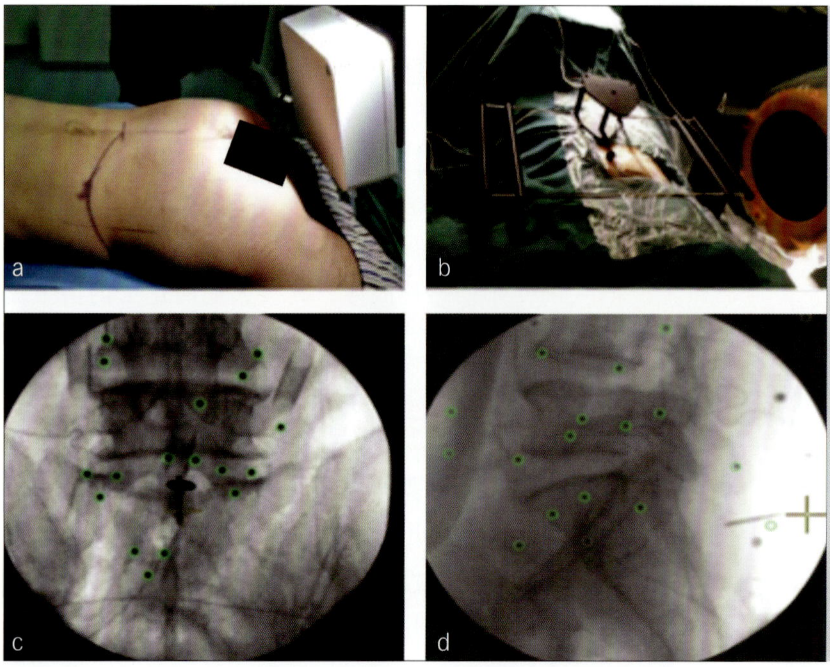

图 4.4 （a）将电磁场发生器放置在患者的臀部下方，患者跟踪器固定在棘突上。（b）为便于患者注册，将映射桥放置在定位器的旁边。在正位（c）和侧位（d）透视图像上，应保证至少有 17 个映射桥标记物被识别出来

将穿刺针放在患者跟踪/注册工具上进行注册（▸图 4.5a）。使用总剂量为 15~30 mL 的 0.5% 利多卡因通过穿刺针进行穿刺轨迹麻醉（▸图 4.5b）。使用联机导航图或靶点视图的实时导航来瞄准靶点区域。因此，在许多情况下，甚至包括高髂嵴的狭窄 L5/S1 椎间孔，都可以实现入路通道的最优选择（▸图 4.5c，d）。导航能在穿刺时提供穿刺角度引导，当角度正确时显示绿色。然后按照以下步骤进行手术：

1. 把导丝穿过 18-G 穿刺针，然后取下穿刺针。

2. 用 11 号刀片在导丝皮肤入口处做一个小切口。

3. 将导棒放在注册工具上进行注册。

4. 将导杆插入导丝，联机导航图指向上关节突。

5. 利用导棒置入半锯齿状的工作通道，一旦用工作通道接触到上关节突，便可将导棒拔出。

6. 将带有手柄的环锯置入半锯齿状的工作通道内（▸图 4.6a）。

7. 将传感器导丝插入内镜的灌洗通道中。内镜注册完毕后，插入内镜（▸图 4.6b）。

8. 上关节突腹侧骨赘可以在联机导航图像引导下安全切除。在内镜图像下用抓钳切除导航图像上所示位置的骨质（▸图 4.6c，d）。

9. 椎间孔成形完毕后，用镊子切除同侧黄韧带（▸图 4.7a，b）。

10. 将半锯齿状的工作通道置换为标准经椎间孔工作通道。

11. 更换工作通道后，通过导航再次确认内镜位置。

12. 切除突出的椎间盘，充分减压神经根（▸图 4.7b）。

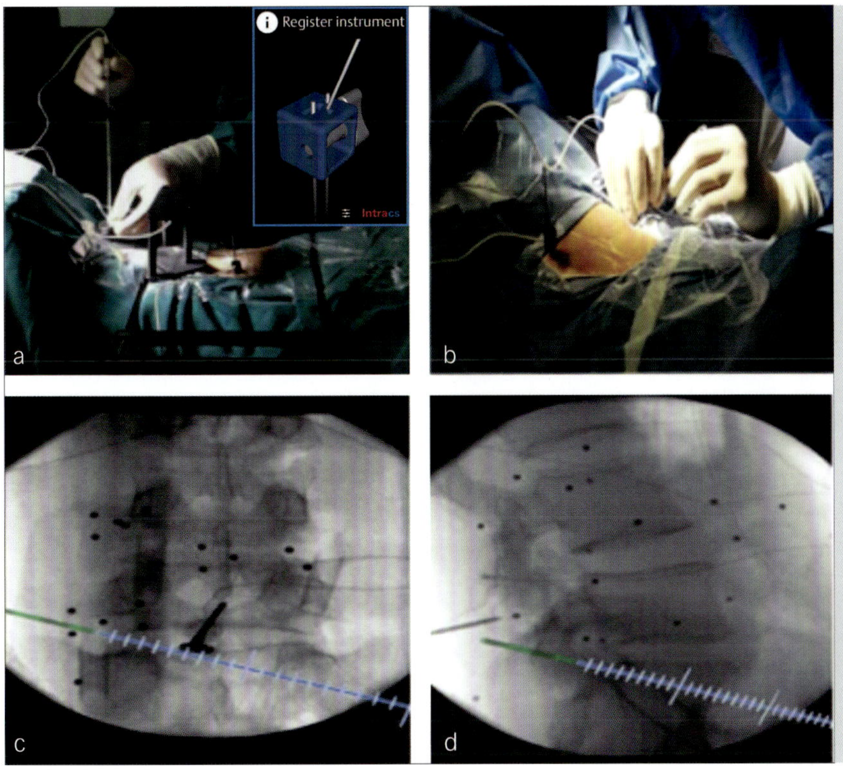

图 4.5 （a）将 18-G 针放在患者跟踪/注册工具上，直到右上角显示穿刺针的符号（插图展示注册过程中的屏幕截图）。（b）术中，沿着入路轨迹注入 15~30 mL 的 0.5% 利多卡因。实时联机导航在正位（c）和侧位（d）图像上为靶点区域的瞄准提供引导

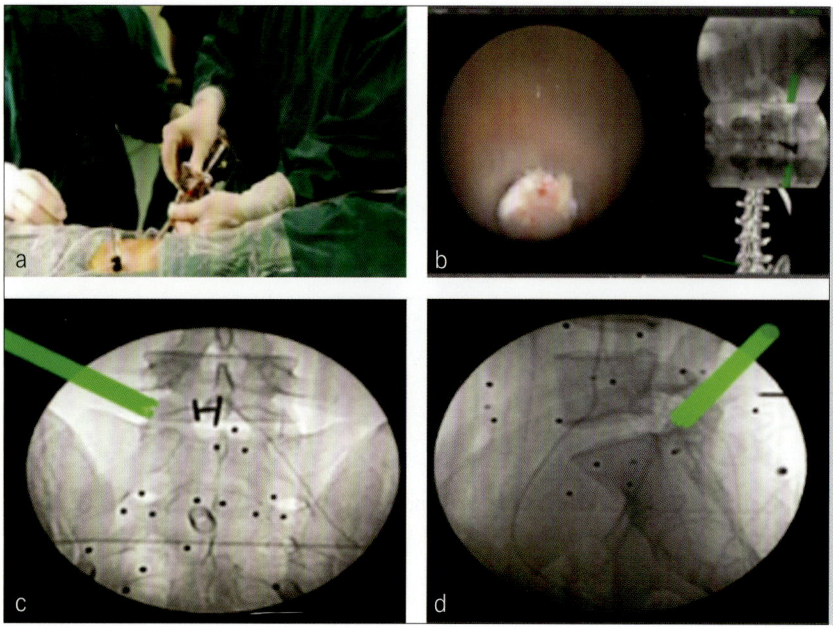

图 4.6 （a）在半锯齿状的工作通道中置入带手柄的骨环锯。（b）内镜是通过放置在灌洗通道上并插入到工作通道中的传感器导丝来完成注册的。通过联机导航正位（c）和侧位（d）图像引导，可以安全地切除上关节突

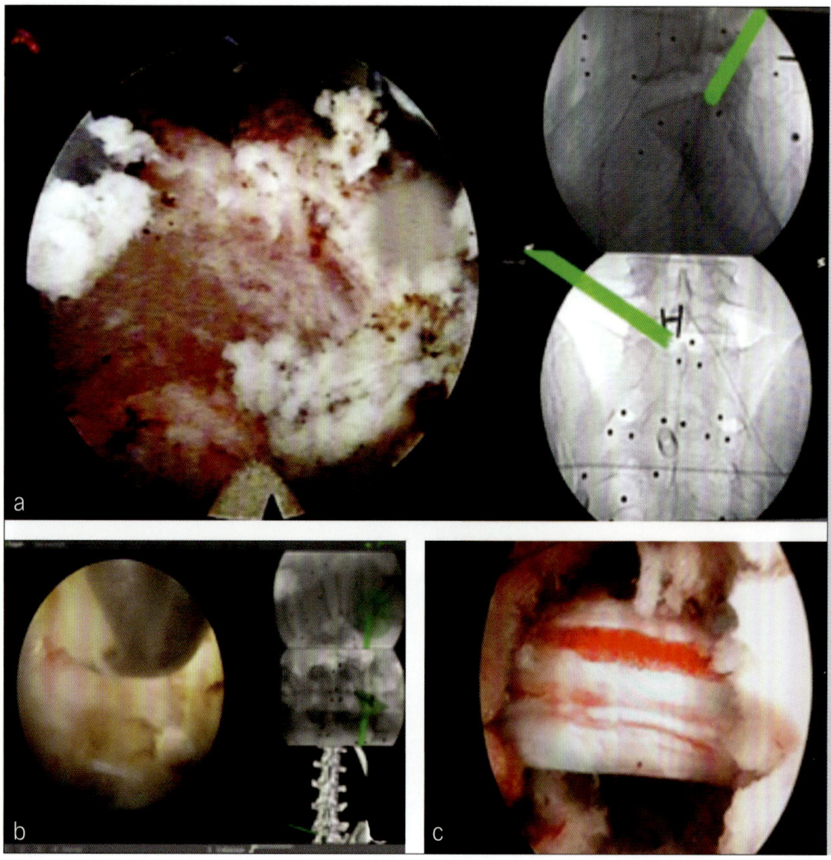

图 4.7 椎间孔成形后，可见部分切除的上关节突腹侧表面。（a）术中导航显示内镜位置。（b）用刮匙切除同侧黄韧带。（c）切除椎间盘直到神经根充分减压

4.6 总结

术中导航可为手术的规划和实施提供实时三维空间信息。导航对学习曲线的影响，以及通过减少患者和外科医生的辐射暴露而提高的安全性方面的问题还需要进一步研究。

4.7 经验与教训

- 参考阵列附近的皮肤不应有任何张力。
- 参考阵列需要安全固定在骨骼上，在操作过程中不得触摸或弯曲。
- 应始终使用目标区域的表面来确认注册的准确性。如果对准确度有任何怀疑，应拍摄术中透视图像以确认注册精度。

参考文献

[1] Hahn P, Oezdemir S, Komp M, et al. A new electromagnetic navigation system for pedicle screws placement: a human cadaver study at the lumbar spine. PLoS One. 2015; 10(7):e0133708

[2] Hahn P, Oezdemir S, Komp M, et al. Navigation of pedicle screws in the thoracic spine with a new electromagnetic navigation system: a human cadaver study. BioMed Res Int. 2015; 2015:183586

[3] Sagi HC, Manos R, Park SC, Von Jako R, Ordway NR, Connolly PJ. Electromagnetic field-based image-guided spine surgery part two: results of a cadaveric study evaluating thoracic pedicle screw placement. Spine. 2003; 28(17):E351–E354

[4] Kim CW, Lee YP, Taylor W, Oygar A, Kim WK. Use of navigation-assisted fluoroscopy to decrease radiation exposure during minimally invasive spine surgery. Spine J. 2008; 8(4):584–590

[5] Sanai N, Berger MS. Glioma extent of resection and its impact on patient outcome. Neurosurgery. 2008; 62(4):753–764, discussion 264–266

[6] Mezger U, Jendrewski C, Bartels M. Navigation in surgery. Langenbecks Arch Surg. 2013; 398(4):501–514

[7] Xiong C, Li T, Kang H, Hu H, Han J, Xu F. Early outcomes of 270-degree spinal canal decompression by using TESSYS-ISEE technique in patients with lumbar spinal stenosis combined with disk herniation. Eur Spine J. 2019; 28(1):78–86

5 内镜手术相关设备与器械

作者：Saqib Hasan, Christoph P. Hofstetter
译者：刘 寰

5.1 简介

19 世纪初期，随着膀胱镜手术的发明，内镜手术走上了历史舞台。20 世纪，内镜技术逐渐进入各个外科专业领域中。20 世纪末期，关节镜就已得到广泛采用，由于近年来在照明系统、高清成像系统、相关辅助技术以及全新的内镜手术工具等方面取得的进展，全内镜脊柱手术直到最近才逐渐普及。与传统脊柱手术相比，内镜手术的预期收益不仅包括与传统手术相似的预后，也实现了更小的手术创伤、更低的并发症发生率以及更少的手术花费。而内镜手术的潜在缺点则包括更长的手术时间、陡峭的学习曲线以及对新器械设备的高需求。只有预期收益大于其局限性时，才能做出开展内镜手术的决定。

5.2 工作通道内镜

工作通道内镜包括光学系统和照明系统，两套系统共同被密封在刚性导管中。光学系统的图像传导有两种最基本的设计方案，即通过棒状透镜传导或者通过紧密排列的束状光纤传导（▸ 图 5.1）。由于棒状透镜系统可以提供优异的光学分辨率，绝大多数脊柱工作通道内镜采用这一系统（如 PANOVIEW/VERTEBRIS Stenosis, Wolf; Tessys/ilessys, joimax; Spine TIP, Storz 等）。而光纤系统由于体积更加紧凑的特性，可以用于最小型的脊柱工作通道内镜中，例如颈椎前路内镜系统（CESSYS, Joimax）。光纤成像的缺点是图像会有明显的像素化表现，这是由于每个“像素”都是由光纤束中的单独一根光纤构成的。不论采用哪种设计，内镜系

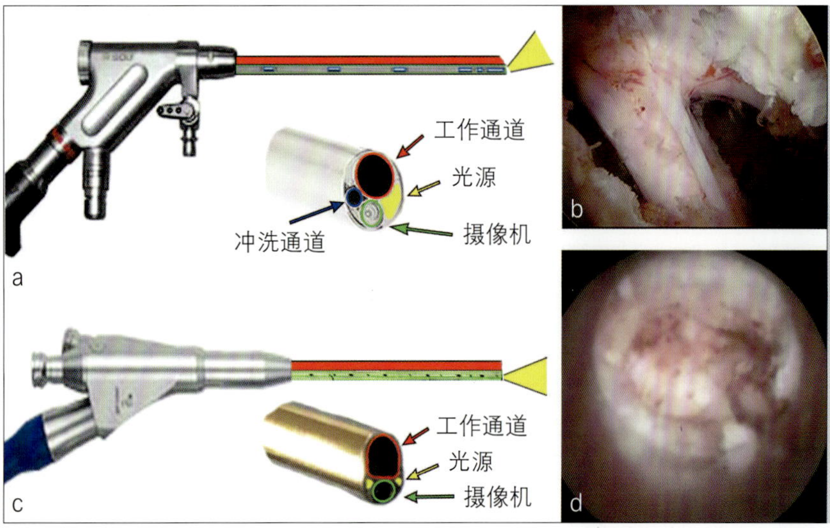

图 5.1 用于工作通道内镜的不同光学系统的示例。（a）25° 视角的棒状透镜（绿色）工作通道（红色）内镜系统。（b）棒状透镜光学系统可以提供高分辨率图像。（c）光纤系统设计极为紧凑，因此工作通道内镜的外径非常小，这种内镜提供垂直的视角。（d）由于每个单独的“像素”都由单独的光纤构成，因此使用光纤系统获得的图像具有像素化表现

统都会将来自光源的光线传输到体腔中，随后又将被照亮的解剖结构上的反射光线传输回内镜并直接进入摄像系统。

用于全内镜脊柱手术的内镜系统的内镜轴体内包含一个工作通道，内镜专用的手术器械可以经该通道到达手术区域（▸图 5.1）。这与“内镜辅助”手术是完全不同的，例如内镜经蝶窦手术或关节镜手术等，这些内镜辅助手术中，手术器械不经过内镜，而是经单独入路进入手术区域。对于经蝶窦手术，手术工具穿过对侧鼻孔进入术区；对于关节镜手术，手术工具经皮肤切口处的套管进入术区。内镜辅助技术也可以用于脊柱手术当中，称为双通道内镜脊柱手术。

经蝶窦手术可以充分利用鼻腔和蝶窦空间，关节镜手术可以充分利用关节腔。全脊柱内镜手术则与之完全不同，为实现脊柱病变可视化，全内镜脊柱手术需要建立人工的工作空间。在全内镜脊柱手术中，通过一系列扩张器、管状牵开器等持续冲洗和手术器械可以帮助创造人工工作空间。首先，使用一系列扩张器穿过软组织，产生一个通道入路，再使用管状牵开器固定。用抓钳和双极切除位于管状牵开器尖端与脊柱病变之间的软组织（使用管状牵开器将软组织阻挡在其边缘下方的相关技术请参见第 9 章）。工作空间通过可以避免软组织蠕变的管状牵开器的斜角以及持续液体冲洗来维持。该空间内的解剖结构被照亮，并实现高清晰度的直接可视化。因此，脊柱内镜具有 4 个主要组成部分：光学系统、照明系统、冲洗通道和工作通道。

5.2.1 光学系统

- 内镜通过光学特性进行区分，这些特性包括透镜直径、视野和倾斜角度（▸表 5.1）。
- 透镜的直径不仅决定了内镜的尺寸大小，也决定了视野的大小。透镜的直径决定了内镜的外径以及工作通道的大小。视野范围从 1.7 mm 到 7 mm 不等。
- 倾斜角度的定义为内镜的长轴与镜头垂线的夹角角度。脊柱工作通道内镜的视角范围从 0° 到 45° 不等。
- 应根据不同的手术入路、脊柱的节段以及要处理的病变类型选择恰当的内镜（▸表 5.1）。以下是用于不同入路的特殊内镜功能特点：
  - 颈前路手术需要较小的内镜外径（4 mm）以通过塌陷的椎间盘间隙到达病变部位。
  - 较大的可视角度（45°）有利于经椎间孔镜下胸椎间盘切除术的开展，因为胸廓不允许较浅的入路角度。
  - 经椎间孔镜下腰椎间盘切除术则需要较小的内镜外径以安全进入椎间孔，以及 25°~30° 的视角以观察出行神经根和行走神经根。
  - 与经椎间孔入路相比，经椎板间镜下腰椎间盘切除术可以直接观察病变，并对角度要求较低（15°~25°）。
  - 较大的工作通道（6 mm）有利于腰椎内镜下单侧椎板间入路双侧减压手术的开展，从而可以更加高效地处理退行性病变。

5.2.2 照明系统

- 光源接口通常位于内镜的基座上（▸图 5.2），需要一根与该接口相适配的光纤线缆使其与光源机相连接。
- 光线通过玻璃纤维传导到内镜的尖端。

表 5.1 不同工作通道内镜及参数

	生产厂家	内镜设计	长度（mm）	外径（mm）	工作通道直径（mm）	冲洗通道直径（mm）	视角（°）	管状牵开器内径 / 外径（mm）	
前路颈椎间盘切除	joimax	CESSYS	100/150	3.9	2.1	无	0	4.0/4.8	光纤内镜（40 000 像素）
	Wolf	Cervical	150	?	3	1.5×1	25	由工作管道的内外径决定	
后路颈椎间盘切除	joimax	CESSYS Dorsal	68	7.3	4.7	1.5×2	15	7.5/8.5	任何椎板间内镜都可使用
经椎间孔镜胸椎间盘切除	joimax	TESSYS Thx	120	5.8	3.1	1.4×2	45	5.9/6.9	
经椎间孔镜腰椎间盘切除	joimax	TESSYS	171	6.3	3.7	1.5×2	30	6.5/7.5	
	Wolf	PANOVIEW Plus	205	5.9	3.1	1.85×1	25	6.0/7.0	
	Storz	Spine TIP	255	6.6	3.6	1.6×2	25	6.8/7.8	
经上关节突	joimax	TESSYS Pro	171	7.3	4.7	1.5×2	30	7.5/8.5	
	Wolf	PANOVIEW Plus	207	6.9	4.1	1.85×1	25	7.0/8.0	
	Storz	Spine TIP	180	6.1	2.9	1.6×2	15	6.2/6.9	
经椎板间镜下腰椎间盘切除	joimax	iLESYS Pro	150	7.3	4.7	1.5×2	15	7.5/8.5	
	Wolf	PANOVIEW Plus（interlaminar）	165	6.9	5.6	1.5×1	25	7.0/8.0	使用管状牵开器与椭圆形内镜之间的空间作为出口
	Storz	Spine TIP	180	6.6	3.6	1.6×2	25	7.2/7.9	
腰椎内镜下单侧入路双侧减压	joimax	iLESYS Delta	125	10.0	6.0	2.0×2	15	10.2/13.7	
	Wolf	VERTIBRIS Stenosis	177	9.3	5.6	1.85×2	20	9.5/10.5	

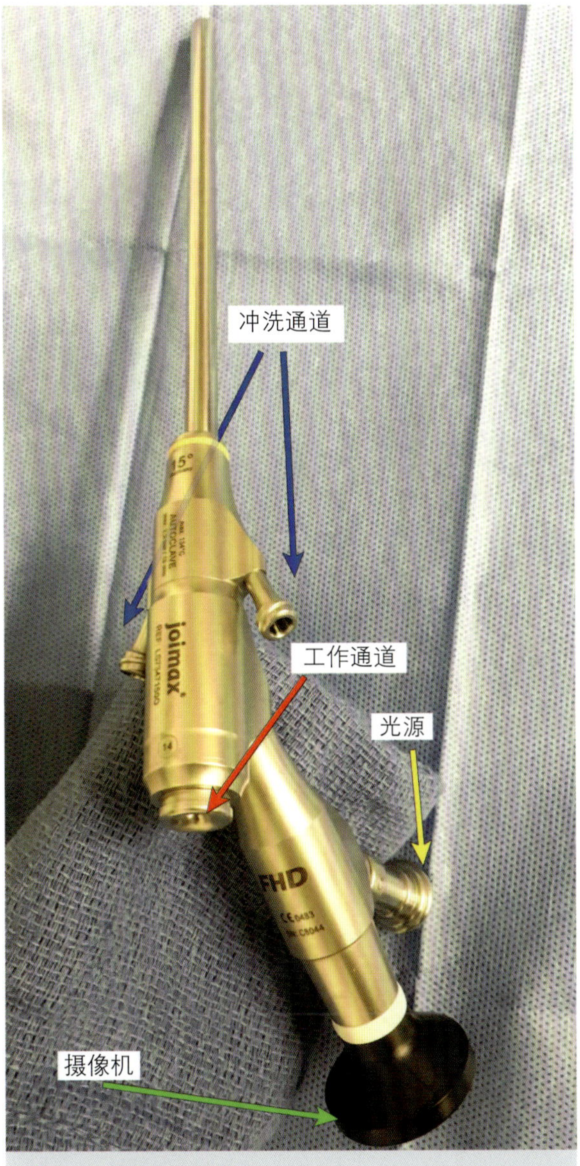

图 5.2 内镜连接示意

5.2.3 冲洗通道

• 内镜轴体上有流入和流出两个冲洗通道，使液体可以在工作区域内持续循环冲洗（▸ 图 5.2）。用于流入和流出的冲洗通道端口通常位于内镜基座的侧面。液体泵通过管道连接到流入端口，可以输送盐水进行冲洗，液体会通过流出端口自由排出。出血时，可以暂时关闭留出端口。

5.2.4 工作通道

• 工作通道是指供手术器械进出的管道（▸ 图 5.2）。根据不同内镜的类型，工作通道的直径范围从 2.1~6.0 mm 不等。工作通道的尺寸限制了所用手术器械的尺寸，同时也决定了内镜的外径和透镜的直径。可以使用工作通道直径与透镜直径的比值来区分不同的内镜设计（▸ 表 5.2）。

• 脊柱内镜的工作通道长度为 68~255 mm。手术入路不同因而工作通道的长度也不同。最长的内镜用于经椎间孔入路，因为该入路需要穿过侧方组织。对于严重肥胖患者，某些经椎间孔内镜系统的长度不足因而无法到达目标区域，超长内镜如 255 mm 长度的 Spine TIP（经椎间孔）或 205 mm 长度的 PANOVIEW Plus（经

表 5.2 不同内镜设计

内镜设计	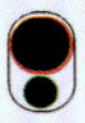	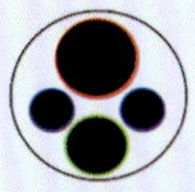	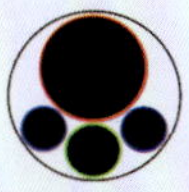	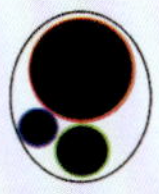
品牌名称	CESSYS	Spine TIP Yess	iLESYS TESSYS VERTIBRIS Stenosis	PANOVIEW Plus
特性	• 小直径的光纤内镜 • 没有冲洗通道	两路冲洗通道	两路冲洗通道	• 一路冲洗通道 • 椭圆形设计，管状牵开器与椭圆形内镜之间的间隙作为出口

注：蓝色—冲洗通道；绿色—光学系统；红色—工作通道

椎间孔）可以解决这类问题。

- 内镜手术工具也针对不同直径和长度工作通道的内镜进行了优化，足够的长度使其可以通过内镜到达手术区域，同时也可 360° 旋转以优化手术流程。

5.3 照明系统

内镜的工作区域通常由安装在内镜塔上的 100~300 W 氙气光源进行照明（▸图 5.3a）。由束状玻璃纤维构成的光纤线缆将光线由光源传输到内镜。光纤线缆的长度及损坏情况会影响光线的强度和质量。玻璃纤维的损坏是最常见的光纤线缆损耗问题，因此需要定期进行测试。

5.4 视频设备

通过内镜光学系统获得的图像，将由安装在内镜基座上的摄像机进行记录（▸图 5.3b）。来自摄像机的图像被视频处理装置内的处理器转化为数字视频信号（▸图 5.3c）。处理器可增强对比度，优化色彩并将实时影像投射到视频监视器上。视频处理装置通常放置在内镜塔上，视频监视器可以直接连接到推车，也可以集成在手术室的移动支架上。随着视频处理技术的进步和相机分辨率的提高，当前的内镜脊柱系统可提供脊柱解剖结构的高清可视化。为了减少内镜塔上的盒子数量和穿过无菌区的线缆数量，可将照明和视频设备合为一体（▸图 5.3d）。

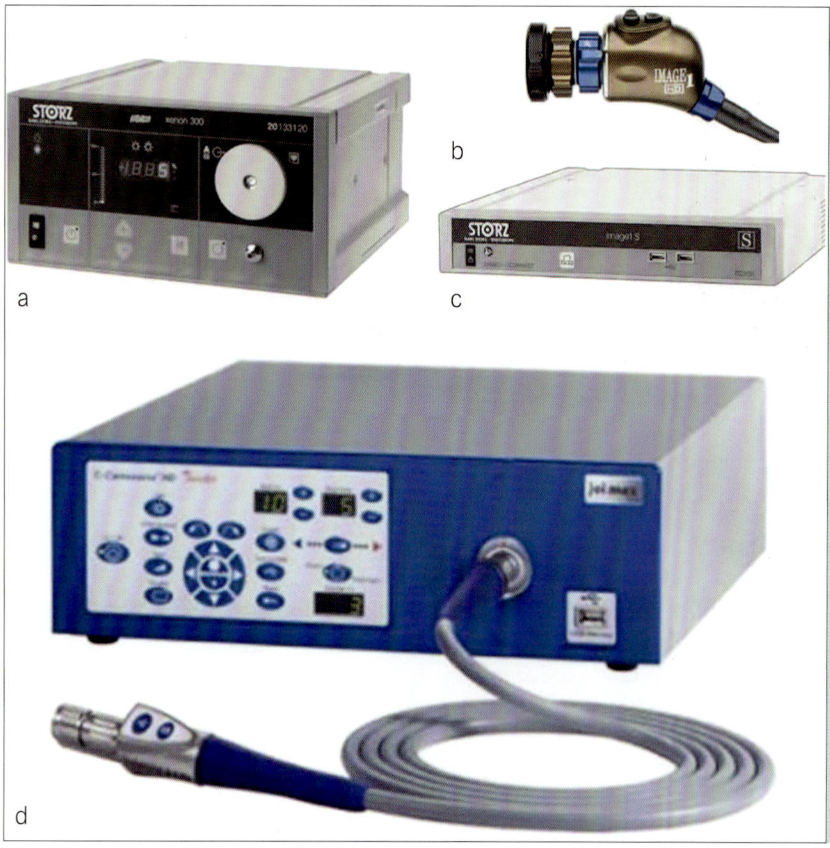

图 5.3 内镜光源与视频系统。（a）300 W 内镜光源（Cold light Fountain XENON 300 SCB, KARL-STORZ）。（b）全高清摄像头（IMAG1 S Camera Head, KARL-STORZ）。（c）数字图像处理模块（IMAGE1 S CONNECT, KARL-STORZ）。（d）摄像光源一体机以及集成化光源线缆（Camsource HD Twister, joimax）

5.5 液体泵

持续冲洗是全内镜脊柱手术的重要组成部分，应使用生理溶液如生理盐水进行冲洗。持续的液体冲洗，能够改善组织结构的显示效果，可以清除碎屑，也可以轻柔地牵开神经组织。只能使用专门为全内镜手术设计的液体泵，因为其可以精确控制工作区域内的流速和静水压（▸图 5.4a），通常需要专用的管路以便泵送流体以及监控流量和压力（▸图 5.4b）。我们的初始默认压力设置为 50 mmHg，流速为 0.4 L/min。为了更容易清除碎屑，改善弥漫性出血情况下的显示效果，可以增加冲洗压力及流速。通常冲洗压力应当低于患者的舒张压。合适的冲洗管理是内镜手术成功的关键要素，因为它在控制出血、改善视野和清理碎屑中发挥着重要的作用。

5.6 手术器械

全内镜脊柱外科手术中使用的手术器械在功能上与微创或传统脊柱手术类似。用于内镜脊柱手术工作通道的器械与其他器械的主要区别是直径和长度。内镜手术器械必须足够细小以通过特定直径的工作通道，内镜器械必须长于工作通道的长度，以使我们能够在术野中处理病灶。此外，手柄的设计应允许以任何旋转角度使用器械。为了增加手术区域的宽度，某些内镜器械可具有柔性尖端。从概念上讲，内镜手术器械可以根据需要完成的特定工作分为以下几类。

5.6.1 穿刺和建立入路的工具

内镜脊柱外科手术期间的透视定位和穿刺与通道下微创脊柱外科手术非常相似。透视成像用于确定手术节段以及规划穿刺入点及穿刺路径的体表投射位置。在透视引导下，使用长的脊柱穿刺针、Jamshidi 针或套管针穿刺靠近目标区域（▸图 5.5a）。当到达目标区域后，器械的尖端将提供重要的触觉反馈，从而判断目标位置的结构组成（骨骼或椎间盘），以及表面特征（形状及方向）。这些信息有助于对穿刺位置进行精确调整，同时也可以将内镜下显露到靶向区域。紧接着，将导丝放置在穿刺靶点位置，使用逐级扩张套管扩大软组织工作通道入路（▸图 5.5b）。对于经椎间孔手术，可使用环锯、骨钻或者截骨刀沿手术通道截除骨质（▸图 5.5c）。

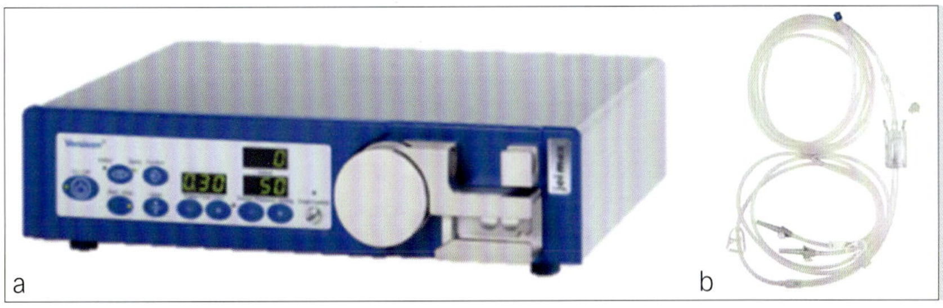

图 5.4 液体冲洗系统。（a）脊柱冲洗泵：joimax Versicon 脊柱冲洗泵可以提供 0~750 mL/min 的液体流量以及 0~100 mmHg 的静水压。（b）用于监测压力及流量的专用管道

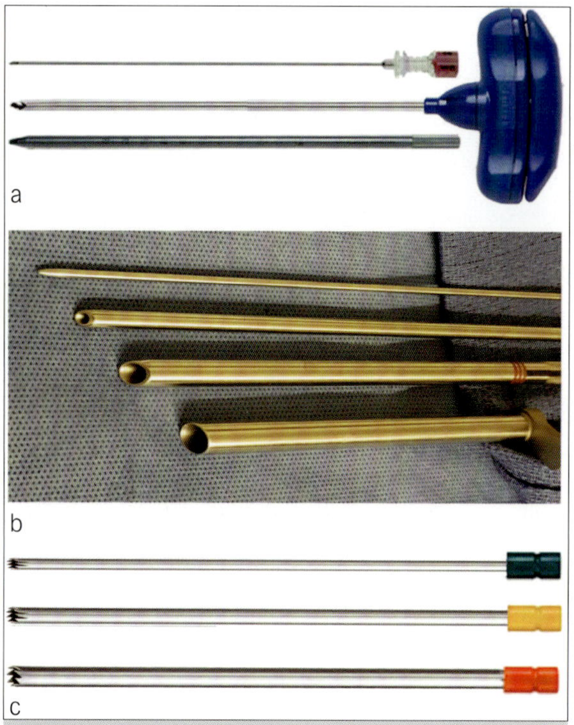

图 5.5 穿刺及入路通道。（a）用于穿刺的脊柱穿刺针、Jamshidi 针或套管针。（b）逐级扩张套管用于在软组织中建立工作通道。（c）用于椎间孔成型的环锯

5.6.2 维持工作空间的工具

入路通道建立完成后，安放管状牵开器（▸图 5.6）。管状牵开器具有以下功能：首先，它有助于创建一个人工工作空间，以使脊柱病变清晰可见。经过优化与骨骼结构表面完美契合的斜角，可将软组织的蠕变最小化。与不同阶段之间具有不同椎板倾斜度及宽度角度的颈椎入路相比，腰椎入路使用角度更大的斜角（参见第 7 章）。不进入椎管的椎板间管状牵开器通常使用平直的斜角设计（▸图 5.6a）。这种设计根据椎旁肌肉和软组织的收缩进行了优化。进入椎管的椎板间管状牵开器具有略微弯曲的斜角设计（▸图 5.6b）。弯曲的斜角设计避免了旋转牵开过程中对神经根的撞击。此外，与平直的斜角设计相比，弯曲斜角的尖端更宽，可以增强牵开过程中对神经组织的保护。为经椎间孔入路设计的管状牵开器，具有更大角度的斜角，以最大限度减小对神经根的影响。此外

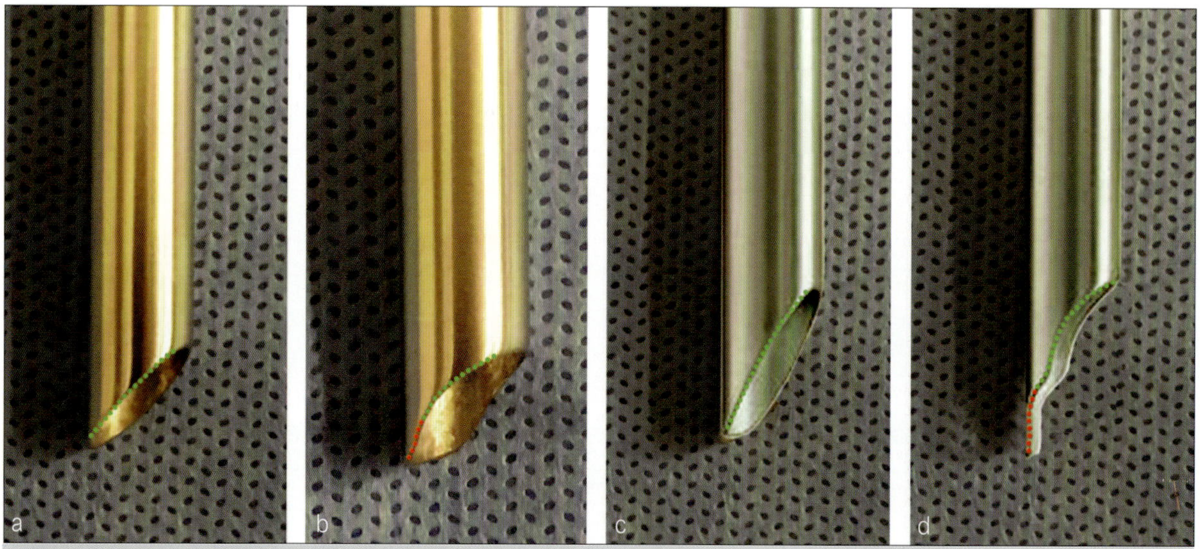

图 5.6 各种管状牵开器的设计。（a）用于椎板间入路的平直斜角设计的管状牵开器。（b）用于椎管内操作的轻度弯曲的斜角管状牵开器。在牵开过程中，与神经接触的斜角区域拥有较为陡峭的角度，可以避免撞击神经。（c）用于椎间孔入路的平直斜角设计的管状牵开器。（d）用于治疗严重椎间孔狭窄的管状牵开器，可以使用纤细的尖端（红色部分）作为固定锚点

在椎间孔的狭窄范围内，软组织的蠕变并不是大问题（▸图 5.6c）。某些用于椎间孔严重狭窄的管状牵开器，具有非常纤细的斜角设计，主要用于固定工作通道（▸图 5.6d）。

5.6.3 用于解剖和切除组织的工具

考虑到工作通道的直径受到限制，外科手术器械必须是高效的，并允许到达轴外的组织结构。

5.6.4 射频器械

- 射频器械可用于切割和使软组织回缩以及扩展手术空间。它们在止血中也起着至关重要的作用（▸图 5.7）。
- 射频器械的尖端会产生高频电磁电流，电流通过组织受阻从而产生热量。这些器械可以是单极或双极的，并且尖端可以以多种角度灵活使用。
- 单极系统允许电流使用最小电阻的路径从器械的尖端流到患者的接地电极板，并在最靠近尖端的组织上产生热量。双极型设备允许电流在器械尖端的两个电极之间通过，从而加热两个电极之间的组织。
- 器械的具体效果取决于所传递的热量。较低的热量会导致胶原纤维变性引起组织收缩，而较高的热量会破坏胶原蛋白，可用于组织消融和组织切除。低水平的热量通常用于止血。

5.6.5 激光

- 在全内镜脊柱手术中使用激光存在争议。激光是用于组织消融的工具，使用激光不是进行内镜脊柱手术的前提条件。从概念上讲，激光是具有特定能级的单色光束。能量的大小、聚焦区域、波长、脉冲模式以及激光的类型决定了激光对组织的影响。与射频仪器相比，激光的优势之一是能够快速彻底地消融软组织。
- 可用于全内镜脊柱手术的激光器类型包括：钬：钇铝石榴石（Ho：YAG），铒：钇铝石榴石（Er：YAG），钕：钇铝石榴石（Nd：YAG）和钾磷酸氧钛（KTP）激光器。所有这些激光都可以通过柔性光纤传输，这与其他外科专业中使用的 CO_2 激光不同。Ho：YAG 激光是内镜脊柱外科手术中最常用的激光，通常通过具有旋转能力的器械侧面发射激光来使用。许多外科医生主要利用激光进行浅表软组织解剖和纤维环内操作。使用不同种类的激光器完全基于外科医生的偏好。
- 虽然激光可以通过有效的软组织消融来加快工

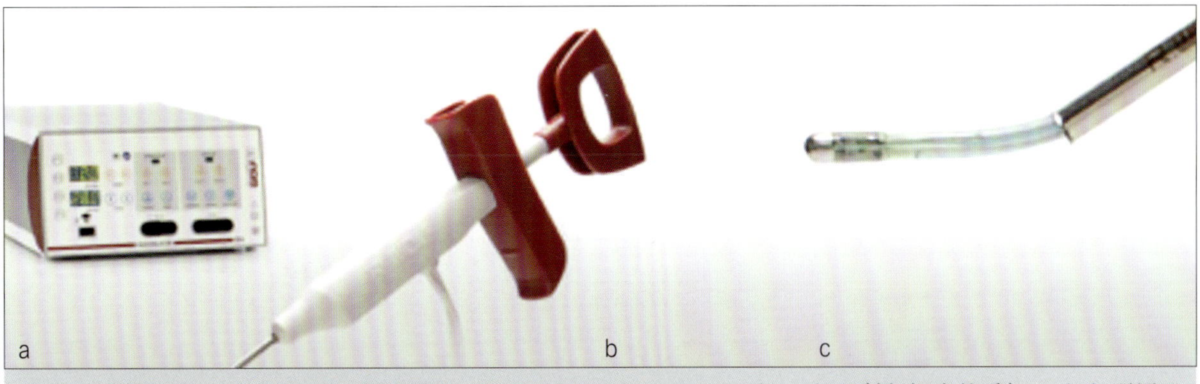

图 5.7 射频器械。（a）4 MHz 射频器械（Surgi-Max PLUS RF, Wolf）。（b）射频探头的手柄。（c）可用于凝血和消融的可倒角射频双极

作流程，但必须权衡使用激光的潜在风险，如医源性神经损伤、无菌性椎间盘炎和激光诱发的骨坏死。而且，强大的侧方激光很容易损坏工作通道内镜的光学系统，并且激光器的购置和维护成本很高。

5.6.6 动力器械

刨 刀

动力刨刀由一对圆柱体组成，一个圆柱体在另一个的内部，并配有开放的开口。内柱的开口具有锋利的边缘，可以在外柱内旋转时切割组织。吸引管连接到外柱，将组织吸入内部圆柱体以进行组织切除。刨刀根据直径、角度和刀片类型来区分。动力刨刀可以通过控制轴手动控制或通过脚踏板控制。

磨 钻

动力磨钻类似于开放式脊柱外科手术中使用的磨钻（▸ 图 5.8a）。磨钻因所用材料的类型（碳化钨或金刚石）、直径以及尖端角度和柔韧性而异（▸ 图 5.8b）。较大直径的磨钻可以更有效地进行骨切除，因为钻轴不会阻挡磨钻的前进。全内镜脊柱手术中需不断冲洗和冷却，

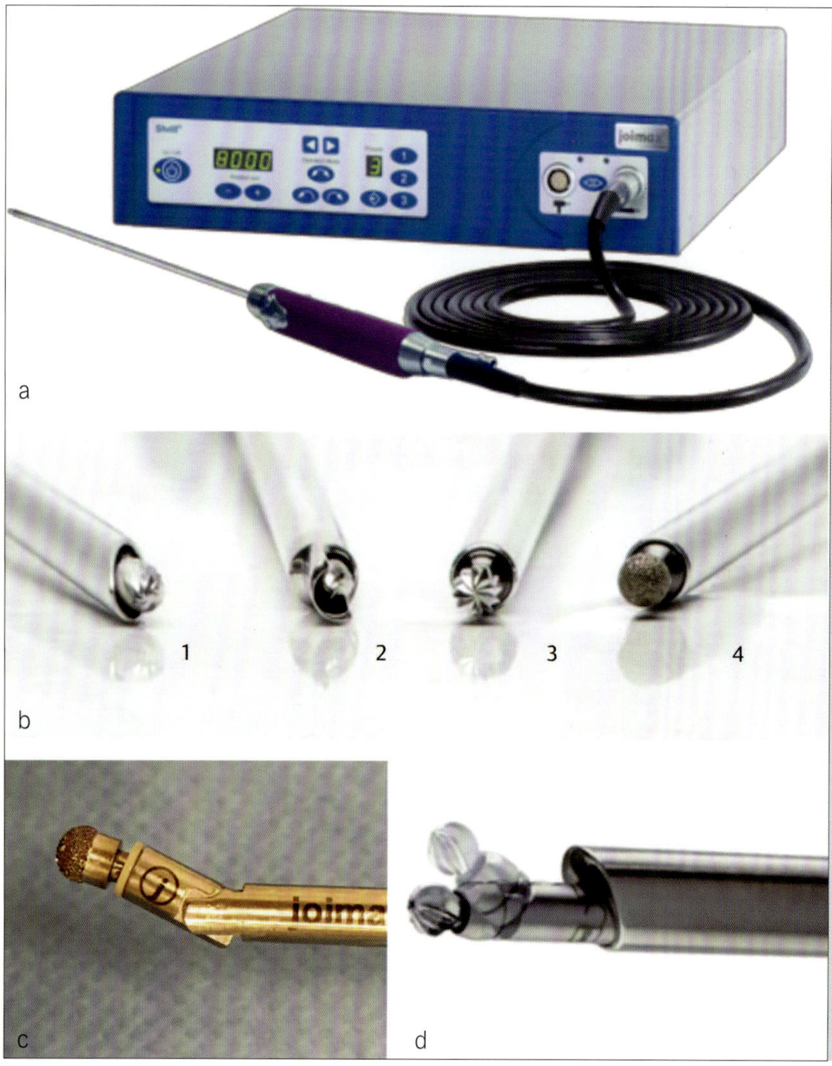

图 5.8 电动磨钻。（a）磨钻套件（Shrill, joimax）。（b）不同磨钻：①可保护侧面软组织的椭圆形磨钻；②可保护正面和侧面软组织的椭圆形磨钻；③圆形切削磨钻；④圆形金刚石磨钻。（c）可倒角的金刚石磨钻。（d）可倒角的圆形切割磨钻

因此金刚石磨钻在全内镜脊柱手术中非常高效。金刚石磨钻还可以最大限度减少骨出血。可倒角磨钻可以到达钻轴之外的区域，对于经椎间孔手术非常有用。

5.6.7 基本手术器械

传统脊柱手术中几乎所有器械都有内镜下的衍生版本。诸如剥离器、锋利的破黄器、神经钩和刮匙等器械可用于分离组织并牵拉神经；打孔钳和椎板咬骨钳被用于切除组织；减压钳、抓钳和杯钳用于取出软组织（▸图 5.9）。

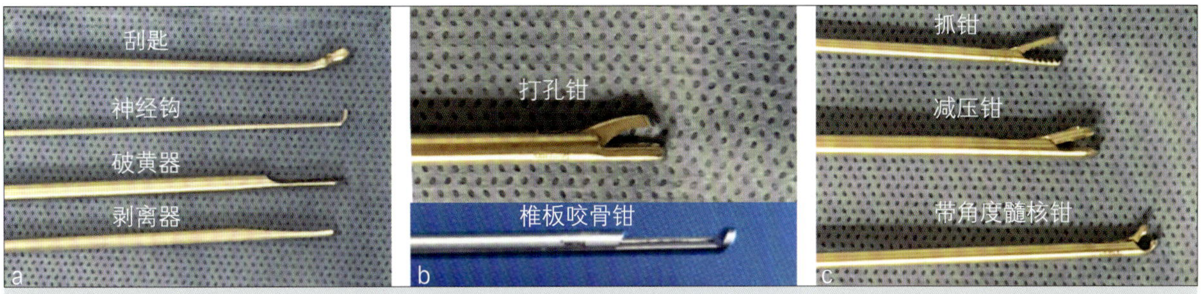

图 5.9 基本手术器械。（a）用于组织分离。（b）用于组织切除。（c）用于组织取出

6 手术室布置：基础

作者：Saqib Hasan, Christoph P. Hofstetter
译者：熊承杰 徐 峰

6.1 简介

全内镜脊柱手术一般于医院或者门诊中的标准手术室中进行。手术室空间需足够大以容纳所需内镜塔、显示器和荧光镜等设备。手术室人员应接受过全内镜脊柱手术培训。基本的脊柱内镜手术系统包括内镜、光纤电缆和光源、录像设备、生理盐水冲洗泵和管、视频处理单元、显示器和C臂。内镜塔包含光源箱、视频处理器、冲洗泵、射频箱和其他电动仪器的电源。

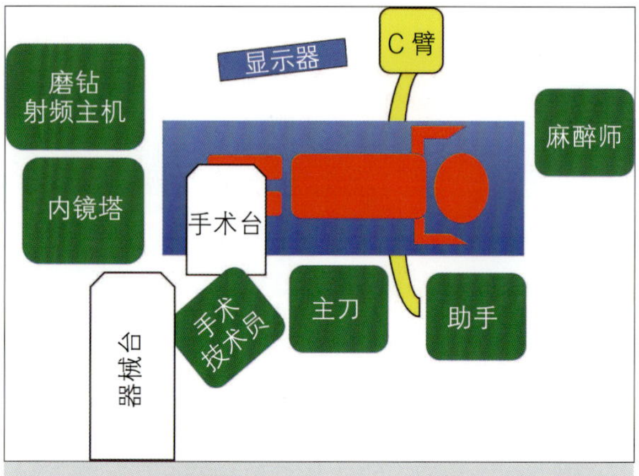

图 6.1 全内镜脊柱手术手术室布置。冲洗设备置于医生一侧，C 臂置于医生对侧

6.2 手术室布局

手术室的布局与微创脊柱外科手术非常相似（▸图 6.1）。外科医生通常站在患侧。洗手护士和器械台位于患者底部，靠近外科医生。内镜塔置于患者的底部。C 臂放于医生对侧。显示器也放于医生对侧视线范围内。

6.3 体位

根据手术方式，患者可采取俯卧位或者侧卧位。针对清醒患者的经椎间孔入路腰椎内镜手术采用侧卧位，有助于气道控制，并且侧卧位允许手术结束时进行直腿抬高试验检查。对于全麻下手术的病例，首选俯卧位。带有 Wilson 框架的可透射工作台可向后弯曲腰椎，可以提供更大的锥体间或椎间孔间的工作区域。对于颈椎手术，可用 Mayfeild 头部固定器固定患者头部。行颈椎内镜单侧入路双侧减压时，需牢固定患者头部，否则患者的任何移动都可能导致脊髓损伤。使用身体保温衣以维持身体核心部位适宜温度。考虑到连续冲洗会显著影响患者的体温，故这一点尤其重要。

6.4 设备设置

进行设备设置之前，内镜应与光源、摄像设备和冲洗管相连。将 2 个 3 L 的 0.9% 氯化钠溶液袋置于背负式设备中并与 Y 型连接器相连。这一方式可以无缝更换空袋，并不会中断工作流程或者导致气泡进入管道（▸图 6.2）。安装时所有管道都应用冲洗液冲洗并去除气泡。冲洗液的压力可通过调整溶液袋于手术野上面的高度来调节，随后这一压力可以在冲洗泵的上方产生特定的静水压。这一静水压对于静脉压较高或异常升高的肥胖患者尤为重要。考虑到低冲洗压和高静脉压可引起难以处理的静脉出血，如这些患者未能有足够的冲洗压，结果是会让人沮丧的。为快速评估可能的冲洗压，可抬高内镜直至冲洗停止：抬高高度（cm）×0.74=压力（mmHg）。利用吸引器以收集手术区域流出的冲洗液。检查显示屏上显示的内镜图像是否存在图像质量问题。通过无菌海绵演示白平衡功能以矫正任何颜色失真。在对患者使用之前，应对电动器械进行测试以确认其功能正常。

6.5 手术区域

全内镜脊柱手术于手术区域最大的挑战是收集流出的冲洗液。以下有几种办法防止冲洗液流到地板上（▸图 6.3）：

- Ioban手术洞巾应围绕切口部位紧密贴合皮肤。手术洞巾应铺于完全干燥的皮肤上以增强黏附。此外，铺巾前使用皮肤黏合剂可以进一步增强密封性。
- 应使用足够宽的袋子收集内镜流出的冲洗液。袋子内放吸引器用以持续回收冲洗液。
- 如果冲洗液从手术区域流出，应使用地面吸引器吸除液体。

6.6 工作人员

工作人员应熟悉内镜推车并可以操作调节水压、光源功率和录像，以及调节射频和电动控制设置。

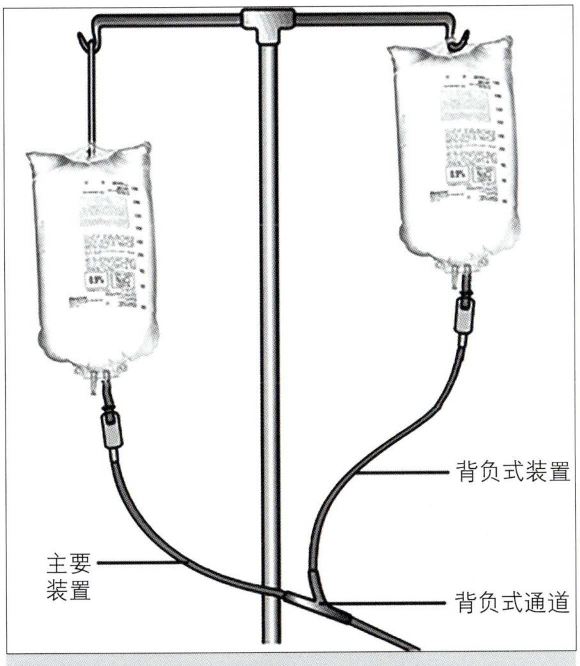

图 6.2 冲洗液背负式安装

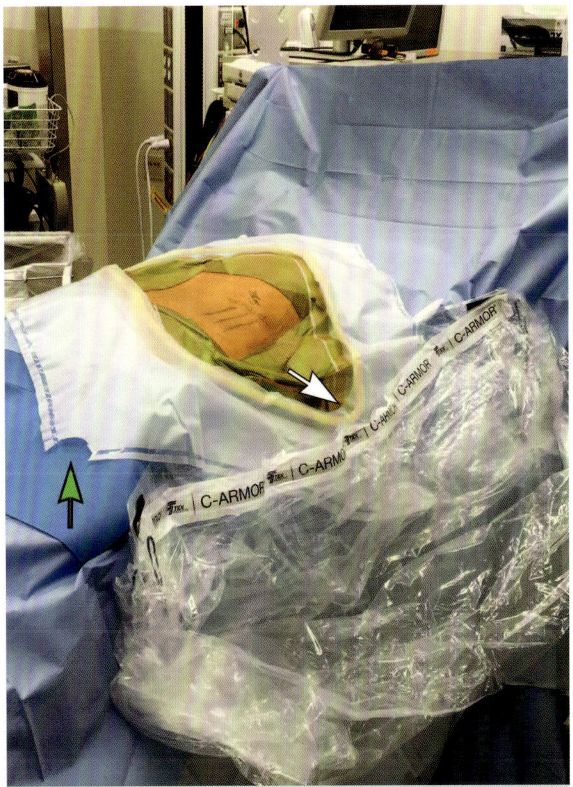

图 6.3 全内镜脊柱手术区域布置。手术洞巾的收集袋应足够宽以收集内镜流出的冲洗液（白色箭头）。收集袋上的一个小开口是用以穿行光缆、摄像电缆和冲洗导管的管道

7 全内镜脊柱手术应用解剖

作者：Daniel Carr, Christoph P. Hofstetter
译者：熊承杰　徐　峰

7.1 颈椎应用解剖

7.1.1 后方筋膜

颈椎后侧入路通过术中透视和触及解剖结构来建立相应的椎旁软组织通道。由于复杂的肌肉和筋膜层面，钝性分离软组织并逐级扩大管道的操作并不容易。最浅表的封套筋膜将斜方肌分离，椎前筋膜将更深层的肌肉包裹（▸图 7.1）。强行向下钝性分离这些筋膜层，有突入椎管内的风险。可以考虑使用 11 号刀片锐性分开筋膜层（详见手术技术，第 21 和 22 章）

7.1.2 椎板和黄韧带

后路颈椎内镜手术，套管针尖端最先碰到的是颈椎后侧的骨性结构。对后方骨性结构的形态有精确的认识，并通过术中透视和触及解剖结构，是确保安全置管的关键因素。在置入套管针、撑开器和工作通道的过程中，目标椎板的相邻椎板边缘可以作为靶点区域。由于解剖变异，临近椎板之间的距离可以差异很大。我们需要在术前分析椎间隙的塌陷程度和颈椎的曲度，这样才能避免在起初钝性分离和逐级扩管的过程中误入椎管。不同个体以及性别之间，椎板的解剖差异较大。C4 椎板的平均高度最低（10.4 mm）[1]。椎板高度向颈椎尾端逐渐增加，C7 的平均高度最高（15.1 mm）（▸图 7.2a）。颈椎相对于水平面的坡度从 C3 到 C7 逐步增加[1]（▸图 7.2b）。根据从中间向外侧分离的程度，颈椎椎板横跨中间棘突和两侧关节突。两侧椎板的夹角约为 100°，从 C2 到 C7（除外 C3），C3 的夹角一般来说要大于其他颈椎（▸图 7.2c）[1]。对于颈椎椎板的坡度和夹角的认识非常重要，只有这样

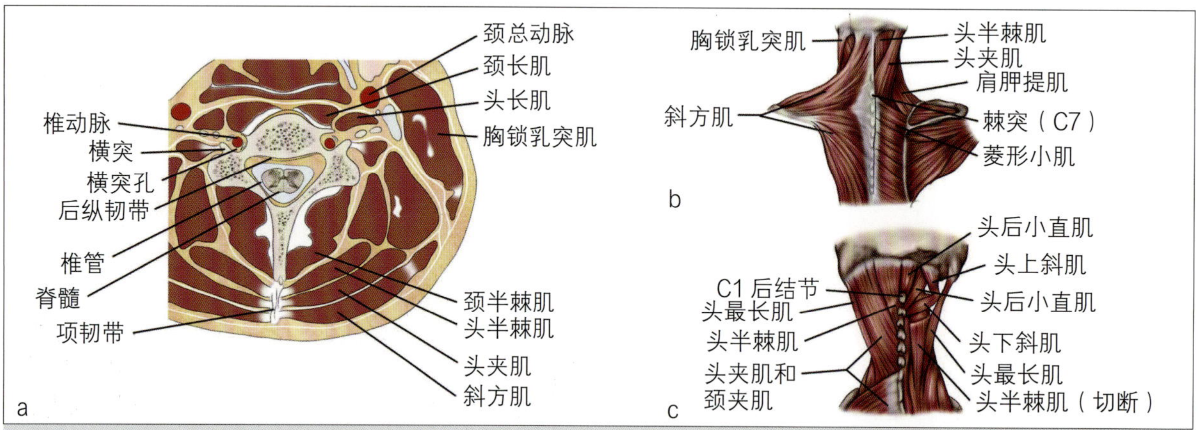

图 7.1 （a）颈椎的肌肉和筋膜层横截面示意图。（b）颈椎后侧浅层肌肉组织示意图。（c）颈椎后侧深层肌肉组织示意图

才能将管状撑开器放置于合适的倾斜角度，可以最大限度减少对软组织的侵扰。

颈椎的黄韧带组织是对称性结构，其在颈椎中线处汇合，并混入棘间韧带[2]。一般来说，黄韧带的中间汇合处有一条纵向分离的裂缝，黄韧带在此处并不完全融合。黄韧带头侧附着于上位椎板腹侧的下 1/2 处，尾侧附着于下位椎板腹侧上缘（▸ 图 7.3a，b）。它可以向两侧延伸至双关节突（superior articular process, SAP）腹侧，但是不会继续向椎间孔方向延伸，并超过椎弓根的内侧面。黄韧带在侧方和关节囊以及 SAP 头侧的韧带结构相互融合。颈椎的黄韧带平均厚度约为 2.2 mm，其中第 2、3 颈椎之间的黄韧带厚度最薄[2]。对于颈椎后路内镜的椎间孔成形术，需将工作通道放置于目标椎板的相邻椎板的边缘。椎板向外侧延伸转变为关节突关节，相邻椎板在此处形成“V”形结构，此结构容易识别，可以作为此入路的靶点区域（▸ 图 7.4）。

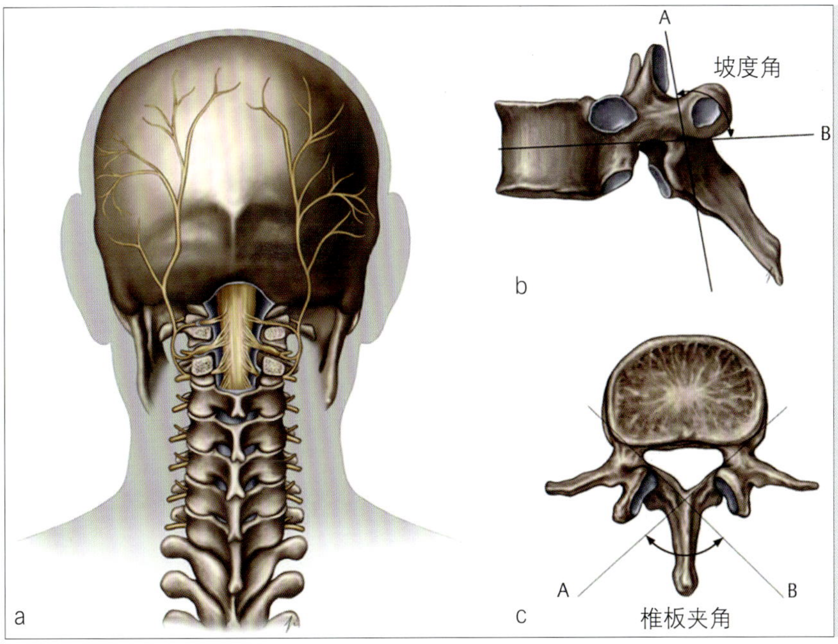

图 7.2 （a）颈椎椎管后侧观示意图。（b）颈椎关节突关节的坡度角。（c）颈椎椎板的夹角

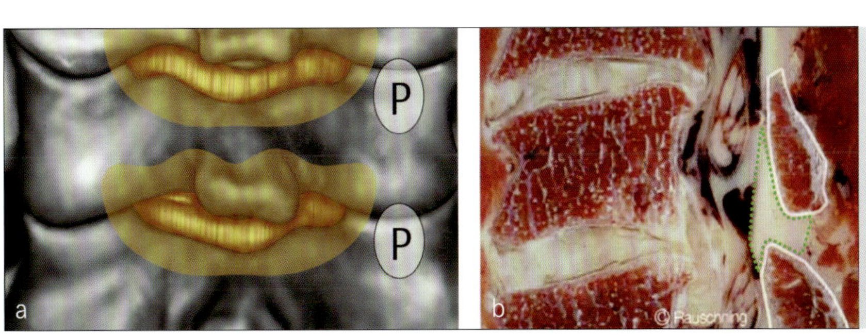

图 7.3 颈椎黄韧带组织。（a）黄韧带在颈椎椎板上投射的前后观。黄韧带向两侧延伸至侧块中部，远端附着在尾侧上椎板的上边缘（P 代表椎弓根）。（b）颈椎的旁开矢状面显示椎板（白色线标记）嵌入到黄韧带之中（绿色线表示）（引自 Rahmani 等 2017 年[2]）

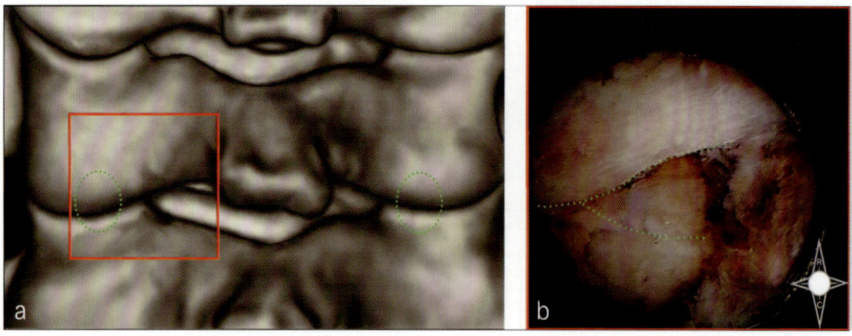

图 7.4 后侧入路颈椎内镜下椎间孔成形术下最先看到的骨性标记。(a) 图示尾侧椎弓根相对于浅表骨性解剖结构的位置（对应方块 b 红色盒子）。(b) 目标椎板的椎板边缘向关节突关节移行过程中，形成一个“V”形结构（红色虚线标记处）

7.1.3 关节突关节和椎间孔

位于 C2 至 C7 的关节突关节为滑膜软骨关节，周围包绕着一层纤维结缔组织。关节面由上位节段的下关节突和下位的节段的上关节突共同组成。该关节与水平面成角 45° ，与矢状面成角 85° [3]。椎间孔由前侧的钩椎关节、后侧的下位椎体的上关节突、下侧的椎弓根共同形成。椎间孔的内外侧边界由下位椎弓根的内外侧边界决定。X 线上，尾侧椎弓根的中心大致位于正前方关节突关节下方 2 mm，侧方关节线内 5 mm [4]。椎弓根和侧块形成 70° ~80° 的角度。下颈椎上下关节突关节的平均宽度为 11~13 mm。位于椎间孔尾侧的椎弓根，与出行神经根形成一种相对恒定的解剖关系。出行神经根一般紧贴于尾侧椎弓根的头侧 [5]。行椎间孔成形术，从椎板转移至椎弓根的过程中，此处可以作为一个恒定的骨性解剖标记。而且，一旦内镜下椎间孔成形进行到尾侧椎弓根的外侧结构，往往神经根已经得到非常充分的减压。因此，目标节段的尾侧椎弓根结构，可以作为此手术入路的重要解剖标志。

颈椎神经包括腹侧和背侧神经根结构，它们在椎间孔处结合在一起，此处靠近椎动脉结构（▸ 图 7.5）。颈椎的尸体研究发现，出行神经根紧贴椎间孔处的尾侧的椎弓根结构。同样，椎管内硬膜和椎弓根的内侧壁之间也没有多少储备空间 [5]。腹侧的神经根结构更接近尾侧的椎弓根和前侧的钩椎关节；背侧的神经根结构更接近于上关节突。它们共同在椎间孔的极外侧汇合而成背根神经节，紧邻椎动脉的外侧 [6]。

7.2 胸椎应用解剖

7.2.1 椎板和黄韧带

在胸椎内镜下行单侧椎板潜行切除达到双侧减压的目的，胸椎后侧的骨性结构是套管针尖端首先接触到的结构。相对于其他脊柱的节段，胸椎椎板的厚度和高度都更大。下胸椎椎板的高度更高，T11 的高度最高，可以达到 25.1 mm。T2 的椎板厚度最大，平均厚度可以达到 5 mm [1]。黄韧带附着点起于头侧椎板腹侧的下 1/2，止于尾侧椎板腹侧上缘。黄韧带的高度和宽度，从上胸椎到下胸椎逐渐增大。而且，腹侧椎板被黄韧带覆盖的高度，也从上胸椎（T1–T2: 31.7%）到下胸椎逐渐增大（T12–L1: 41.7%）[7]。

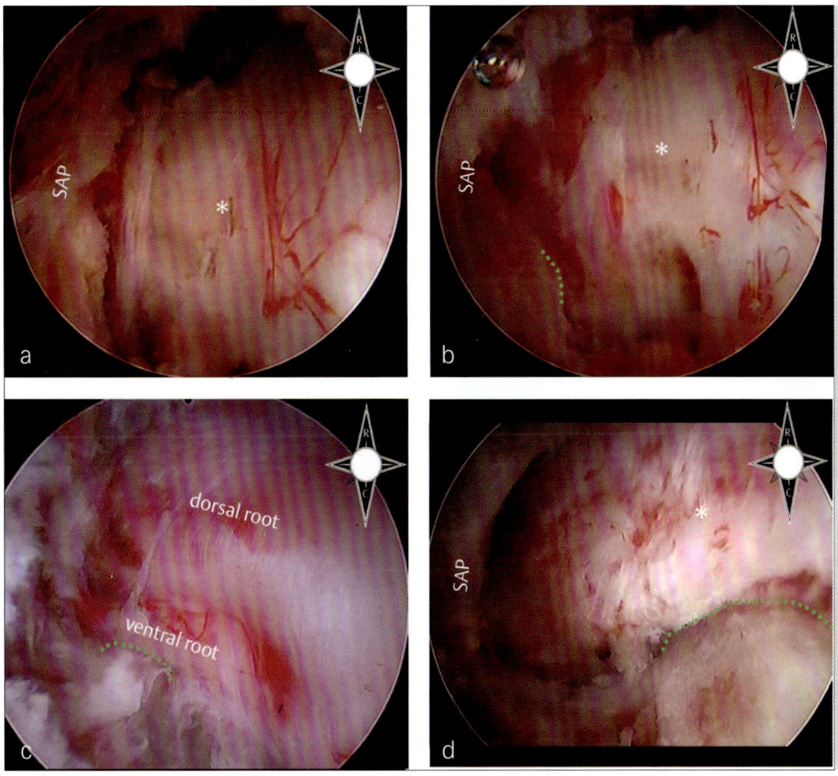

图 7.5　后侧入路颈椎内镜下椎间孔成形术术中图片。（a）显露出行神经根（星号标记）近侧区域。（b）进一步切除上关节突（SAP）的内侧部分，远侧椎板至椎弓根的移行部轮廓（绿色虚线显示尾端椎弓根）。（c）颈椎椎弓根包含腹侧神经根和背侧神经根。（d）出行神经根（星号标记）直接临近目标节段椎弓根的上侧

7.2.2　关节突关节和椎间孔

胸椎的椎间孔轮廓和腰椎的椎间孔轮廓相似，但胸椎的椎间孔尺寸更小，肋骨结构也参与其中。在 T2~T9，肋骨头紧邻椎间隙，并延伸至椎间隙的上缘。在 T10，肋骨头位于椎间隙水平。在 T11 和 T12，肋骨头位于更靠下的位置，不与椎间隙重叠[8]（▸ 图 7.6）。胸椎神经根位于椎间孔的正中间，在上位椎弓根下 2~3 mm，下位椎弓根上 2~3 mm[9]。

胸椎椎弓根包含松质骨，内侧的松质骨较外侧的松质骨厚度更厚，形成一个多孔的网眼结构。网眼结构大概占整个椎弓根三维结构的 79%[10]。椎弓根结构的上下长度大于左右宽度。胸椎的关节突关节与冠状面走向平行。胸椎内镜下经椎间孔入路，尾侧责任节段的上关节突可以作为靶点区域。上关节突的平均宽度，从外侧到内侧，为 10~12 mm（除 T1），T1 的平均宽度约为 15 mm[9]。尾侧责任节段的椎弓根可以作为胸椎内镜椎间孔入路的解剖标志，因为在此处可以安全可靠地辨认脊髓结构。

7.3　腰椎应用解剖

7.3.1　椎板和黄韧带

在行腰椎椎板间入路时，腰椎后侧的骨性结构是套管针尖端首先接触到的结构。关节突关节可以发生肥厚性改变，责任椎体的椎板下内侧缘可以作为一个可靠的靶点区域。腰椎椎板的高度为 20.4~22.7 mm（除外 L5 椎板），L5 椎板的高度要显著低于其他腰椎（16.6 mm）[1]。L5/S1 的椎板间隙被黄韧带覆盖，管状撑开器可以最先锚定在黄韧带上。椎板间窗的宽度从 L1 至 L5 逐渐增大，为 11.5~15.7 mm[1]。椎板间窗的宽度对于选择脊柱内镜手术意义重大。当

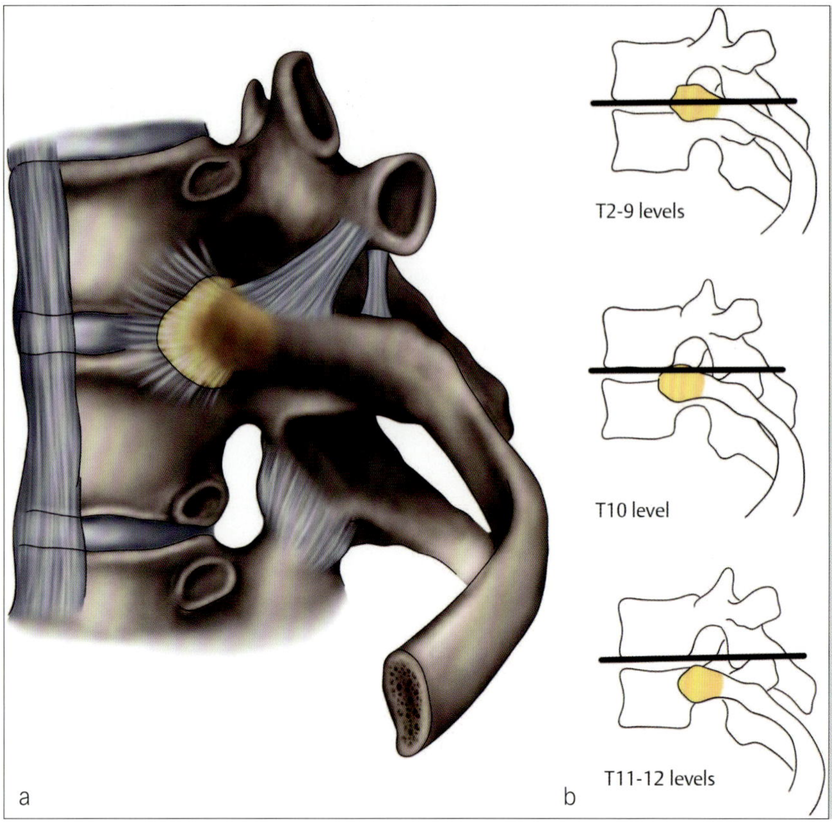

图 7.6 肋骨头和胸椎椎间孔的关系。（a）胸椎侧位观显示肋骨和椎间孔的关系。辐射韧带和上肋横韧带将肋骨锚定在椎体上面。（b）上胸椎（肋骨头覆盖一部分椎间盘组织）肋骨头相对椎间孔的位置不同于下胸椎（肋骨头位于椎间盘组织之下）

椎板间窗的宽度大于 15 mm 时，可以充分利用中央型狭窄的脊柱内镜（脊柱内镜的直径为 10 mm）。上腰椎的椎板厚度最厚，这就使得骨性减压非常耗时。腰椎椎板相对于水平面的倾斜角度约为 115°，除外 L3 椎体，男性的倾斜角度约为 140.1°[1]。对于 L3 椎板陡峭的倾斜角度，使用套管针来接触责任椎体的椎板下内侧缘是十分困难的事情，套管针的尖端不易触及椎板狭窄的后内侧边缘。而且，定位后的套管针非常容易滑到椎板背侧平面。这样，在套管针刚开始锚定靶点区域的时候，需要维持稳定的骨接触，逐级扩管，放置管状撑开器，然后使用内镜观察椎体的椎板下内侧缘。椎板夹角从 L1（93.2°）至 L5（119.1°）逐渐增加。椎板的倾斜角度和夹角是决定椎板背面和管状撑开器之间切合的重要参数。好的切合有利于暴露手术操作野，并减少软组织的侵入。而且，椎板夹角也决定椎板对侧潜行减压的轨迹。假如上腰椎之间的夹角更加陡峭，加之椎弓根之间的距离更近，那么在进行棘突椎板基底部潜行减压对侧的侧隐窝时，内镜在上腰椎需要倾斜的角度小于下腰椎[11, 12]。

黄韧带形成一个拱形的韧带结构，该结构横跨椎板间隙（▸ 图 7.7a）。黄韧带可以分为深层和浅层，深层和浅层紧紧黏附在一起。浅层黄韧带呈黄色，厚 2.5~3.5 mm，混入棘突间韧带。在行椎板间入路时，需仔细辨别棘突间韧带和黄韧带，棘突间韧带常常被误认为黄韧带。我们需要特别注意内镜置入的轨迹和进行仔细的镜下分辨，才能避免这种错误。黄韧带浅层的附着起点位于棘突基底部和上位椎板的下内侧缘，附着终点位于下位椎板的上缘（▸ 图 7.7b、c）。在椎板成形术中，可以轻易将上位椎板的下内侧缘和下关节突一起与黄韧带的浅层去除。

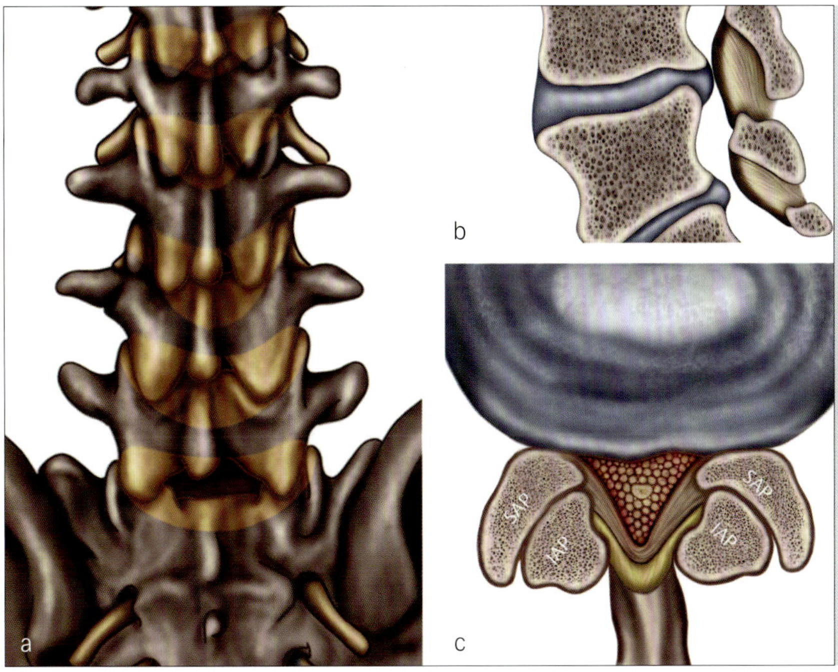

图 7.7 腰椎黄韧带组织。(a)黄韧带(黄色)覆盖部位的三维重建图像。(b)黄韧带的矢状位图示。深层黄韧带颜色更暗。腰椎横截面显示黄韧带附着于关节突关节的内侧面。深层黄韧带附着于上关节突(SAP)的前内侧部分。(c)浅层黄韧带附着于下关节突的下内侧部分

可以使用一把大的 Kerrison 枪钳来完成切除术，将 Kerrison 枪钳朝向尾侧，直至接触到下位椎板的上缘。黄韧带的深层颜色比黄韧带浅层要深，厚约 1 mm，在完成浅层切除之后显露出来。韧带深层的附着起点位于上位椎板的腹侧，止于下位椎板的前上侧，向两侧延伸至下位椎体上关节突的前内侧[13]。在 L1~L2，黄韧带覆盖椎板腹侧约为椎板高度的 50%，而在 L3~L5，黄韧带覆盖椎板腹侧约为椎板高度的 70%。同样，在 L1/L2 之间，L2 上缘黄韧带的厚度为 1~2 mm，而在 L5/S1，黄韧带的厚度为 5~6 mm，超过 S1 椎板上缘的厚度[14]。黄韧带沿着上关节突的尖端向两侧延伸，并且融入关节囊。椎弓根的内侧界限至黄韧带的外侧界从 L1~L2(6.5 mm)至 L5~S1(11 mm)逐渐增加[14]。黄韧带在椎板的附着处可以作为一个重要的解剖靶点，引导脊柱内镜手术的镜下骨性减压。

7.3.2 侧隐窝

侧隐窝包含两部分，神经根的起始部分和神经根管部分。侧隐窝位于下位椎体的上关节突下方，被前后的韧带和骨性结构所限制。前面是椎间盘的纤维环结构，后面是包裹着黄韧带的上关节突结构(▸ 图 7.8)[15]。侧隐窝的前后间距从 L1(9.1 mm)~L4(6.0 mm)逐渐减小。在 L5 处，侧隐窝的前后高度约为 6.1 mm[16]。

7.3.3 Kambin 三角

位于椎间盘后外侧的椎间孔结构，最先被 Kambin 发现[17]。Kambin 三角结构的上界为出行神经根，下界为下位椎体的上终板，后界为上关节突的腹侧，内侧为行走神经根(▸ 图 7.9)。纤维环的表面覆盖有脂肪组织。纤维环本身包含神经纤维和血管结构，在此处建立通道，需进行局部麻醉和止血。解剖学研究发现，Kambin 三角结构宽约 18.9 mm，高约 12.3 mm[19]。另外一项解剖学研究显示，在 L1~L4 节段，管状撑开器的椎间孔处的最大安全距离为 8 mm，在 L4~S1 处，最大安全距离为 7 mm[20]。这些测量数据只可以作为一个粗略的估计，实际上安

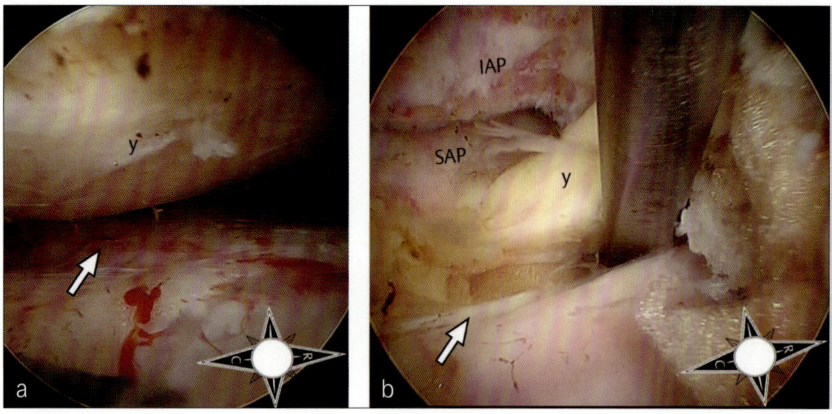

图 7.8 （a）对侧狭窄的 L4/5 侧隐窝的前后观。L5 的行走神经根（箭头表示）被后方附着于关节突关节表面的黄韧带（y 表示）组织挤压。（b）部分切除黄韧带（y 表示）后，显露 L4/5 的下关节突（IAP）和上关节突（SAP）。箭头表示行走神经根

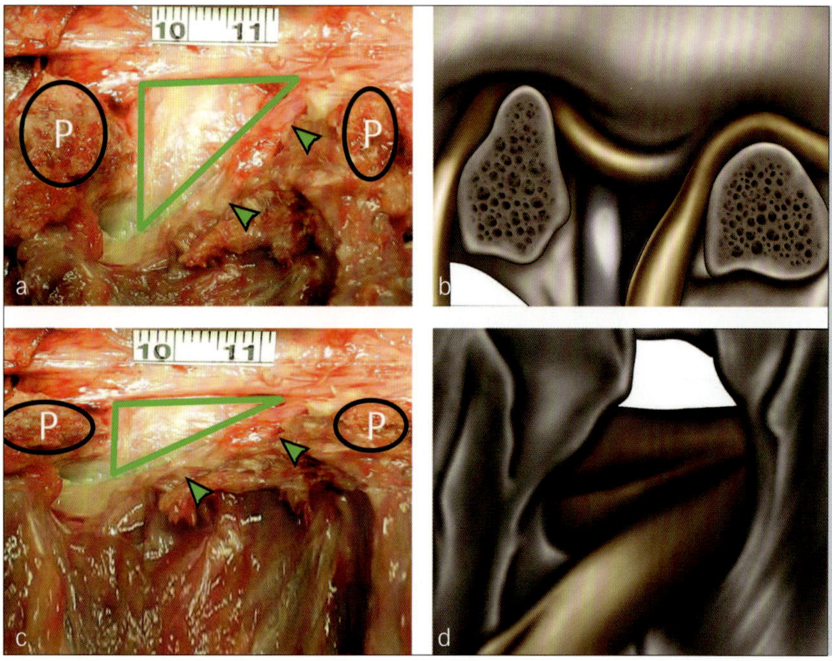

图 7.9 安全三角的正后方视图。（a）安全三角由目标节段的椎弓根构成底边，出口根和过往根构成另外两条边。（b）为图 a 的示意图。（c）L4/5 层面安全三角的解剖图和示意图[18]。安全三角的大小较正后方视图减小

全通道建立的维度在很大程度上取决于穿刺的角度、关节突肥厚的程度，以及出行神经根在椎间孔内的位置。图 7.9 所示为安全的工作通道的建立情况，该入路较一般通路更为平缓（皮肤穿刺点距离中线更远）。针对这些情况，我们推荐只有在最适当的条件下，才将 Kambin 三角作为靶点。在这些病例中，穿刺针可以刺入 Kambin 三角内侧区域的纤维环结构，与内侧 1/3 处的椎弓根结构相一致。这是最安全的靶点区域，距离出行神经根的距离约为 11.9 mm[18]。

7.3.4 椎间孔

腰椎椎间孔的上下界为上下椎体的椎弓根，上位椎体的后下缘、椎间盘的后缘和下位椎体的后上缘为椎间孔的前界，包裹着的黄韧带的上关节突为后界（▸ 图 7.10a）[21]。根据现有的文献，腰椎椎间孔的高度变异很大。Hasegawa 等认为椎间孔的高度为 20~22 mm[22]。Stephens 等则认为椎间孔的高度为 13.6~16.6 mm[21]。腰骶部神经根的大小从 L1 至 S1 逐渐增大，而从

S1 至 S5 逐渐减小。神经根尺寸的增大和硬膜发出背侧和腹侧神经根的尺寸大小相关，同时也与从 L1 至 S1 发出的背侧神经根的数量相关，而从 S1~S5 发出的背侧神经根的直径和数量都减少，因此 S1~S5 神经根逐渐减小。L5/S1 神经根横截面相对椎间孔横截面的比例较其他节段显著增加[22]。在椎间孔狭窄的病例中，该比例进一步增加[22]。

椎间孔内黄韧带和脂肪组织围绕在神经根周围提供支持作用[23]。有一束韧带使得神经根组织悬浮在椎间孔中间，不与骨膜组织相接触。正如前所述，黄韧带组织向两侧延伸至下关节突和上关节突的腹侧[16]（▸ 图 7.10）。如此，椎间孔的腹侧和上侧被黄韧带包裹。椎间孔被黄韧带包裹的比例从 L1~L2 的 62.8% 上升至 L5~S1 的 76.4%[14]。当椎间盘退步发生时，椎间盘组织疝出进入椎间孔，关节突关节发生相对滑移，造成黄韧带的皱缩，神经根受到压

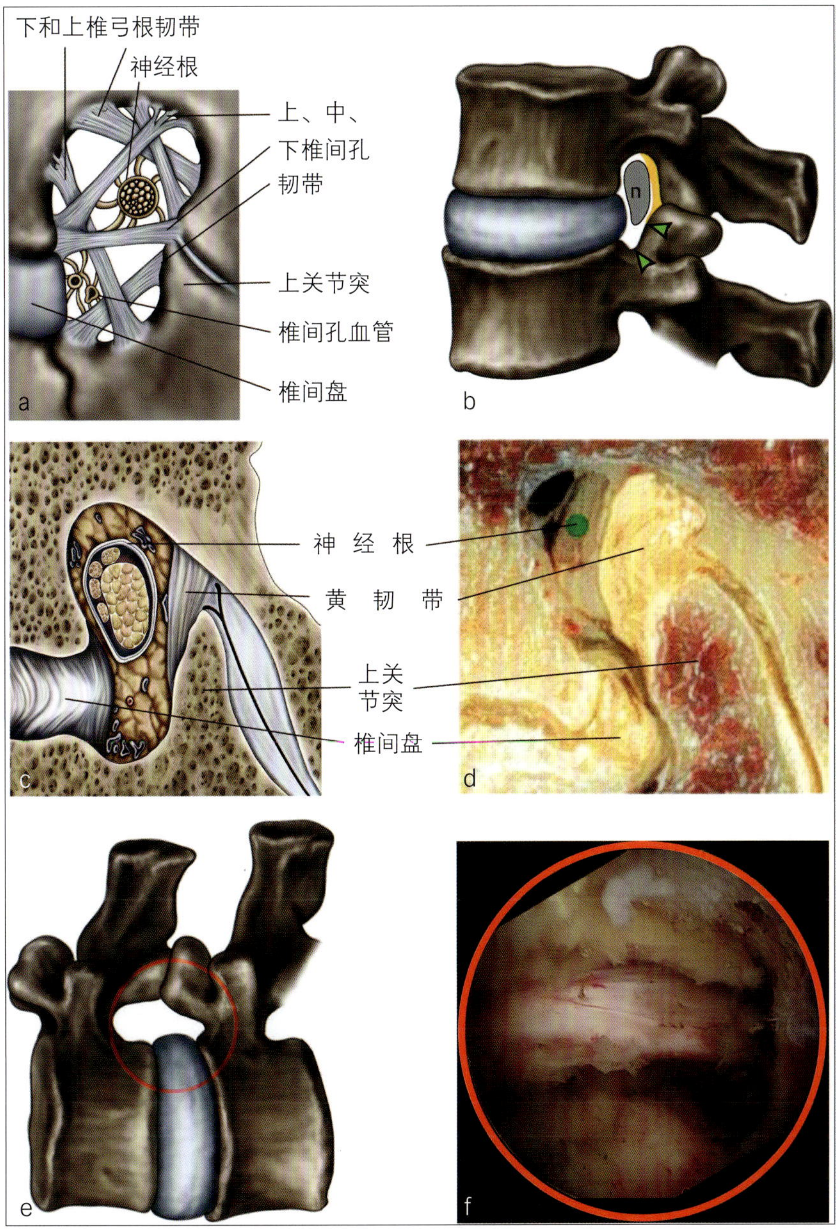

图 7.10　腰椎的椎间孔。（a）椎间孔内的韧带组织为出口神经根提供支持。（b）椎间孔的后侧由黄韧带构成，椎弓根上方和上关节突前方（绿色箭头）之间还有一小块“空白”区域。（c）出口神经根位于椎间孔内靠近头端处，周围围绕着脂肪组织、韧带和血管组织。（d）退变性关节绞索可以刺激出口神经根。（e）椎间孔入路观察出口神经根。（f）将图 e 中所描绘的视野用红圈标记出来

迫（▸图 7.10）。重要的是，黄韧带远端的附着点，“空白”区域被发现。这是一小块区域，位于椎间孔背侧和下侧，它是由上关节突腹侧的骨性区域形成椎间孔的后侧边缘。该“空白”区域从 L1~L2 的 34% 下降至 L5~S1 的 24%。该“空白”区域是进入侧隐窝的通道。上关节突的腹侧和外侧可以作为穿刺入路的靶点区域。椎间孔的黄韧带则可以作为鉴别出行神经根组织的可靠标志，因为出行神经根正好位于椎间孔的黄韧带的腹侧。

7.3.5 椎弓根的形态

男性椎弓根的宽度和高度一般要大于女性。平均来说，椎弓根的宽度从 L1 的 8.1 mm 上升至 L5 的 17.2 mm。椎弓根的高度则相对恒定，男性约为 14 mm，女性为 11~12 mm[24]。目标节段尾侧的椎弓根可以作为腰椎椎间孔穿刺入路的重要解剖标记。

参考文献

[1] Xu R, Burgar A, Ebraheim NA, Yeasting RA. The quantitative anatomy of the laminas of the spine. Spine. 1999; 24(2):107–113

[2] Rahmani MS, Terai H, Akhgar J, et al. Anatomical analysis of human ligamentum flavum in the cervical spine: special consideration to the attachments, coverage, and lateral extent. J Orthop Sci. 2017; 22(6):994–1000

[3] Demondion X, Lefebvre G, Fisch O, Vandenbussche L, Cepparo J, Balbi V. Radiographic anatomy of the intervertebral cervical and lumbar foramina (vessels and variants). Diagn Interv Imaging. 2012; 93(9):690–697

[4] Ebraheim NA, Xu R, Knight T, Yeasting RA. Morphometric evaluation of lower cervical pedicle and its projection. Spine. 1997; 22(1):1–6

[5] Xu R, Kang A, Ebraheim NA, Yeasting RA. Anatomic relation between the cervical pedicle and the adjacent neural structures. Spine. 1999; 24(5):451–454

[6] Pech P, Daniels DL, Williams AL, Haughton VM. The cervical neural foramina: correlation of microtomy and CT anatomy. Radiology. 1985; 155(1):143–146

[7] Ahmadi SA, Suzuki A, Terai H, et al. Anatomical analysis of the human ligamentum flavum in the thoracic spine: clinical implications for posterior thoracic spinal surgery. J Orthop Sci. 2018

[8] Moro T, Kikuchi S, Konno S. Necessity of rib head resection for anterior discectomy in the thoracic spine. Spine. 2004; 29(15):1703–1705

[9] Ebraheim NA, Xu R, Ahmad M, Yeasting RA. The quantitative anatomy of the thoracic facet and the posterior projection of its inferior facet. Spine. 1997; 22(16):1811–1817, discussion 1818

[10] Kothe R, O'Holleran JD, Liu W, Panjabi MM. Internal architecture of the thoracic pedicle. An anatomic study. Spine. 1996; 21(3):264–270

[11] Vanharanta H, Korpi J, Heliövaara M, Troup JD. Radiographic measurements of lumbar spinal canal size and their relation to back mobility. Spine. 1985; 10(5):461–466

[12] Hinck VC, Clark WM, Jr, Hopkins CE. Normal interpediculate distances (minimum and maximum) in children and adults. Am J Roentgenol Radium Ther Nucl Med. 1966; 97(1):141–153

[13] Olszewski AD, Yaszemski MJ, White AA, III. The anatomy of the human lumbar ligamentum flavum. New observations and their surgical importance. Spine. 1996; 21(20):2307–2312

[14] Akhgar J, Terai H, Rahmani MS, et al. Anatomical analysis of the relation between human ligamentum flavum and posterior spinal bony prominence. J Orthop Sci. 2017; 22(2):260–265

[15] Lee CK, Rauschning W, Glenn W. Lateral lumbar spinal canal stenosis: classification, pathologic anatomy and surgical decompression. Spine. 1988; 13(3):313–320

[16] Arslan M, Cömert A, Açar HI, et al. Lumbosacral intrathecal nerve roots: an anatomical study. Acta Neurochir (Wien). 2011; 153(7):1435–1442

[17] Kambin P, Gellman H. Percutaneous lateral discectomy of the lumbar spine: a preliminary report. Clin Orthop Relat Res. 1983; 174:127–132

[18] Hardenbrook M, Lombardo S, Wilson MC, Telfeian AE. The anatomic rationale for transforaminal endoscopic interbody fusion: a cadaveric analysis. Neurosurg Focus. 2016; 40(2):E12

[19] Mirkovic SR, Schwartz DG, Glazier KD. Anatomic considerations in lumbar posterolateral percutaneous

procedures. Spine. 1995; 20(18):1965–1971

[20] Wimmer C, Maurer H. Anatomic consideration for lumbar percutaneous interbody fusion. Clin Orthop Relat Res. 2000(379):236–241

[21] Stephens MM, Evans JH, O'Brien JP. Lumbar intervertebral foramens. An in vitro study of their shape in relation to intervertebral disc pathology. Spine. 1991; 16(5):525–529

[22] Hasegawa T, An HS, Haughton VM, Nowicki BH. Lumbar foraminal stenosis: critical heights of the intervertebral discs and foramina. A cryomicrotome study in cadavera. J Bone Joint Surg Am. 1995; 77(1):32–38

[23] Akdemir G. Thoracic and lumbar intraforaminal ligaments. J Neurosurg Spine. 2010; 13(3):351–355

[24] Attar A, Ugur HC, Uz A, Tekdemir I, Egemen N, Genc Y. Lumbar pedicle: surgical anatomic evaluation and relationships. Eur Spine J. 2001; 10(1):10–15

8 全内镜手术技术规范

作者：Christoph P. Hofstetter
译者：敖圣翔

8.1 全内镜脊柱手术发展

传统的外科手术入路通常分为三步进行，不同专业之间的手术入路步骤具有显著一致性。首先，通过术中影像学对病理总体区域进行定位，并选择适合的标准手术入路。在入路过程中，手术医生通过手部触摸手术区域，识别手术解剖标志物和异常病理组织的触觉特征。而术者获得三维感知后，就能进一步制订手术暴露方案，并让目标区域直接可视化。

全内镜脊柱手术的发展遵循同样的步骤。然而，考虑到手术区域狭小，需要更高的空间分辨率和精度来实现手术流程的衔接。与传统脊柱手术类似，需要使用术中透视对脊柱手术节段进行定位。此外，全内镜脊柱手术需要在术中透视图像上明确定位出一个靶区。一旦放射图像上的可视化定位完成，就可以用穿刺针 / 套管针穿刺靶区，以便感触特定靶区的坚实度和表面特征。例如，上位椎板的下内侧缘可以作为内镜下腰椎椎板间入路的靶区。椎板的圆形表面和下内缘通常可以很容易地通过探触辨认出来。对于经上关节突（trans-SAP）入路，下位椎体的上关节突则是靶区。触诊上关节突的腹外侧方向，穿刺针在正位和侧位透视图像监视下向上关节突穿刺。触诊使手术医生能够对目标区域的表面特征进行三维评估。这种脑海中的三维感知对于术中能过渡到目标区域的直接可视化至关重要。重要的是，在使用一系列扩张器扩张开软组织后，应使用管状牵开器的斜面再次触诊椎板边缘（靶区），从而让手术医生能够确切地知道靶区在手术野的位置。现在，需要稳定地固定好管状牵开器，而后接入内镜。一旦内镜就位，靶区的骨表面就可以显露出来并直接可视。在全内镜脊柱手术中，实现从成像到触诊定位再到最后可视化所需要的精确性和准确性是导致学习曲线陡峭的主要原因之一。有数种策略可以使全内镜脊柱手术流程的衔接变得容易，将在下面的章节中介绍。

8.1.1 目标区域的放射图像识别

- 获得投照方向良好且无失真的手术节段的正位和侧位图像。
- 争取对目标区域进行无瑕疵的放射拍摄（见第 3 章）。

8.1.2 从成像到触诊定位的过渡

- 仔细规划手术切口和入路轨迹。
- 精准地维持进针轨迹角度与术前规划相同，否则进针轨迹的微小变化将会导致目标点的巨大偏差。

8.1.3 从触诊定位到直接可视化的过渡

- 通过用套管针 / 穿刺针触诊获得靶区表面特征的三维情况。这样可利于内镜的暴露。例如，在椎板间入路时，可以很容易地用套管针触诊定位出增生的关节突关节。一旦识别出，通常就可以避免使用直径更大的扩张器和工作通道的移位。

- 保持扩张器和管状通道的斜面与骨面的牢固接触，否则即使入路轨迹的微小变化也可能导致预期手术野的完全丢失。在这种情况下，手术医生应当重新定位。
- 精通基本的外科技能，尤其是偏轴组织剥离技术（见第 9 章）。
- 以骨性结构为核心——使用偏轴组织剥离术在手术野中暴露骨性结构。

8.2 置入内镜工作通道

握持内镜的方式在椎板间入路和经椎间孔入路有所不同。对于椎板间入路，内镜持在非优势手的示指和拇指之间。将示指和小指指尖放在内镜长轴上，保持内镜与管状牵开器之间的距离（▸图 8.1a）。这样可以控制内镜的深度和内镜与目标结构的距离。示指和小指也用于旋转管状牵开器。也可以将垫片放在工作套管和内镜之间来控制内镜的深度，这对初学者可能有所帮助。对于经椎间孔入路，把持内镜应类似持手枪，示指放在工作套筒上，拇指从上面环绕着内镜的基底部，其余三、四、五指从内镜下面环绕（▸图 8.1b）。示指控制着内镜的深度和内镜与目标结构的距离。移动内镜时，应与工作套管一起进行流体运动。无工作套管保护下移动内镜可能会使内镜承受巨大的机械应力，导致屏幕周围观察区域模糊，并可能逐渐损坏透镜系统。为避免损坏内镜，必须同时移动内镜和管状通道。

8.3 使用管状牵开器

在软组织连续扩张后，置入管状通道。管状通道有着多种设计（见第 5 章），具有多种功能：

- 维持手术操作空间。
- 在同轴和偏轴组织剥离时收缩软组织（见第 9 章）。
- 分离骨表面的软组织。
- 活动和牵拉神经根。
- 松解瘢痕组织。

管状通道有一个固定的手柄。对于椎板间入路，手柄指向开放斜面。对于经椎间孔入路，手柄背向开放斜面。手柄由非优势手的示指和小指操作，用于控制管状通道的旋转和相对于内镜的深度。

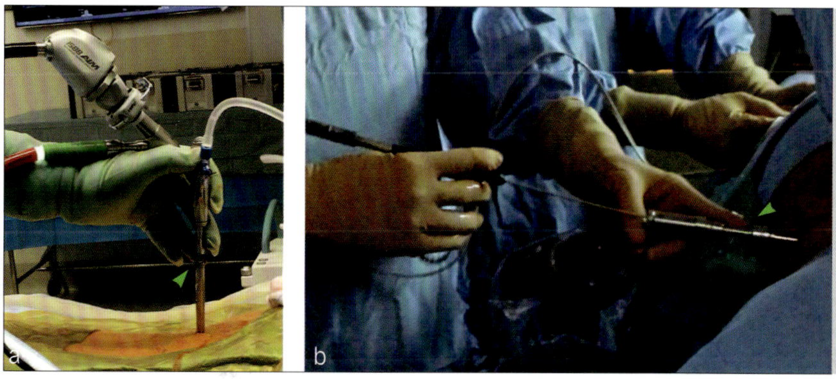

图 8.1 手持工作通道内镜。（a）对于椎板间入路，内镜持在示指和拇指之间。示指指尖（绿色箭头）放在内镜长轴上，以控制内镜的深度。（b）对于经椎间孔入路，以类似持手枪的方式把持内镜。示指尖（绿色箭头）控制内镜的深度

8.4 持续灌洗

持续灌洗的压力最初设定为大约 50 mmHg。如有静脉渗血或需要大量冲洗，可增加压力。但我们通常不会让灌洗压力超过舒张压。连续灌洗也有助于金刚砂磨头的使用，可以为其提供冷却和清除碎屑。同时，连续灌洗中冲洗液起到散热的作用，为双极射频电凝的使用提供便利，从而减轻了神经结构附近的局部温度变化。低温灌洗一般用于帮助止血，为了避免患者体温过低，在手术过程中需要使用加温装置。

8.5 通过工作通道使用手术器械

手术器械应该持于惯用手。将器械和摄像头保持在大约 90° 的角度，便于手术器械尖端的持续可视化。器械的直接可视化可以帮助避免意外损伤硬脊膜或神经结构。器械进出动作需要小心控制，尤其是在颈段和胸段脊髓附近操作时更要谨慎仔细。在上述情况下，我们建议应在工作通道指向骨骼时置入器械。将管状牵开器和内镜一同平移 / 成角移动，可使器械的横向偏轴（off-axis）运动变得容易。应避免器械轴上的侧方用力，否则器械很容易弯曲。术者应达到的目标是持有器械和持有内镜 / 管状牵开器的双手操作能够持续协调一致。

8.6 止血

出血最好通过预防来控制。在整个手术过程中止血要细致，手术野要保持清晰。未经重视的小出血会不断积累起来，降低视线清晰度，并会在发生大出血时严重妨碍出血点识别、阻碍操作视线。在使用 Kerrison 咬骨钳或微型枪式咬骨钳切除组织前，尽可能用射频探头电凝周围组织以减少出血。金刚石磨头有助于减少骨性减压时的骨面出血。灌洗压力应与手术野的高度匹配。对于更多类型的内镜手术，如单侧椎板切除双侧减压术（ULBDs），可在灌洗液中加入肾上腺素［每袋 3 L 的灌洗液（生理盐水）加入肾上腺素 1 mg］。

8.6.1 易频繁出血的区域

- 背侧至椎板中部：
    - 腰椎椎板间入路——通常发生在入路轨迹偏离，尝试确定椎板下内侧缘时。
- 关节突关节骨面附近的小动脉出血：
    - 严重关节退行性改变的 ULBD
- 椎板切开边缘下的硬膜外出血：
    - ULBD，通常是被 Kerrison 咬骨钳咬伤引起出血。
- 侧隐窝边缘下的硬膜外出血：
    - ULBD，通常是在对侧侧隐窝减压时被 Kerrison 咬骨钳咬伤引起出血。
    - 椎板间内镜下侧隐窝减压术。
- 神经周围的小动脉：
    - 内镜下腰椎椎板间对侧椎间孔切开术。
    - 经椎间孔内镜下腰椎椎间孔成形术（TELF）。
- 硬膜外静脉丛腹侧至硬膜囊中线附近：
    - TELF，切除中央椎间盘突出时。
    - 经椎间孔内镜下腰椎椎间盘切除术（TELD）。
- 上关节突切除侧面的关节突关节血管：
    - TELF。
    - TELD。

如果发现出血且可见出血的血管，可使用双极电凝止血。双极电凝止血的最有效方法是用其尖端压迫出血血管，并同时使用电凝。如果是骨性出血，双极电凝烧灼有时效果不太理想。也可在该区域使用金刚石磨头密封或用 Kerrison 咬骨钳挤压止血。如果出血剧烈且视野能见度下降，应采取以下步骤：

- 不要移动内镜（出血一般发生在最后一次手术

操作的位置）。
- 手动关闭灌洗出口。
- 在管状通道末端和工作通道上添加橡胶密封圈，以减少液体外漏。
- 增加灌注压力。
- 将内镜朝出血点推进，以便于观察出血点。
- 用穿刺针将5 000单位凝血酶注入工作通道内，保持压力数分钟。将FLOSEAL（Baxter）注入工作通道。

9 全内镜脊柱手术的关键技术

作者：Christoph P. Hofstetter
译者：张 超

9.1 建立工作空间

与关节镜或腹腔镜相比，全脊柱内镜手术没有自然的腔道来工作。因此，工作空间是人为创造的。管状牵开器是工作空间的维持工具，使其不受周围软组织和椎旁肌肉的影响。根据手术入路的类型，管状牵开器的斜面设计有所不同（见第 5 章）。创建一个人工的工作空间以使脊柱病理可视化的策略对所有脊柱内镜的方法都是类似的。一旦置入内镜后，可以用抓钳将管状牵开器内的软组织直接切除。理想情况下，这种的操作可以暴露一些目标区域的骨表面。例如，在经上关节突入路显露上关节突的腹侧面时，或者在椎间板入路显露上位椎板的内下缘时。然后利用双极电凝对软组织进行离轴剥离，扩大骨暴露范围。双极电凝轴是弯曲的，可以通过按压电凝把手的远端来远离操作范围的纵轴（▸ 图 9.1）。通过按压双极枪柄来收回操作轴，双极尖端的横向移动可以实现。利用管状牵开器的移动，可以有效地增加工作空间和扩大暴露范围。

9.2 定义骨边缘

对于椎板间入路，椎板的下边缘需要套管针触及和看见管状牵开器的斜面。利用刮匙的下端朝向椎板分离黄韧带，将肌肉组织和结缔组织从椎板边缘刮掉（▸ 图 9.2a）。从棘突的底

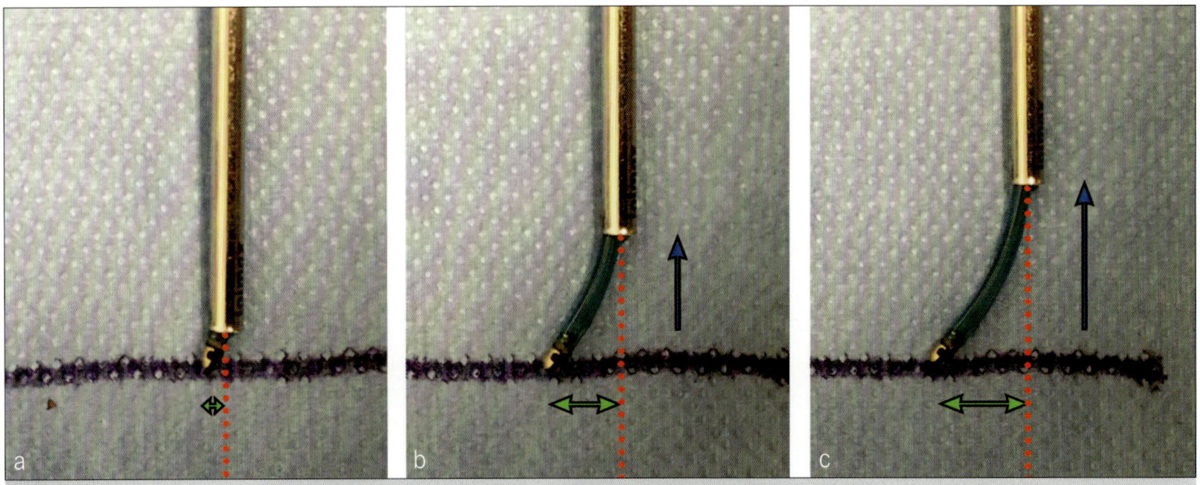

图 9.1 使用双极进行横向轴外烧灼。（a）在牵拉的位置，双极的尖端几乎接近轴心线（红色虚线），只有极小的偏移（绿色箭头）。（b）弯曲双极电极头的伸长可以使尖端横向移动。蓝色箭头标注双极电极头回缩的方向。（c）双极电极头的最大延伸可以进一步增加偏移量（绿色箭头）。双极头端的角度也会发生变化

部到下关节突的下方可以进行这样的操作。然后用双极射频去除残留的软组织，从而更好地暴露椎板的边缘（▸ 图 9.2b）。利用钻石磨头，将椎板边缘的骨质切除（▸ 图 9.2c）。然后，黄韧带和椎板附着点就清晰可见了（▸ 图 9.2d）。

9.3 最佳离轴范围

由于纵向工作通道为所有工具的导管，在全内镜脊柱手术中，离轴距离受到限制。虽然铰接工具和磨钻有助于向轴外伸展，但几个关键操作可以最大限度利用标准仪器实现轴外伸展。在全脊柱内镜手术中，有几项工作很大程度上依赖于最大限度地使仪器向外伸展：

- 在单侧椎板切除行双侧减压进行侧隐窝潜行减压时。
- 在椎板间行对侧内镜下腰椎椎间孔切开进行椎间孔减压时。
- 经椎间孔内镜下侧隐窝减压切除上关节突腹侧时。

为了了解离轴伸展的最优化，外科医生需要熟悉工作通道内内镜和管状牵开器的构造。如果管状牵开器向前超过骨的边缘，它将内镜推离骨的边缘（▸ 图 9.3a）。拔出管状牵开器，直到它停留在骨边缘的表面，这样内镜就可以更接近骨边缘（▸ 图 9.3b）。第二种操作能够大大促进离轴伸展的动作是内镜的旋转。

如第 5 章所述，工作通道的位置在内镜轴的前部偏心。因此，向骨边缘旋转内镜可以最大限度地缩短工作通道向边缘的距离，方便了潜行减压和到达边缘附近的结构（▸ 图 9.3c，d）。此外，这样旋转操作也有助于邻近结构边缘的可视化，因为光学角度约为 20°。

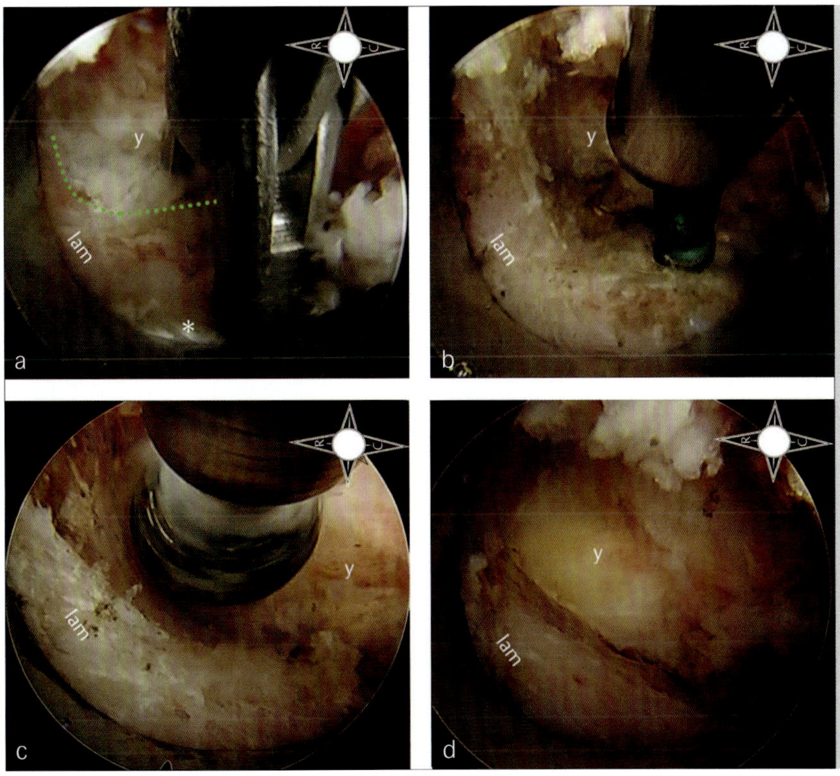

图 9.2 定义骨边缘。（a）椎板间入路，首先椎板的内下侧边缘（椎板；绿色虚线），然后用微创穿孔器显露。穿孔器的头端闭合微微向前进入黄韧带，然后张口用来刮除椎板边缘脱落的软组织。星号表示血管内侧的关节面。（b）软组织边缘用双极沿着椎板边缘进行烧灼，然后利用磨钻。（c）切除部分椎板。（d）明确黄韧带和椎板的附件结构

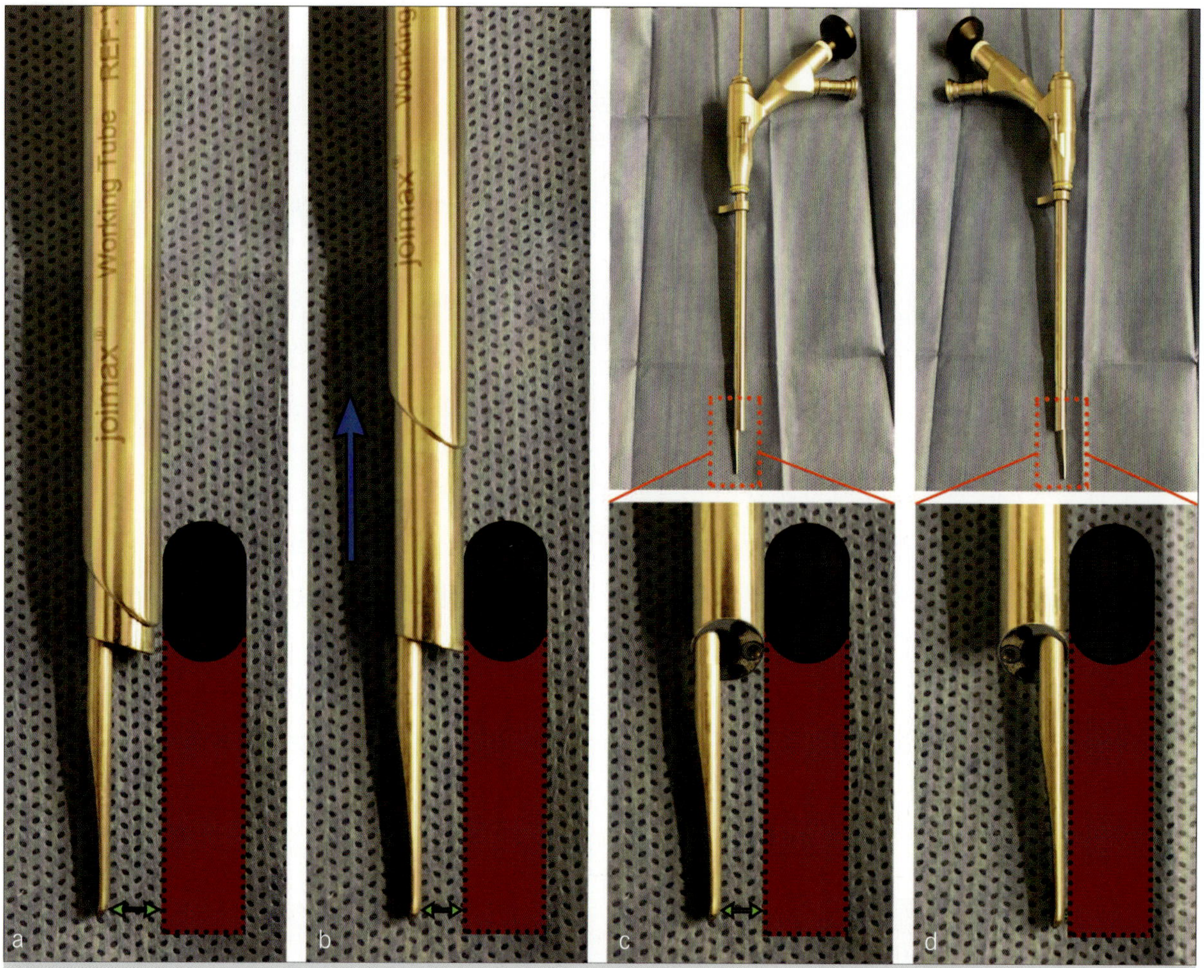

图 9.3 优化离轴。（a）管状牵开器将内镜和骨边缘分离（灰色 / 栗色）。并增加钝性解剖器尖端与侧壁（绿色箭头）的距离。（b）缩回管状牵开器使内镜的轴接近骨边缘，并使得钝性牵开器与侧壁距离更近。（c）此时，内镜与骨边缘距离更远，偏心工作通道距离骨边缘距离最大。下面的面板是用红色虚线表示的方框。（d）将内镜旋转 180°，面向骨边缘，使工作通道更接近骨边缘。在这种结构中，钝性解剖器的尖端与侧壁相邻

9.4 内镜下切除软组织

在全内镜脊柱手术中，内镜下的软组织切除是非常必要的。在椎板间入路时，为了进入硬膜外腔，必须行直线切除、穿过黄韧带。在经椎间孔入路时，必须切除黄韧带、结缔组织、纤维环，才能进入侧隐窝，识别行走根。这个过程的困难之处在于，为了接触敏感的神经组织，必须要切除、侵犯周围软性结缔组织。完成这个操作最常用的工具是微创穿孔器。内镜置于 90° 朝向微创穿孔器，能够使两头均处于连续可视化状态。此外，通过张开的牵开器下方轻轻旋转器械，张开的挡片可以起到类似于骨膜剥离器的作用（▶ 图 9.4 a，b）。因此，利用开口的钝性解剖实现抓钳的直线进入。关闭钳口通常是在手术过程中切除组织。一旦软组织如黄韧带被微创穿孔器牵开后，灌注的水流会使神经结构缩回（▶ 图 9.4c）。如果软组织和神经结构的粘连比较紧密，操作时要非常小心，比如在翻修手术中，非常严重的椎管狭窄和 1~2 度的脊柱滑脱。内镜下软组织的切除也可以使用其他钳子，比如抓钳、杯钳或巴氏钳。但是

微创穿孔器只允许用于仔细分离神经结构和周围软组织间没有广泛张力的情况下。

9.5 离轴切除软组织

应用枪钳进行软组织的离轴切除术。此操作与传统的微创技术非常相似。重要的是在切除前凝固软组织，以避免额外的出血。考虑到工作通道内镜的离轴显示，可以将内镜旋转 90° 便于仔细检查枪钳，以便于在咬除操作时不损伤硬脊膜（▸ 图 9.5a，b）。在行对侧椎板间减压术和经上关节突背侧侧隐窝减压术中切除黄韧带的另一种方法是用锐刀或刮刀将黄韧带从椎板的附着处清晰地剥离，用抓钳取出离体的黄韧带。

9.6 神经组织的牵拉

在椎板间入路时，需要牵拉神经组织以进入椎间盘和处理骨赘。在牵拉之前，需要先用钝性分离器将神经组织松动。将连接的结缔组织和桥接的血管凝固，然后用微创穿孔器锐性切除。利用上文所述的离轴分离技术，用钝性神经拉钩牵开神经组织的侧缘（▸ 图 9.6a~c）。钝性神经根拉钩就位后，将内镜朝内侧旋转 180° 。通过倾斜内镜可以更好地观察中线神经结构。一旦适当牵开神经组织后，可以对神经拉钩施加轴向压力，将钝性拉钩锚定在椎间盘或椎体上（▸ 图 9.6d）。施加压力时管状牵开器可以转动 180° 来牵开神经结构（▸ 图 9.6e，f）。旋转的方向是根据牵拉的难易程度决定的。如果不容

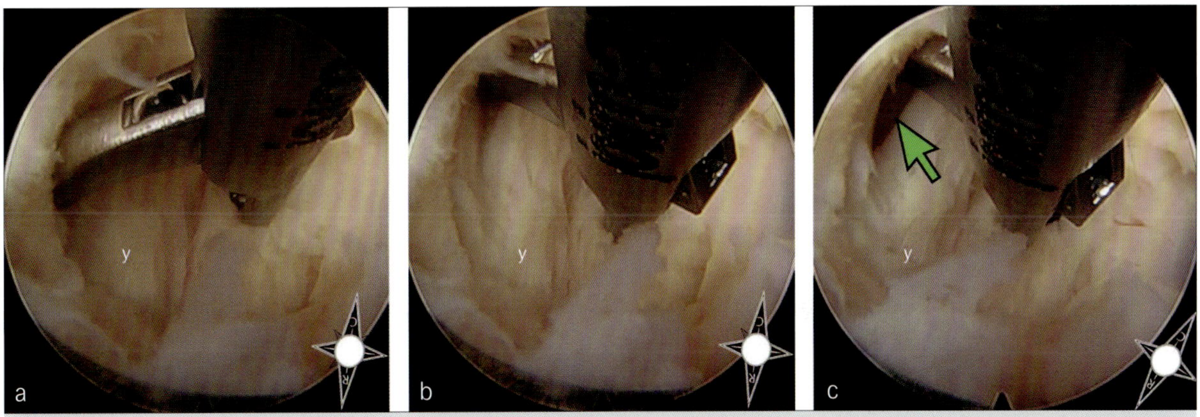

图 9.4 内镜下直线切除软组织。（a，b）微创穿孔器沿着韧带纤维方向旋转前进。微创穿孔器的抓钳跨过黄韧带。（c）注入灌注液使硬膜外间隙增大（绿色箭头）

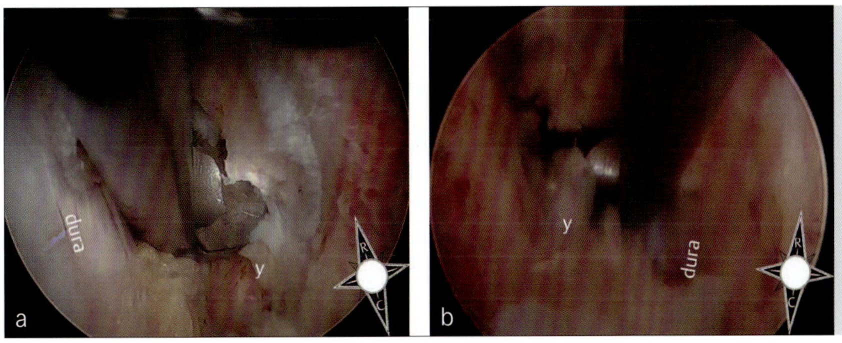

图 9.5 黄韧带离轴切除。用枪钳切除同侧侧隐窝内黄韧带。（a）硬脊膜和枪钳的踏板是可视化的。（b）切除对侧侧隐窝的黄韧带

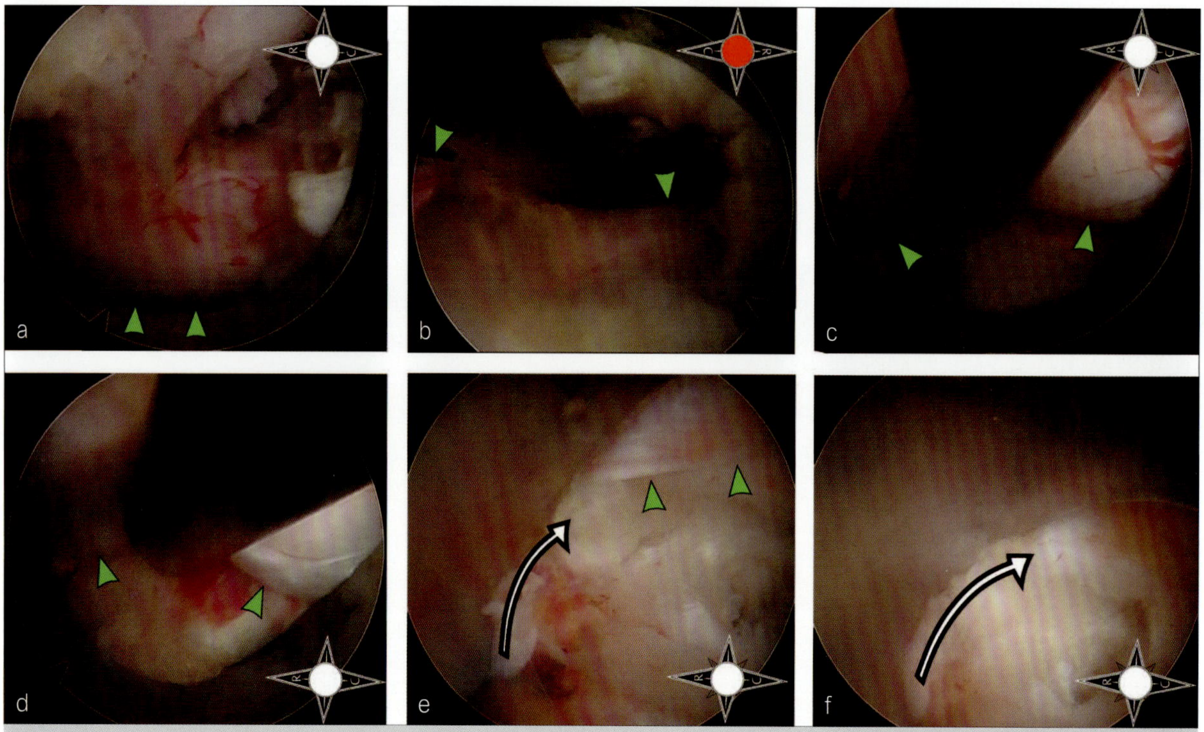

图 9.6　神经结构的牵拉。（a）神经结构侧缘未优化视图（绿色箭头）。（b）通过拔出管状牵开器并将内镜旋转 180° 来优化离轴（注意方向指示标志），可以获得良好的横向视野并允许放置钝性扩张器。（c）将内镜向后旋转 180°，将神经结构用钝性分离器牵开。（d）管状牵开器进入椎管。（e）旋转管状牵开器以牵拉神经结构（弯曲箭头）。（f）将管状牵开器旋转 180° 后，神经结构完全得到保护

易牵拉，应考虑以下原因：

• 神经元素的残余栓系。
• 位于神经结构内侧的大块突出的椎间盘碎片。
• 管状牵开器在腋下的位置。
• 内侧的小关节向下切除不足。

9.7　应用磨钻

高速磨钻在治疗退变性腰椎管狭窄病变中是非常有价值的。不同类型的动力系统和磨钻可供应用（见第 5 章）。对于切除的增生骨质，磨钻可以在平面上整理骨骼，而不是在一个点上与骨骼接合。在一个点上使用磨钻很容易侵入松质骨，导致未切除的骨切除区域的静脉渗出，从而不利于骨减压。一般来说，骨切除术在椎板间和经上关节突入路都最好沿着黄韧带附着的地方进行。磨钻沿着黄韧带附着的骨质稳定移动，对骨的压力最小。重要的是，沿着骨骼的移动是通过管状牵开器和内镜来控制的（▸ 图 9.7a）。钻柄上的任何扭矩都会使钻杆弯曲，并导致热量累积，最终导致钻杆内的轴承失效。钻头的深度是由右手控制的，应该通过将手指尖放在钻杆上来防止钻头的无意前进（▸ 图 9.7b）。在胸椎或颈椎减压手术中，这是必要的，因为无意的钻孔推进会导致脊髓撞击。

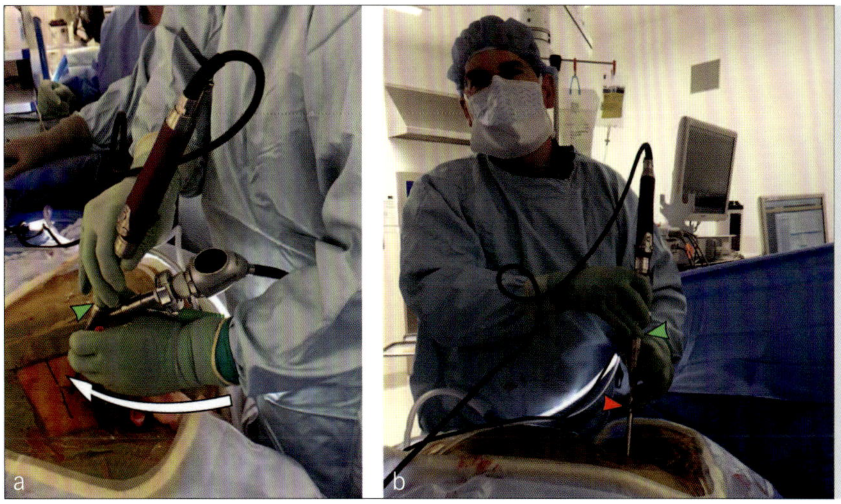

图 9.7 使用磨钻。(a) 磨钻的移动通过管状牵开器和内镜调整角度来控制（白色弧形箭头）。钻头的深度通过将指尖放在钻头的轴上来控制，以防止磨钻的无意推进（绿色箭头；a，b）。(b) 内镜的前进也用同样的技术来控制（红色箭头）

10 术前诊断检查

作者：Daniel Carr, Christoph P. Hofstetter
译者：吴俊龙　张　超

10.1 简介

严格的手术适应证是手术成功的关键。鉴于全内镜脊柱手术的高度精准性，需要利用病史、静态和动态成像以及诊断性封闭来完成病因病理的精准定位。这对于在老年人群中发现普遍的退行性脊柱疾病尤为重要。

10.2 病史和体格检查

病史和体格检查是任何诊断检查的基础。确定疼痛放射的确切位置和类型为受影响的脊柱节段提供了重要的线索。诱发、加重或减轻疼痛的因素可以帮助确定潜在的病理类型。典型的皮节区分布，咳嗽、打喷嚏或用力时疼痛加剧，腿部疼痛比背部更严重，这些都是神经根刺激的典型表现[1, 2]。神经源性跛行包括站立或行走时下肢疼痛、刺痛或抽筋等症状，是典型的中央型腰椎管狭窄症患者的表现。减少腰椎前凸的姿势动作，如坐下来或前倾（如坐在购物车上），通常可以减轻这些症状，因为它们减少了黄韧带的内扣。虽然不全面，但腰椎管狭窄症的其他一些特征包括腿的感觉异常和四肢无力或沉重感。侧隐窝综合征是一种单侧或双侧神经根病，站立或行走时加重，坐时改善[3]。外侧隐窝综合征与中央椎管狭窄有相当程度的重叠，且常同时发生。

经典的体格检查结果，如直腿抬高试验有助于诊断，但最终并不总是与影像学结果相关联[4]。如果发生髋关节屈曲 30°~70° 之间，并提示 L4、L5 或 S1 神经根受到刺激，则认为直腿抬高是阳性反应。总体而言，在许多手术中，直腿抬高试验的敏感性较高，特异性多变；然而，在仅使用成像的研究中，直腿抬高试验的敏感性存在相当大的差异[4]。有作者认为病史是最重要的因素，而皮节区麻痹可能是原因之一[2]。

在颈椎方面，臂丛牵拉试验在系统回顾中被评估，其诊断颈椎神经根病的特异性为 89%~100%，敏感性为 38%~97%。虽然其他检查结果还没有深入研究，但手臂挤压试验阳性，加上病史特征，如手臂在头部上方的症状缓解和典型的皮节区表现，都可能有助于诊断神经根型颈椎病[5]。然而，研究表明在颈椎的神经根皮节分布上，具有较大的变异[6]。步态失衡症状、排便或膀胱功能障碍、躯干麻木或感觉水平需要脊髓病理学研究而不是神经根病理学。存在危险信号症状，如严重横卧背痛、发热、怕冷、体重减轻、最近的创伤和夜间疼痛，应检查肿瘤、骨折或感染。

10.3 影像学

在病史和体格检查之后，影像学检查用于评估脊柱的软组织和骨骼解剖。MRI 是必不可少的检查。虽然 MRI 偶尔只显示一种相应的病理类型，如椎间盘突出、侧隐窝狭窄或椎间孔狭窄，但脊柱外科医生更常见的是表现为多节段退行性病变。然后由外科医生根据病史和体格检查来确定影像学上是否有一致的结果[7]。

当评估中央腰椎管狭窄时，关于中央椎管和侧隐窝测量的确切指南还没有经过验证。然而，脑脊液间隙的闭塞对脊柱外科医生而言显而易见。绝对狭窄是指正位上神经根管的直径小于10 mm，前后位直径为10~12 mm时为相对狭窄[8]。如果在神经根内侧正位直径小于2 mm则被认为是侧隐窝狭窄。在内镜手术中，有症状侧和无症状侧之间侧隐窝的角度和高度的测量具有显著性差异。症状侧的测量角度为19.3°，而对侧为35.7°。此外，症状侧的高度为2.9 mm，无症状侧为5.7 mm[9]。

许多患者除了狭窄还伴有滑脱。在脊柱滑脱的病例中，必须确定是稳定性还是不稳定性脊柱滑脱。正侧位、过伸过屈位X线用于确定脊柱滑脱是否稳定。一般认为平移节段运动不稳定的阈值为3 mm[10]。在滑脱患者中，仰卧位MRI检查可能会低估狭窄程度，因为负重可能导致节段性运动并加重狭窄。在脊柱滑脱中，CT是判断是否滑脱的关键因素，因为峡部缺损诊断为峡部裂型脊柱滑脱。然而，关于融合在稳定脊柱滑脱患者中的作用仍然有较大的争议[10]。我们认为腰椎内镜下单侧椎板切开双侧减压术是一种安全的手术，除外伴严重椎间孔狭窄患者。

10.4 诊断性注射

影像学检查后，诊断性注射有助于确认神经根性肢体疼痛的节段性来源。通常，磁共振显示多节段病变或者模棱两可的结果。有时临床表现与影像学表现不同，注射可以帮助区分病变节段。选择性神经根阻滞的正确方法和阳性结果的严格标准可以像MRI一样准确地预测腰椎和颈椎神经根病的手术结果[11]。重要的是要区分经椎间孔硬膜外类固醇注射作为治疗神经性疼痛的方法和诊断注射手段。神经根阻滞或注射是一种诊断方法，试图阐明是否为单一神经根引起的症状[12]。神经根阻滞手术在不同的操作者中各不相同，但通常通过神经感受器和疼痛激惹来识别椎间孔的神经根。其次在透视下对比硬膜外注射的轮廓和确认神经根，以及随后根据患者局部麻醉的疼痛缓解情况的反馈来判断。有研究表明，浸润的体积可能会影响诊断区域选择的敏感性[12]。在一项前瞻性对照试验报告中，在单节段手术减压后完全或接近完全缓解的患者中，术前神经根阻滞的敏感性为57%，特异性为86%[13]。

综上所述，精确地诊断潜在的病理是全内镜手术精准和成功的关键。

参考文献

[1] Verwoerd AJ, Peul WC, Willemsen SP, et al. Diagnostic accuracy of history taking to assess lumbosacral nerve root compression. Spine J. 2014; 14(9):2028–2037

[2] Vroomen PC, de Krom MC, Wilmink JT, Kester AD, Knottnerus JA. Diagnostic value of history and physical examination in patients suspected of lumbosacral nerve root compression. J Neurol Neurosurg Psychiatry. 2002; 72(5):630–634

[3] Ciric I, Mikhael MA, Tarkington JA, Vick NA. The lateral recess syndrome. A variant of spinal stenosis. J Neurosurg. 1980; 53(4):433–443

[4] van der Windt DA, Simons E, Riphagen II, et al. Physical examination for lumbar radiculopathy due to disc herniation in patients with low-back pain. Cochrane Database Syst Rev. 2010(2):CD007431

[5] Thoomes EJ, van Geest S, van der Windt DA, et al. Value of physical tests in diagnosing cervical radiculopathy: a systematic review. Spine J. 2018; 18(1):179–189

[6] Lee MW, McPhee RW, Stringer MD. An evidence-based approach to human dermatomes. Clin Anat. 2008; 21(5):363–373

[7] Saal JS. General principles of diagnostic testing as related to painful lumbar spine disorders: a critical appraisal of current diagnostic techniques. Spine. 2002; 27(22):2538–

2545, discussion 2546

[8] Siebert E, Prüss H, Klingebiel R, Failli V, Einhäupl KM, Schwab JM. Lumbar spinal stenosis: syndrome, diagnostics and treatment. Nat Rev Neurol. 2009; 5(7):392–403

[9] Birjandian Z, Emerson S, Telfeian AE, Hofstetter CP. Interlaminar endoscopic lateral recess decompression-surgical technique and early clinical results. J Spine Surg. 2017; 3(2):123–132

[10] Ghogawala Z, Dziura J, Butler WE, et al. Laminectomy plus fusion versus laminectomy alone for lumbar spondylolisthesis. N Engl J Med. 2016; 374(15):1424–1434

[11] Sasso RC, Macadaeg K, Nordmann D, Smith M. Selective nerve root injections can predict surgical outcome for lumbar and cervical radiculopathy: comparison to magnetic resonance imaging. J Spinal Disord Tech. 2005; 18(6):471–478

[12] Cohen SP, Hurley RW. The ability of diagnostic spinal injections to predict surgical outcomes. Anesth Analg. 2007; 105(6):1756–1775

[13] Yeom JS, Lee JW, Park KW, et al. Value of diagnostic lumbar selective nerve root block: a prospective controlled study. AJNR Am J Neuroradiol. 2008; 29(5):1017–1023

第二部分
腰　　椎

2

11 经椎板间入路内镜下侧隐窝减压术

作者：Christoph P. Hofstetter
译者：李海音

11.1 典型病例

患者男性，61 岁，主诉右下肢放射性疼痛 1 年，主要表现为右臀部、大腿外侧和小腿外侧疼痛。疼痛评分 7 分。查体：右侧踇长伸肌肌力 1 级，踝背伸肌力 3 级。腰椎 MRI 提示右 L4/L5 侧隐窝狭窄（▸图 11.1）。患者行 L4/L5 右侧椎板间入路内镜下侧隐窝减压术。术后 1 年随访发现双下肢神经功能恢复正常，右侧 L5 神经根放射痛缓解，在右侧大踇指处残留轻微麻木。

11.2 适应证

经椎板间入路内镜下侧隐窝减压术可对同侧侧隐窝进行减压。该术式利用与腰椎微创通道手术类似的手术入路，经后路椎板间隙到达手术区域。手术过程中，首先会遇到神经组织，其损伤风险较小。在 L5/S1，通常只需极少或不需切除骨质即可对同侧侧隐窝进行减压。在 L5/S1 以上的节段，通常需要切除部分椎板以及关节突内侧达到减压效果。由于内镜手术可以提供全景视角，所以与其他微创手术相比，内镜手术只需要取出较少的骨性结构即可进行减压。然而，在脊柱侧弯的患者中，广泛切除增生的骨质可能会很耗时。精确地规划入路角度和仔细注意解剖标志有助于加快手术流程，并最大限度地减少对骨质的切除。经椎板间入路内镜手术的方法尤其适合于侧隐窝以及神经根管狭窄的患者。在 L5/S1，若椎间盘突出于侧隐窝内，也是较好的手术适应证。椎板间入路内镜手术为单侧入路双侧减压的手术和经椎板间入路对侧侧隐窝减压术提供了良好的解剖学基础（见第 13、14 章）

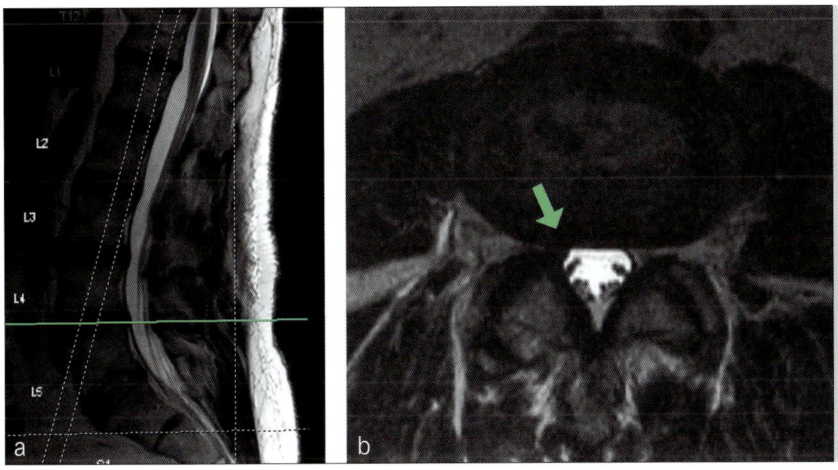

图 11.1 影像学提示 L4/L5 侧单侧侧隐窝狭窄。（a）腰椎 T2 加权像矢状位图像。（b）T2 加权像显示 L5 神经根卡压

总结一下，该手术方式主要可用于治疗以下疾病：关节下椎间盘突出症、侧隐窝狭窄和某些滑膜囊肿。如病灶位于 L5/S1、椎板间隙较大以及侧隐窝或者中央椎管狭窄的患者，采用该手术方法更为有利。关于手术室设备配置以及患者体位详见第 6 章。

11.3 手术入路

为了选择合适的内镜手术类型和手术入路，术前需行 MRI 检查。目前两种主要的内镜类型：外径约为 10 mm 的大内镜（iLESSYS Delta, joimax; VERTEBRIS Stenosis, Wolf）和外径约为 7 mm 的小内镜（iLESSYS Pro, joimax; Panoview Plus, Wolf; Spine TIP, Storz; 具体手术技术详见第 5 章）。我们建议将以下因素作为内镜选择的因素。在 MRI 轴位片中（▸图 11.2a，b），如果棘突与关节突的距离大于 1.5 cm，则推荐使用大内镜，因为其可提高手术效率并且减小出血对内镜手术的影响。对于距离小于 1.5 cm 或椎管内有突出的椎间盘的患者，则应选用较小的内镜。术前应仔细阅片，确定是否伴有椎间盘突出，如确实存在突出的椎间盘，则需选用特殊的角度进入椎板间隙（▸图 11.2c）。对于该类患者，理想的入路角度需能探查到从上关节突尖部平面到下位椎体椎弓根平面。同时，术前需要拍摄标准正位片（▸图 11.3）。该正位片与上腰椎通常为 0°~5°，与下腰椎通常为 10°~15°。该

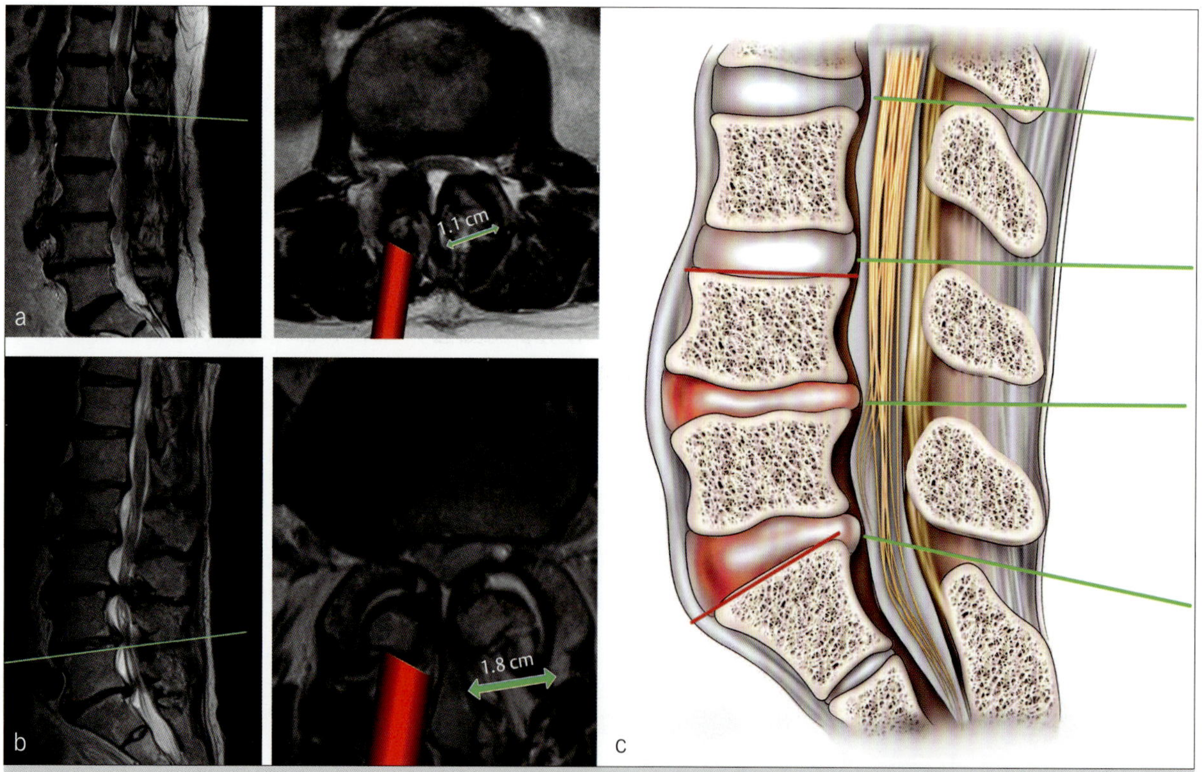

图 11.2 在不同腰椎节段选择不同的头尾倾角度。（a）T2 加权像横断面显示 L1/L2 椎管狭窄。棘突与关节突的间距为 1.1 cm。红色部分为 7 mm 工作通道。（b）T2 加权像横断面显示 L4/L5 椎管狭窄。棘突与关节突间距为 1.8 cm。红色部分为 10 mm 工作通道。（c）不同的节段选择不同的入路角度。在下腰椎，C 臂需头倾 10°~15°，但是在上腰椎只需要头倾 0°~5°

正位片中，棘突中点通常与椎间盘为同一平面（▸图 11.3b，c）。由于内镜可能被下位椎板阻挡，所以如果将管道过度尾倾，可能导致下位侧隐窝减压不充分。该现象在上腰椎更为明显。因为在上腰椎中，狭窄的平面通常位于椎板间隙的下方。如果选用与椎间隙平行的手术入路，则需要切除更多的下位椎板，特别是在下腰椎。当选择好合适的手术入路角度后，即需通过术中X线定位上位椎板的下内侧点（▸图 11.3d）。该点即为切口位置。用 11 号手术刀做一纵向切口。使用扩张通道逐层扩张软组织。扩张时应将管道略尾倾，直到探查到解剖结构。逐步使用通道剥离椎板上附着的肌肉以保证术野的清晰（▸图 11.3e，f）。然后放入管状撑开器。该撑开器尖端为斜面，在放置的时候需将斜面朝向内侧以阻挡椎旁肌肉。

11.4　显露术野

首先需显露术野。在通道放置完成后，使用抓钳、双击电凝等手术器械清理管道中残存软组织（详见第 9 章）。当看到椎板的下内侧缘后，扩大显露范围，包括棘突根部直到下关节突的尖部（▸图 11.4a）。黄韧带在椎板的附着

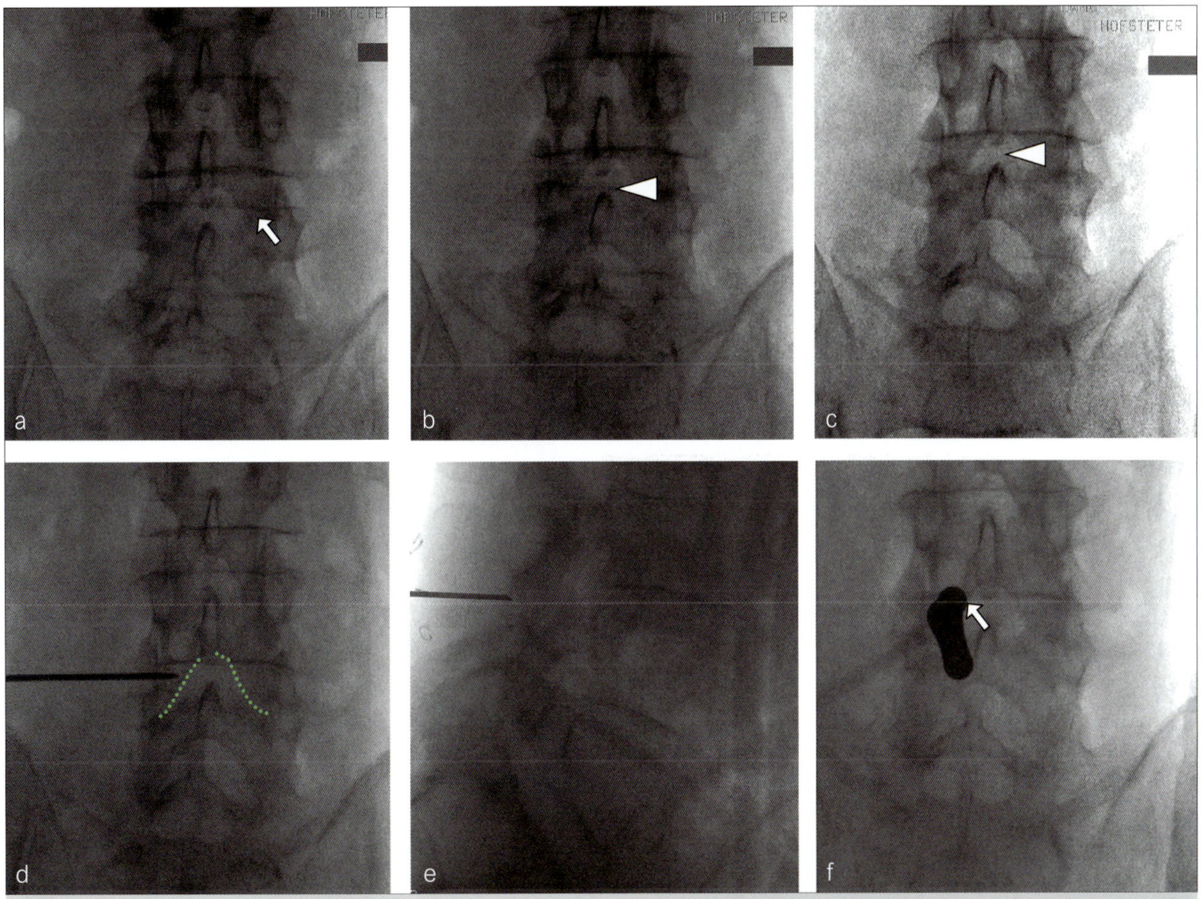

图 11.3　术中图像。（a）首先拍摄与椎板平行的正位片（箭头所示 L3/L4）。（b）继续加大 C 臂头倾角度，使棘突与椎间隙位于同一水平（箭头所示）。（c）把棘突间隙放置于椎间隙之间，即可确定工作管道的放置角度（箭头所示）。（d）手术中需着重清理上位椎板的下缘（绿色虚线）。克氏针尖端位置即切口位置。（e）侧位确定椎间隙。（f）放置通道后，正位片确定通道位于椎板下缘（箭头所示）

点是重要的解剖标志。使用磨钻切除椎板下内侧缘，暴露黄韧带附着点。对于关节突严重增生、侧弯以及翻修手术患者，寻找该解剖标志尤其重要（▸图 11.4b）。

11.5 半椎板切除

使用磨钻切除椎板显露黄韧带。向内侧显露黄韧带至棘突根部，向尾侧显露至下关节突的尖部（▸图 11.4c，d）。在上方需显露至黄韧带附着处。外侧的切除范围依经验为主。

11.6 暴露硬膜外间隙

使用枪钳切除黄韧带。首先将抓钳与黄韧带垂直，然后旋转进入黄韧带（详细操作步骤见第 9 章；▸图 11.5a）。在突破黄韧带之前，通常会看到灰蓝色的韧带组织。打开黄韧带后，水介质会进入硬膜间隙，使硬膜囊回缩（▸图 11.5b）。使用钝性剥离器分离黄韧带。如果黄韧带在骨性切除步骤中已经被打薄，则可使用普通枪钳（▸图 11.5c）。在翻修手术、严重椎管狭窄、重度腰椎滑脱或者关节突囊肿患者中，黄韧带通常与下方硬膜囊有粘连。在重度腰椎滑脱患者中，侧隐窝处的硬膜囊可能被侵蚀。小心分离粘连以及直视下使用枪钳可以在更大程度上保证硬膜囊不被撕裂。如果黄韧带和硬膜囊之间没有组织，则应选择黄韧带内侧缘的入路方式。切除黄韧带之前，双击电凝对黄韧带下方组织进行预防性止血（▸图 11.5d）。同样，硬膜外脂肪和血管也应预防性止血。小心暴露硬膜才可清晰显露神经组织的外侧缘（▸图 11.5e，f）。

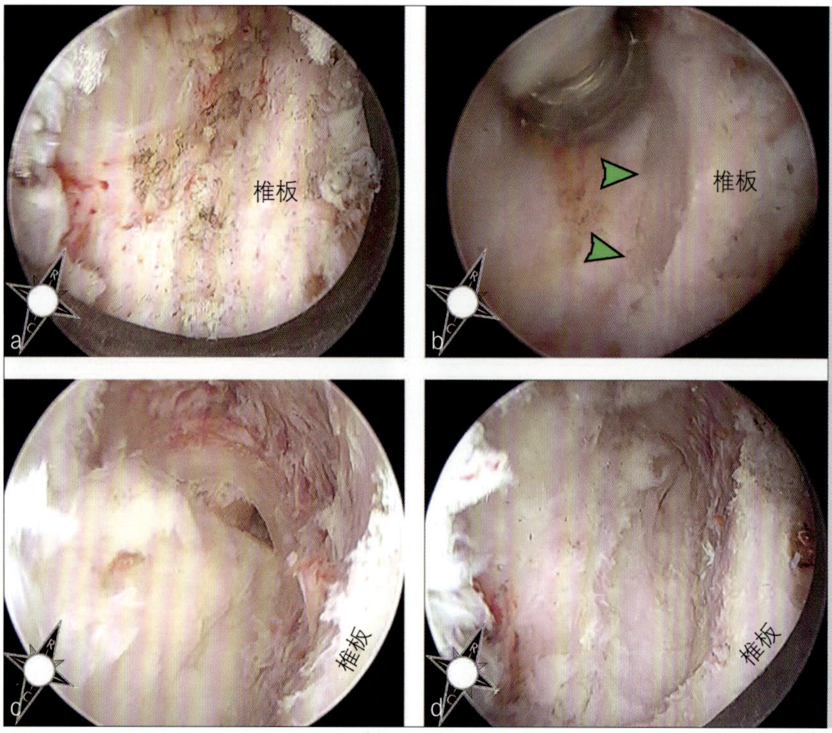

图 11.4 椎板间入路的解剖标志。（a）使用双击电凝和黄韧带钳显露并切除椎板下缘。（b）使用磨钻可增加骨性切除的效率，并暴露黄韧带附着点（该手术的重要解剖标志；绿色箭头所示）。（c）向内侧显露至黄韧带内侧缘。（d）向下显露至下关节突的尖部

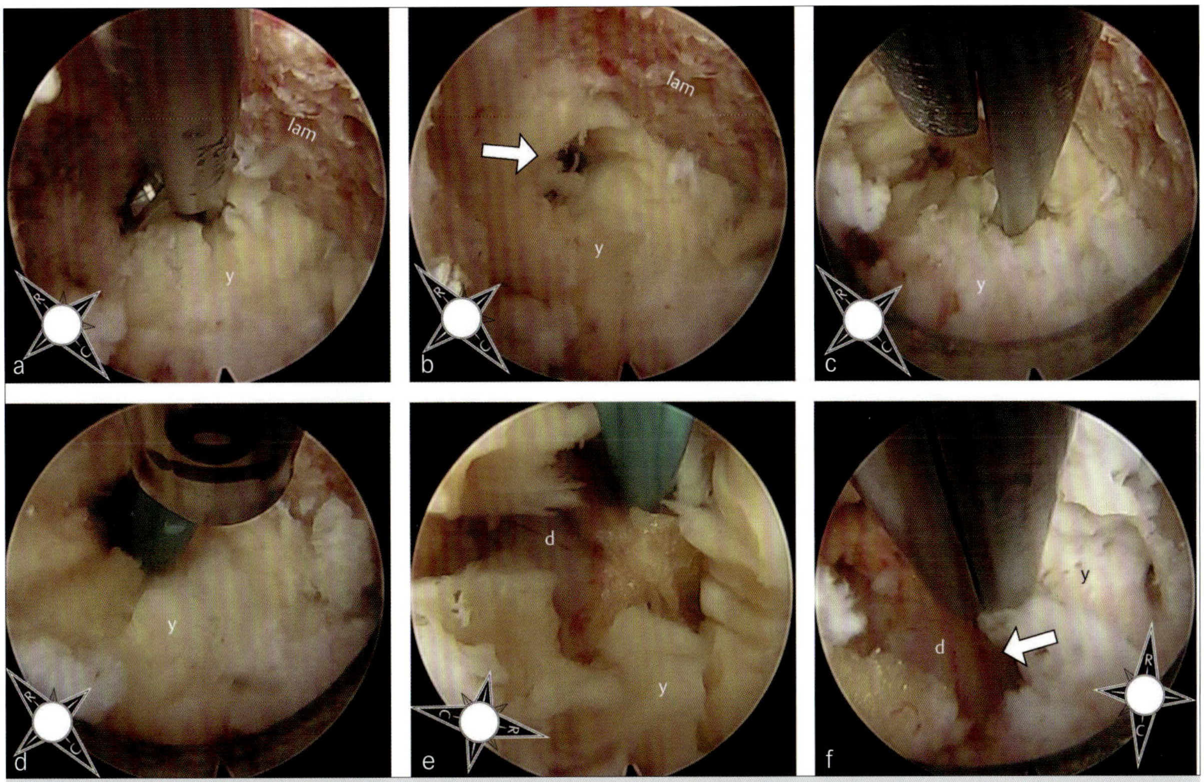

图 11.5　显露硬膜外间隙及硬膜囊。（a）抓钳与黄韧带纤维垂直并旋转切除黄韧带（y）。（b）水介质可进入硬膜外间隙使硬膜囊回缩。（c）用枪钳扩大黄韧带突破点。（d）双击电凝对硬膜外脂肪和血管进行预防性止血。（e）确认硬膜囊（d）。（f）继续向外侧切除黄韧带，以暴露硬膜囊外缘

11.7　暴露神经组织外缘

在头端确定神经组织的外侧缘（通常位于或高于上关节突的尖端；▸图 11.5f）。使用双极电凝进行止血（▸图 11.6a）。将内镜向外旋转，并使用剥离子轻柔地拉开硬膜囊以确认神经组织的外侧缘（▸图 11.6b）。在下腰段（L4/L5 和 L5/S1），经常会将行走神经根的腋部结构误为神经组织外侧缘。在这种情况下，该区域不太容易向内侧牵拉，因为该组织通常与行走神经根相连。如果将双极电凝伸入侧隐窝时出现下肢肌肉收缩，则可能是行走神经根减压不充分所致。在此情况下，需进一步向外切除同侧关节突以显露行走神经根。侧隐窝充分减压的标志是无粘连组织以及能够探及下位椎弓根的内侧缘。当神经组织的外侧缘确定后即可确定是否需要进一步减压。

11.8　侧隐窝减压

此时，半椎板切除已完成。使用磨钻可增加骨性减压效率，并保留峡部。枪钳切除侧隐窝附着的黄韧带。切除上关节突内侧缘以显露硬膜囊外侧缘（▸图 11.7a，b）。减压范围应从上关节突尖部一直到椎弓根内侧缘。为了显露椎弓根，需使用磨钻部分切除下位椎板（▸图 11.7c），并同时切除残留骨性结构和黄韧带。在腰椎滑脱症和中央型椎间盘突出的患者中，切除下位椎板可使神经结构在患者以后活动时提供更大的移动空间。

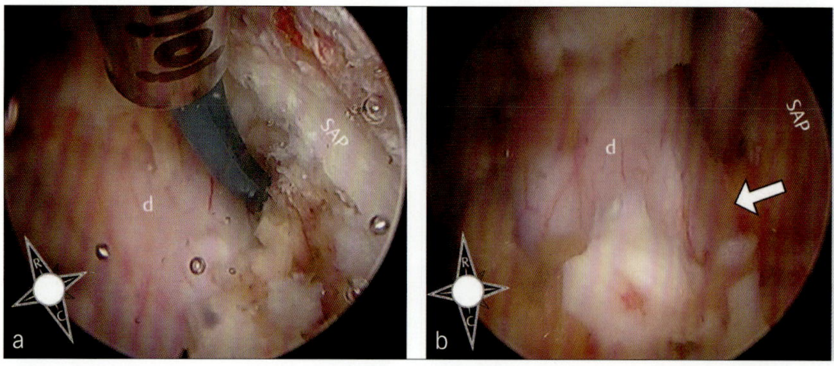

图 11.6 暴露神经组织的外缘。（a）将内镜朝向外侧，使用双极电凝使脂肪回缩并烧灼血管。（b）使用剥离子将硬膜囊向内侧牵拉，以判断侧隐窝减压是否充分

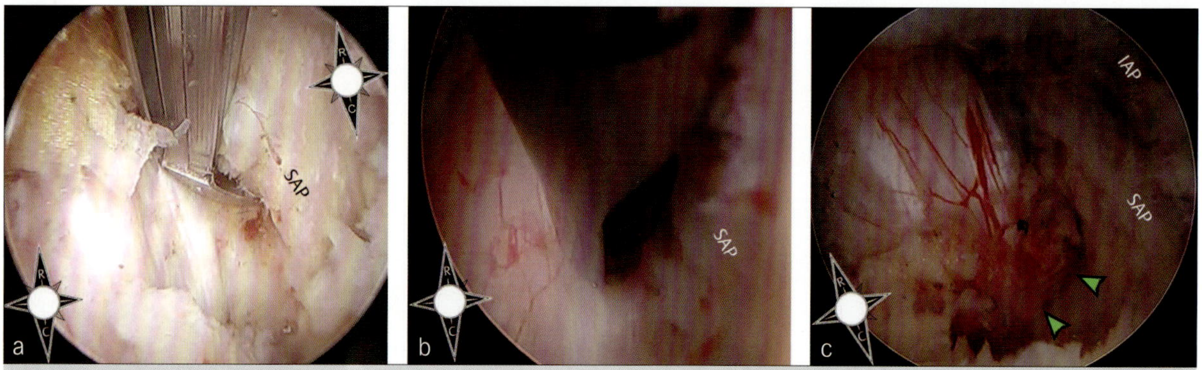

图 11.7 侧隐窝的骨性减压。可用枪钳（a）或磨钻（b）切除上关节突内侧缘。（c）切除行走神经根背侧的下位椎板（箭头所示）。IAP，下关节突；SAP，上关节突

11.9 牵拉神经组织

止血以及剥离粘连后，可使用剥离子轻柔地向内侧牵拉神经组织（该步骤详见第 9 章；▸ 图 11.8a）。然后放入工作通道并将斜面朝向内侧。在直视下，将工作通道旋转 180°（▸ 图 11.8b）。该步骤需十分谨慎，因为工作通道可能对神经组织造成挤压，或者在旋转过程中造成硬膜囊撕裂。如果神经组织无法向内牵拉，则应考虑是否存在粘连组织。在分离粘连后，若依然无法牵拉神经组织，则需进一步暴露侧隐窝。

11.10 腹侧减压

用通道将神经组织向内牵拉后，即可暴露纤维环或突出的髓核。如果下位椎体后上缘有骨刺，行走神经根可以轻易显露。腹侧的骨刺可用磨钻切除（▸ 图 11.8c），而软组织例如纤维环和髓核则可使用抓钳去除（▸ 图 11.8d）。当腹侧减压完成后，将工作管道退回椎管内。此时神经组织应减压完全，自由活动，并能看到搏动。同时，应探及上关节突的尖部并修整整齐。如有需要，可探查椎弓根的内侧壁、行走神经根的硬膜外脂肪垫（▸ 图 11.9）。这可证明侧隐窝是否已充分减压。

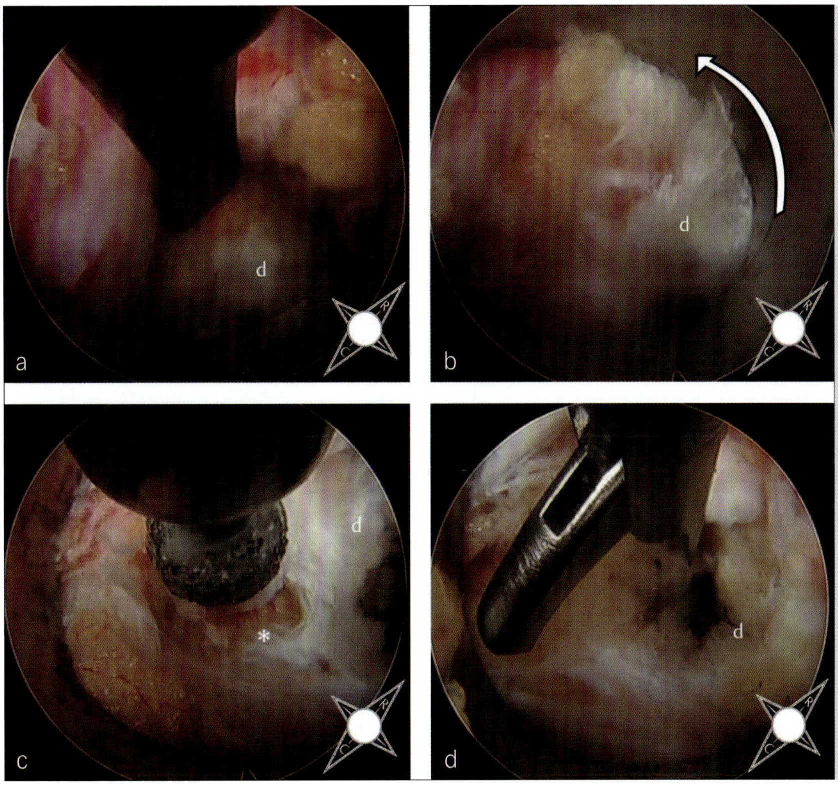

图 11.8 对神经根的牵拉和腹侧减压。（a）用剥离子剥离神经根外侧缘并向内牵拉。（b）将工作通道继续向内放入并旋转 180°以牵拉神经根。（c）用磨钻磨除下位椎体上终板上发出的骨刺（星号所示）。（d）抓钳切除突出的椎间盘和纤维环。d，椎间盘

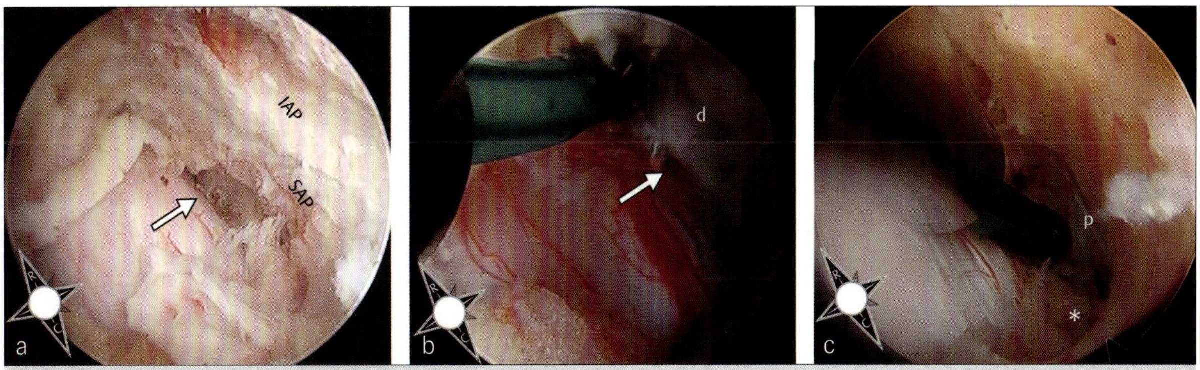

图 11.9 确认侧隐窝减压的范围。（a）侧隐窝减压的范围从上关节突尖端到椎弓根中份。（b）在椎间盘层面（d）确认神经根充分减压。（c）在下位椎弓根（p）层面显示行走神经根背侧的脂肪垫（星号所示）。IAP，下关节突；SAP，上关节突

11.11 经验与教训

- 皮肤切口不应过大，以免水介质从切口内流出。
- 无法将影像学标记与解剖学标记相联系。该步骤的困难多由于正位片不准确或术者未按预定的方向放入工作通道。术中应仔细放置 C 臂角度以及阅读术中影像学资料。
- 直接到达 L5/S1 黄韧带。对于有经验的外科医生，可不需要探及上位椎板下缘，而直接将工作通道放置于 L5/S1 黄韧带上。此时，应用侧位片确认放置位置和深度。不建议在非直视条件下突破黄韧带，因为该操作可能造成神经

损伤。

- 骨性结构的止血比较费力，特别是关节突硬化骨上的小血管。这种情况的出血可使用双极电凝、磨钻或压迫止血。通道内注射凝血酶可帮助止血。止血步骤详见第8章。
- 骨性结构切除后无法找到黄韧带起始点。通常，这种情况多见于通道放置过于偏内侧或偏外侧。可通过术中正侧位片进行调整。黄韧带起始点是椎板间入路手术重要的解剖标志，如未找到该点则需停止下一步操作，应反复透视、检查手术入路、检查椎板下缘位置以及透视工作通道尖端位置。
- 切除黄韧带后无法探及硬膜囊。该情况多见于通道放置过于偏外侧或位于神经根腋部，特别是在L5/S1。在上腰椎，有可能误将对侧黄韧带认作硬膜囊。仔细探查硬膜囊以及注意手术细节操作，如内镜放置位置、与骨性结构的关系以及观察硬膜囊搏动有助于确定神经组织的位置。
- 无法看到神经组织外侧缘。通常，这需要进一步切除部分关节突内侧，神经组织外侧缘可在上关节突尖部看到。
- 用工作通道轻柔牵拉下关节突可方便看到上关节突内侧。该步骤应十分小心，并避免在骨质疏松患者中操作，因为可能造成下关节突骨折。
- 无法牵拉神经组织外侧缘。这通常是因为行走神经根在侧隐窝处卡压。多见于L4/L5和L5/S1。继续切除同侧关节突可对行走神经根进行减压。
- 瘢痕组织或椎间盘掩盖神经根外侧缘。继续向头侧或尾侧暴露硬膜囊则可显示硬膜囊和瘢痕组织的关系。
- 在腰椎滑脱症患者中，需切除下关节突内侧缘。因为切除过少可能造成神经根在侧隐窝内卡压。

12 经椎板间入路椎间盘切除术

作者：Lynn McGrath, Christoph P. Hofstetter
译者：李海音

12.1 典型病例

患者女性，60 岁，主诉左下肢放射痛 6 个月（7 分），放射至左小腿后侧。查体提示左侧跟腱反射消失。术前 MRI 提示 L5/S1 椎间盘突出，S1 神经根明显受压和移位（▸ 图 12.1）。患者行经椎板间入路 L5/S1 椎间盘切除术。术后 1 年随访提示左下肢放射痛明显缓解，残存轻微麻木感。

12.2 适应证

经椎板间入路内镜下手术适合于关节突下的椎间盘突出，尤其是在下腰椎。在 L5/S1，几乎不需要进行骨性结构的切除。对于关节突下的 L4/L5 椎间盘突出，通常需要切除部分关节突内侧。在上腰椎，由于椎板间隙小，并且关节突呈矢状位分布，所以该手术方式并不是最佳选择。经椎板间入路手术方式还适用于向头侧和尾侧游离的椎间盘，因为可以调整不同角度以达到需要减压的区域。该手术方式还适用于 L4/L5、L5/S1 关节突下的椎间盘突出和侧隐窝狭窄的患者。总结一下，以下情况可运用该手术解决：

- 下腰椎（L4/L5、L5/S1）。
- 游离的椎间盘。
- 同侧侧隐窝狭窄（详见第 11 章）。
- 需要进行中央椎管或对侧椎管减压的患者（详见第 13 章、第 14 章）。

手术室设备配置以及患者体位相关内容详见第 6 章。

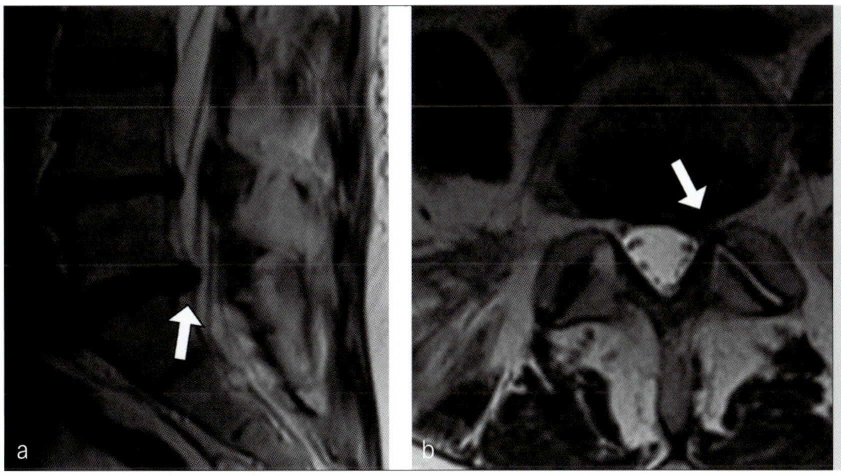

图 12.1 术前 MRI 显示 L5/S1 椎间盘突出。（a）箭头所示椎间盘突出。（b）横断面显示 S1 神经根受压（箭头）

12.3 手术入路

和其他椎板间入路手术一样，内镜进入的角度十分重要。首先需拍摄与下位腰椎上终板平行的正位片。对于无明显游离的椎间盘，在上腰椎中此角度多为 0° ~5° ，下腰椎多为 10° ~15° （▸ 图 12.2a，d，g）。对于向尾侧游离的椎间盘，需减小此头倾角（▸ 图 12.2b，e，h）。但是，

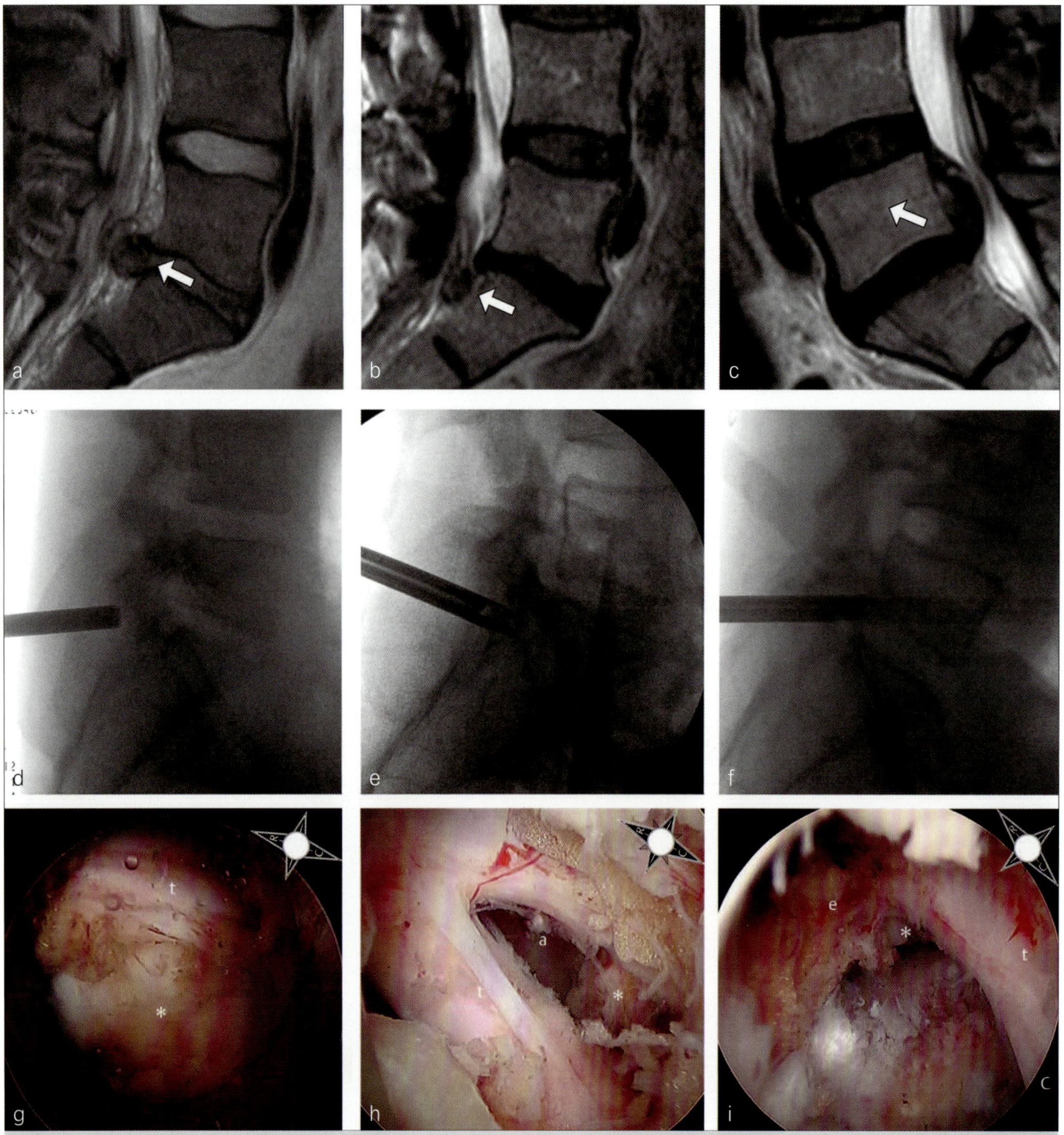

图 12.2 MRI 显示椎间盘突出。（a）无明显游离。（b）向尾侧游离。（c）向头侧游离。（d）在 L5/S1 无明显游离的椎间盘中，根据 S1 上终板的角度，尾倾角约为 20° 。（e）对于向尾侧游离的患者，入路角度与 S1 上终板平行。（f）对于向头侧游离的患者，尾倾角约 35° 。术中图像显示无明显游离的椎间盘（星号所示）（g），尾侧游离的椎间盘（星号所示）（h）以及向头侧游离的椎间盘（i）。t，行走神经根；a，腋部；e，出行神经根

这需要切除部分关节突关节和下位椎板上缘（详见第 11 章）。对于尾侧游离的椎间盘则需要一个更大的角度（▸ 图 12.2c，f，i）。但是如果头倾角过大，下位椎板上缘可能阻挡内镜的入路，特别是在骶骨倾斜角较大的患者中。对于不同的患者，合适的角度选择可以使医生术中更好地探查纤维环以及突出的髓核组织。手术切口位于上位椎板的下内侧缘投影位置。对于 L5/S1 椎间盘突出的患者中，直接在椎板间隙的投影位置取手术切口。

12.3.1　软组织扩张和通道放置

确定皮肤切口后，于皮肤取纵向切口。放入第一级导棒到达椎板或黄韧带。如直接将导棒放置于黄韧带上，需行侧位片确定放置深度，因为非直视下突破黄韧带可能造成神经损伤。然后，逐级扩张软组织，放入工作通道，将斜面朝向内侧。用扩张导棒将肌肉组织从骨表面剥离，该操作可避免后续清除过多的软组织。最后，将工作通道以斜面朝内的方向放置，取出扩张通道，放入内镜。

12.3.2　显露术野

用髓核钳和双极电凝清除附着于黄韧带表面的肌肉组织。通常在黄韧带表面有一层薄薄的脂肪（▸ 图 12.3a）。到达黄韧带之后，用工作通道推开其他的肌肉组织。如果需要切除部分椎板（特别是在 L5/S1 以上的节段中），可用磨钻切除部分上位椎板下缘（▸ 图 12.3b）。

12.3.3　半椎板切除术

在 L5/S1 以上的节段中，可用磨钻行部分椎板切除（▸ 图 12.3c；手术操作详见第 11 章）。在游离型椎间盘突出的患者中，需切除更多的椎板以显露游离的髓核。椎板切除的范围依据术者经验而定。

12.4　暴露硬膜外间隙

在经椎板间入路椎间盘切除术中，黄韧带是重要的解剖标志。有多种方法可以安全地切除黄韧带。将抓钳与黄韧带垂直然后逐渐旋转

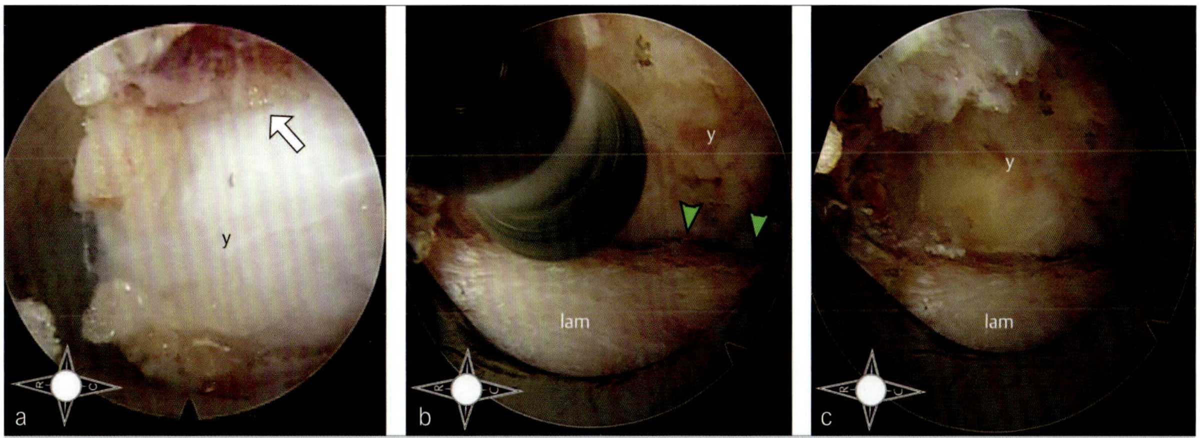

图 12.3　确定黄韧带（重要的解剖标志）。在 L5/S1 直接通过椎板间隙到达黄韧带（y）。（a）黄韧带表面可看到脂肪组织（箭头所示）。（b）磨钻切除部分上位椎板下缘暴露黄韧带起始点（绿色箭头所示）。（c）半椎板切除后暴露黄韧带

器械并将其在头尾端移动可切除黄韧带（▸图 12.4a）。然后用抓钳扩大切除黄韧带的范围（▸图 12.4b）。工作通道的斜面可用于牵拉黄韧带以加快手术速度。在突破黄韧带前，可看到灰蓝色的韧带组织（▸图 12.4c）。切除黄韧带之后，水介质可进入硬膜外间隙使硬膜囊回缩。用双极电凝深入硬膜外间隙进行止血，然后用枪钳扩大黄韧带切除的范围（▸图 12.4d）。该步骤的详细描述参见第 9 章。

12.4.1 辨认神经组织外缘

切除硬膜囊外的硬膜外脂肪、血管和筋膜。清晰暴露硬膜囊是后续辨认神经根和椎间盘的重要步骤（▸图 12.5a）。在巨大椎间盘突出和翻修手术患者中，该步骤尤其重要。用双极电凝清理血管和粘连组织。然后用剥离子轻柔地将神经根剥离（▸图 12.5b）。此时可看到突出的椎间盘。

12.4.2 切除突出的椎间盘

对于在神经根内侧和腹侧的突出椎间盘，需首先分离该突出物，然后向内侧牵拉神经根。暴力牵拉神经根可能造成突出物对神经根的二次挤压，导致神经受损。所以，首先清除部分突出的椎间盘。首先，以斜面朝内的方式放入工作通道以切除部分突出的椎间盘。在直视下，钝性分离神经根与椎间盘之间的粘连然后进行部分切除。用直角髓核钳清除神经根外缘或在

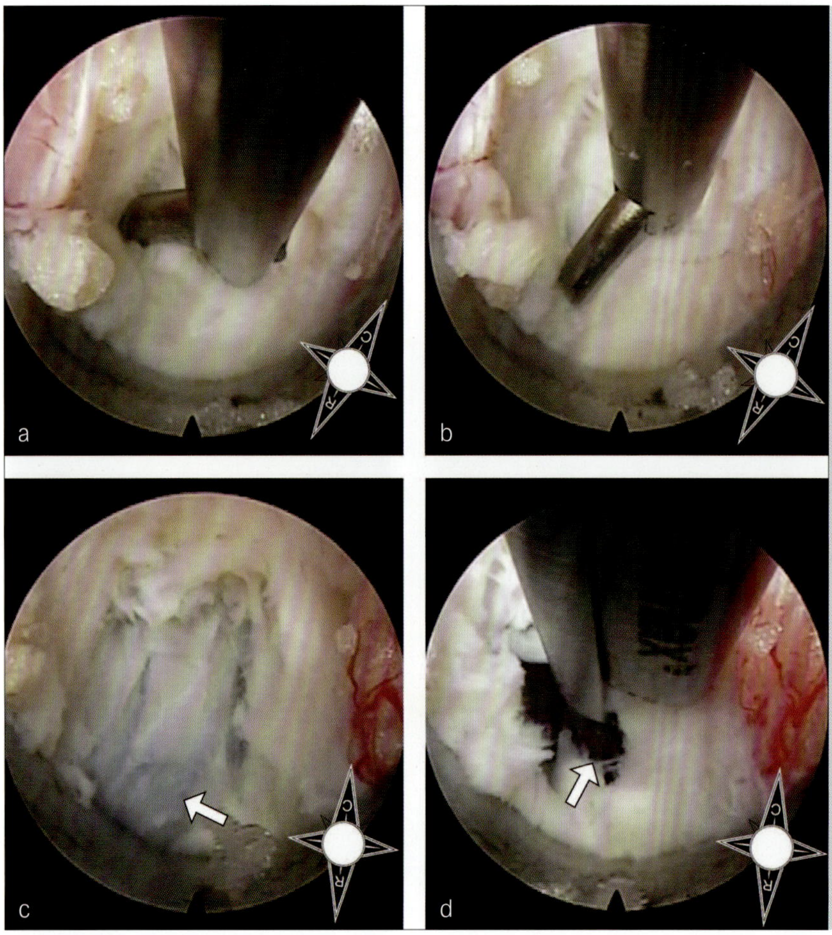

图 12.4 显露硬膜外间隙。（a）用抓钳切除部分黄韧带。（b）用抓钳扩大黄韧带突破口。（c）突破黄韧带前可看到灰蓝色的韧带组织。打开黄韧带后，水介质可进入硬膜外间隙。（d）通过枪钳继续扩大黄韧带

神经根腋部清理突出的椎间盘（▸ 图 12.5c~f）。对剩余的椎间盘采用潜行操作的方式以避免损伤硬膜囊。

12.4.3 牵拉神经根

切除部分突出的椎间盘后，用剥离子剥离神经根。进一步放入工作通道时需将剥离子保留在原位（▸ 图 12.5g）。向深部插入工作通道，同时将其旋转 180°，将神经根向内侧牵拉（▸ 图 12.5h，i）。在牵拉过程中，不应感受到较大的阻力。如果牵拉较费力，或工作通道对神经根造成卡压，则需进一步切除部分椎间盘或考虑工作通道是否位于神经根腋部。如果还是无法顺利牵拉神经根，则需进一步切除关节突内侧部分。

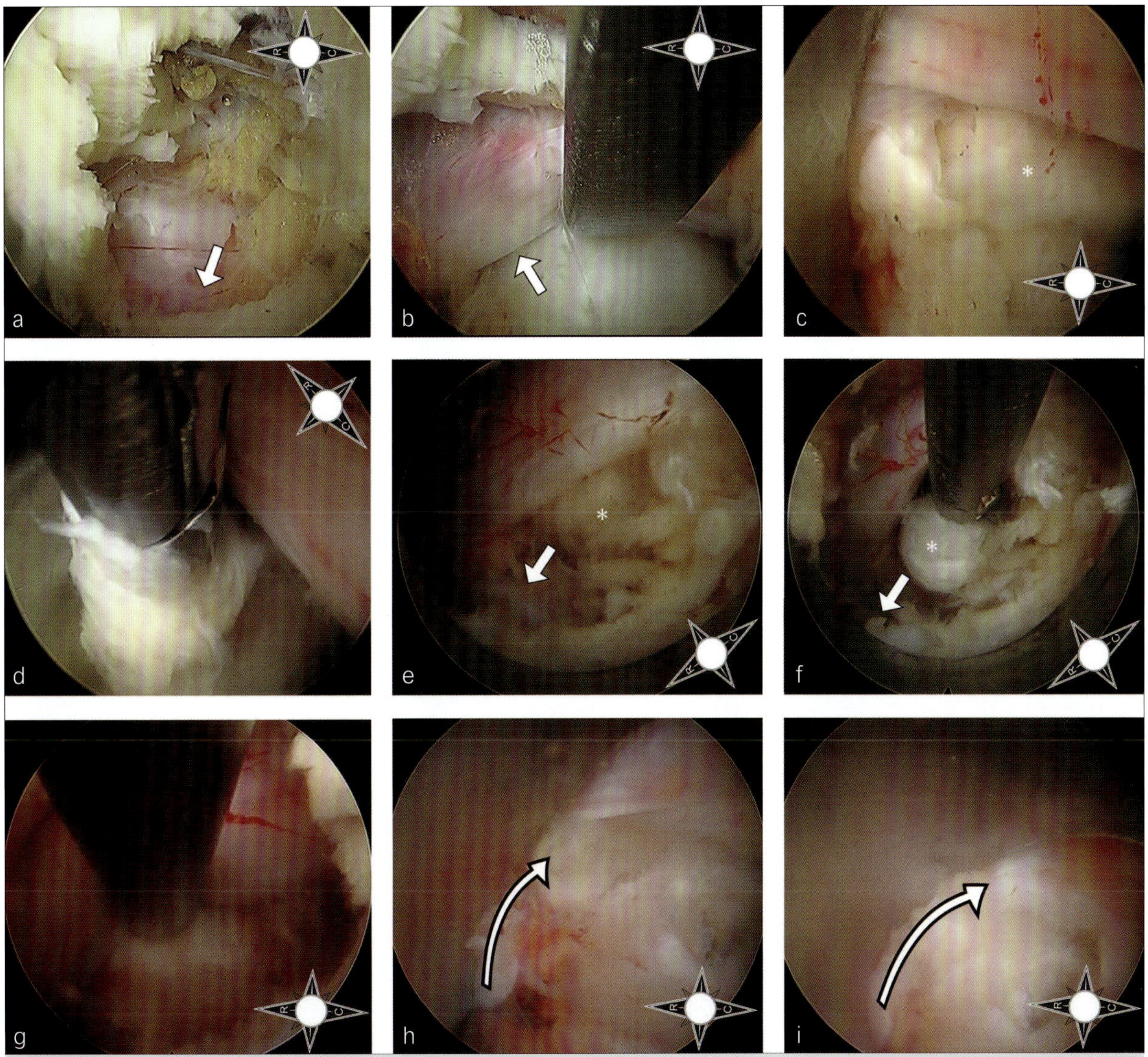

图 12.5 确认神经根外侧缘，切除游离椎间盘并向内牵拉神经根。（a）在术后的上方可看到神经根外侧缘（箭头所示）。（b）轻柔地将神经根（箭头所示）向内侧牵拉。较大的椎间盘突出压迫行走神经根（箭头所示）时（c，d），用抓钳先取出部分游离的椎间盘（星号所示）（e，f）。（g）部分减压后，用剥离子分离粘连，然后用工作通道将神经根向内侧牵拉。（h，i）旋转工作通道 180°，将神经根向内侧牵拉

12.4.4 进一步切除椎间盘并探查纤维环破损部位

牵拉神经根后，即可辨认纤维环破损部位（▸图 12.6a）。用抓钳取出游离的椎间盘。用双极电凝修整切除的椎间盘边缘（▸图 12.6b）。然后用抓钳清理突起的纤维环。如果有骨刺突出椎管，可用磨钻清理该骨刺。完成后，取出工作通道，直视下检查椎管内减压情况。

12.5 经验与教训

- 入路角度：对于头侧游离的椎间盘突出，需采用更大的角度。但是角度过大可能造成无法对椎间隙内进行减压。另外，在 L5/S1，过大的角度可能造成侧隐窝减压不充分。特别是在骶骨倾斜角过大的患者中。但是，如果完全采用与椎间隙平行的入路则需要切除更多椎板，延长手术时间，并且可能损伤峡部造成医源性腰椎不稳。
- 无法将影像学投影与解剖学位置结合起来。这可能是因为正位片的投射角度掌握得不准确。此时需进一步检查扩张导棒与投射角度之间的关系。
- 需用扩张导棒、扩张管道以及工作通道的斜面触及椎板下内侧缘。但是放入内镜后，却看不到相应的解剖结构，原因可能如下：
  - 内镜入路与术中透视角度不一致。修正方案：检查术中透视角度，确保与内镜入路角度一致。
- 关节突过度增生：切除部分关节突，在内镜下用手术器械辨认关节突内侧缘。同时，切除椎板下内侧缘确定黄韧带位置。透视并准确定位。
- 直接达到 L5/S1 黄韧带。对于有经验的外科医生，可不需要探及上位椎板下缘，而直接将工作通道放置于 L5/S1 黄韧带上。此时，应用侧位片确认放置位置和深度。不建议在非直视条件下突破黄韧带，因为该操作可能造成神经损伤。
- 无法移动神经根外侧缘。此时需排除是否有粘连、血管和突出椎间盘的阻挡。另外，确认工作通道此时不在行走神经根的腋部。这种情况多见于术野的头侧，可用双极电凝灼烧血管，并在侧隐窝内分离行走神经根。
- 对椎间隙内减压的范围目前仍存在争议。

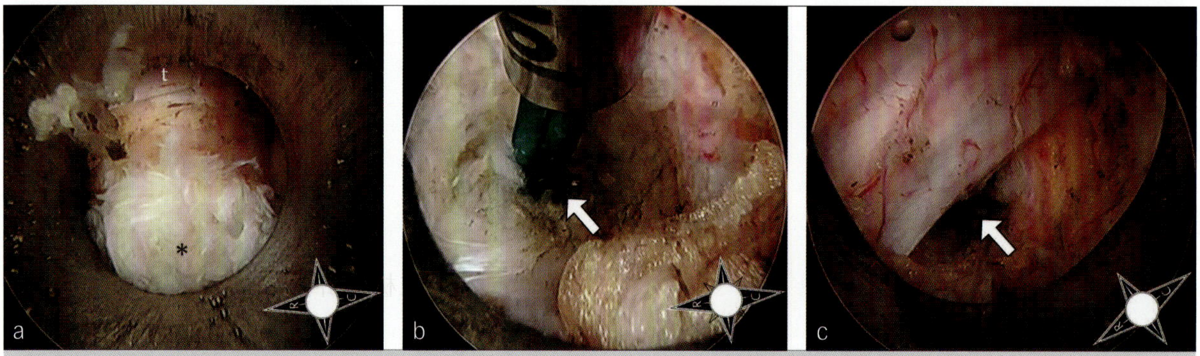

图 12.6 取出包含的椎间盘突出。（a）将神经根牵拉后，用抓钳取出游离的椎间盘（星号所示）。（b）当椎间盘都取出后，修正残留的椎间盘和纤维环（箭头所示纤维环破损处）。（c）完全减压后的神经根（箭头所示纤维环破损处）

13 经椎板间入路内镜下对侧椎间孔成形术

作者：Christoph P. Hofstetter
译者：张亚庆

13.1 典型病例

49 岁女性，左下肢放射痛 1 年。疼痛从腰部放射到左臀部、大腿外侧和小腿外侧。患者的疼痛评分为 9.5 分（10 分为满分）。站立或行走超过 10 分钟后，整个左腿麻木无力。查体，患者神经功能完好。患者腰椎 MRI（▸ 图 13.1）显示 L5/S1 左侧椎间孔严重狭窄，主要由于矢状径椎间孔狭窄（椎间孔高度为 12 mm）和 S1 上关节突（SAP）半脱位。予以内镜下经椎板间入路对侧减压，左 L5/S1 椎间孔成形术。术后 10 个月，患者神经功能完好。腿痛评分为 2 分。

13.2 适应证

内镜下椎板间入路对侧椎间孔成形术可用于治疗有症状的腰椎间孔狭窄，其主要发生在 L5/S1 节段。手术入路需要进行椎板切除术和对侧的内侧小关节突切除术。此外，鉴于狭窄的工作通道，骨性椎间孔减压较少，与同侧经椎间孔入路相比，该手术量和手术难度更高。但是，在以下情况，内镜下椎板间对侧入路是一种有利的选择：首先，对于高髂骨的患者，L5/S1 经椎间孔入路困难；其次，对于需要减压椎管内神经结构的患者，该术式可增加对侧出行根的减压。椎板间对侧入路可有效减压椎间孔的内侧。适应证还包括由于 SAP 肥大、黄韧带肥厚、SAP 的游离骨块或滑膜囊肿引起的椎间孔狭窄。内镜下椎板间对侧入路不适用于治疗矢状位椎间孔狭窄，因为下位椎弓根上部的切除是相对困难和低效的。对于这种情况往往只能暂时缓解症状，笔者认为这种病理结构是该手术方式的相对禁忌证。矢状径椎间孔狭窄（椎弓根到椎弓根的椎间孔高度 <10 mm）患者可能更适合采用椎间植骨融合撑开的间接减压。

13.3 手术入路

以手术节段棘突之间的空间作为达到对侧椎间孔的手术路径，因此精确确定头尾倾入路角度非常重要。通过前后位透视（AP）获得下位椎体的终板视图。然后，加大 C 臂角度 20°~30°，直到皮肤切口、棘突间隙和对侧 SAP 的上部在一条直线上（▸ 图 13.2a）。与中央或侧隐窝减压的经典手术相比，头尾倾角明显更陡。如果入路角度不够陡，手术入路被棘突根部和对侧椎板所遮挡，则很难到达对侧椎间孔。甚至对棘突根部和椎板进行额外的切除也帮助有限，由于狭窄的骨性通道限制了椎间孔减压程度（▸ 图 13.2b）。在经过对侧 SAP 的上部和棘突间隙之间的直线上取一皮肤垂直小切口。逐级导棒以 AP 位 X 线，沿较小的头倾角朝向棘突椎板交界处的椎板下缘（靶点），并稍偏内。斜面扩张管可用于剥离椎板边缘的肌肉。应注意保持与椎板边缘的确切接触。连续扩张后，放置工作通道，且使斜面朝向内侧。然后引入内镜。

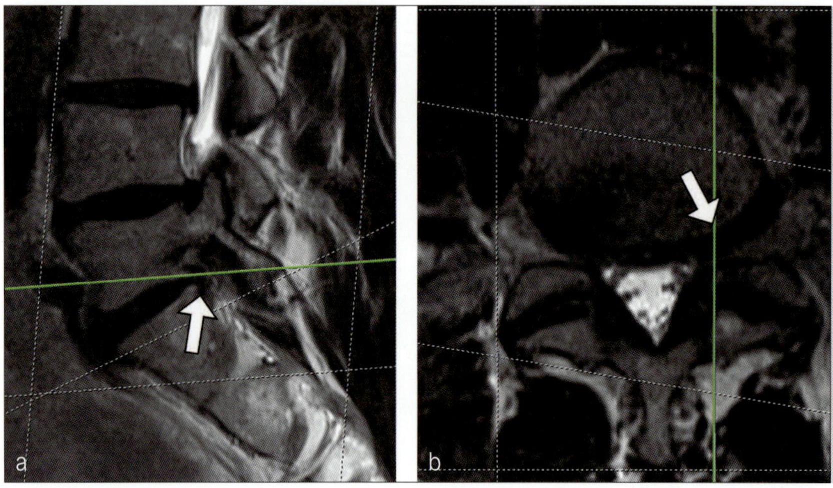

图 13.1 MRI 显示此年轻女性的 L5/S1 椎间孔狭窄。(a)矢状位 T2 加权图像显示，椎间孔的高度丢失、椎间盘膨出和 S1 上关节突半脱位（箭头所示）共同导致了对 L5 神经根的卡压。(b)轴位 T2 加权 MRI 显示宽基底的椎间盘膨出，导致椎间孔区狭窄（箭头所示）

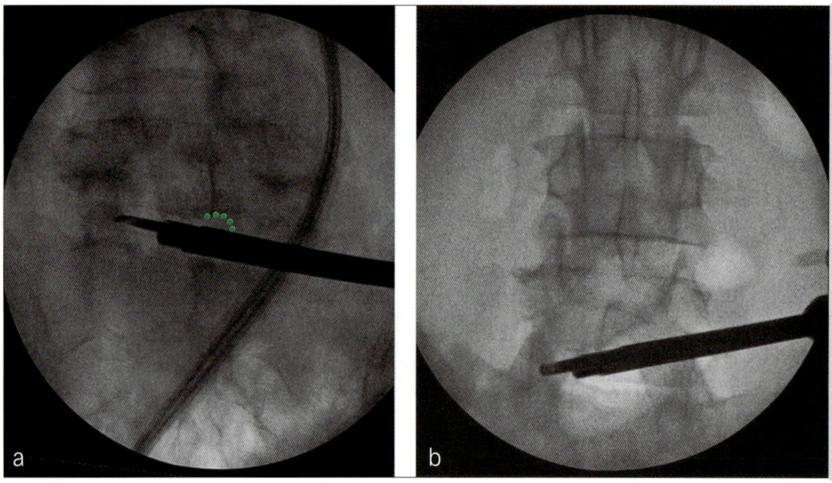

图 13.2 术中透视显示理想穿刺角度（a）和次佳角度（b）。理想穿刺角度允许在 L5 和 S1 棘突之间放置工作通道。目标区域（在棘突椎板交界处的椎板下缘）用绿色虚线标出。(b) 在这种情况下，选择较小的倾角。这需要广泛切除椎板和棘突根部

13.4 骨性标志的识别

内镜下通常可见椎旁肌组织，理想情况是逐层扩张时分离肌肉，直接暴露椎板骨面。如果未见骨面，则应使用工作套筒沿椎板边缘推开覆盖的软组织。使用双极和枪钳切除软组织，直到暴露出靶点区域的椎板边缘（▸图 13.3a）。

13.5 椎板切除术

使用金刚砂或侧切磨钻头，沿着黄韧带在椎板下缘附着点开始磨除椎板。并沿黄韧带的潜行磨除棘突根部（▸图 13.3b），直到显露对侧椎板。密切注意在棘突底部的松质骨向对侧椎板皮质骨的过渡有助于识别对侧椎板（▸图 13.3c）。一旦确认黄韧带在对侧椎板内侧的附着点，就可以将黄韧带从椎板腹侧锐性剥离。通过该操作可揭示对侧椎板的角度，从而确定了工作通道朝向对侧椎间孔的方向。并且，剥离后的黄韧带也便于用抓钳或 Kerrison 咬骨钳切除。

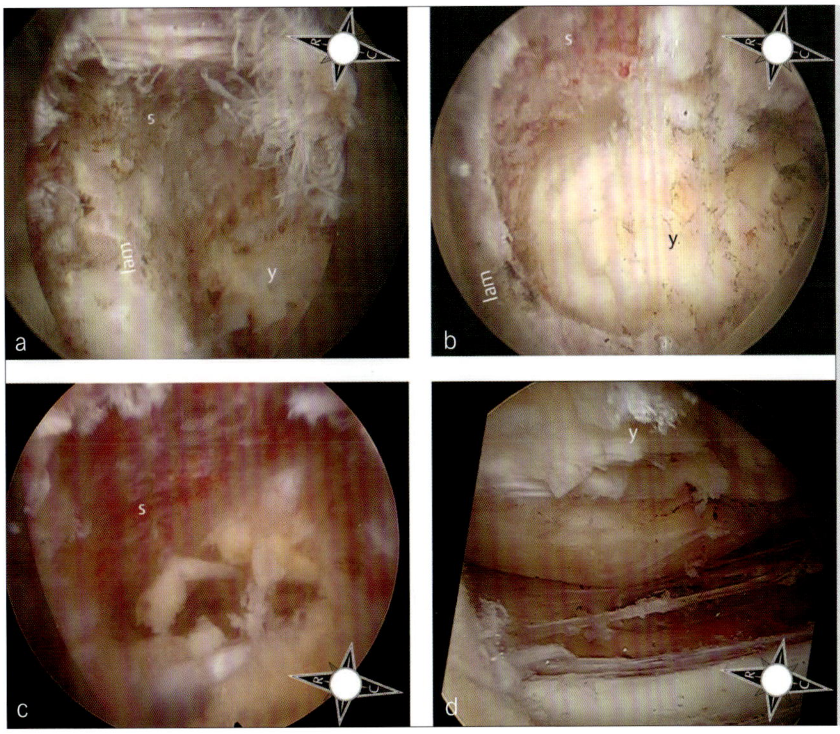

图 13.3 对侧 L5/S1 椎间孔的椎板间入路。（a）骨性标记：L5 椎板（lam）和棘突根部。（y，黄韧带）。（b）进行 L5 椎板内侧小部分切除，以暴露黄韧带的附着点。（c）使用高速磨钻磨除棘突根部。（d）覆盖有黄韧带的对侧 L5/S1 小关节

13.6 暴露硬膜外间隙

使用 Kerrison 咬骨钳破开黄韧带以暴露硬膜外间隙。在切除黄韧带之前，用双极对黄韧带内部进行烧灼可以最大限度减少出血。同样，应对硬膜外脂肪和血管进行切除前烧灼。在硬脑膜和黄韧带之间的硬膜外间隙，常见被黄韧带覆盖的隆起的小关节（▸ 图 13.3d）。

13.7 对侧侧隐窝减压

使用 Kerrison 咬骨钳切除对侧小关节上方覆盖的黄韧带。对侧 SAP 是主要解剖标志，暴露其尖端直到下位椎弓根的中部。可用有保护的侧切钻头来切除 SAP，以减压对侧侧隐窝。钝性分离后可见对侧椎间孔、椎间盘和椎弓根。减压后可见对侧行走神经根活动度好。

13.8 对侧椎间孔减压术

锐性分离附着在 SAP 腹侧的黄韧带，并将其留在原处，因而在出行神经根周围的骨性减压过程中，黄韧带可作为保护（▸ 图 13.4a）。从 SAP 的腹侧部分开始进行骨性椎间孔减压。这可以通过侧切钻头和 Kerrison 咬骨钳完成。通常需要对棘突和对侧椎板进行额外的底部切除，以使椎间孔充分骨性减压。曲柄磨钻的使用对于进行椎间孔骨性减压非常有效，特别是椎间孔侧方部分。这些步骤的目的是识别并切除 SAP 的尖端，实现骨性椎间孔减压（▸ 图 13.4b）。除了切除 SAP 外，还可以切除 S1 椎弓根的上半部分和间隙的边缘骨赘。在椎间孔骨性减压过程中，可能会发生明显的动脉出血，其来自神经周围血管和椎间孔内血管（更多解剖细节请参见第 7 章）。出血对于镜下视野的

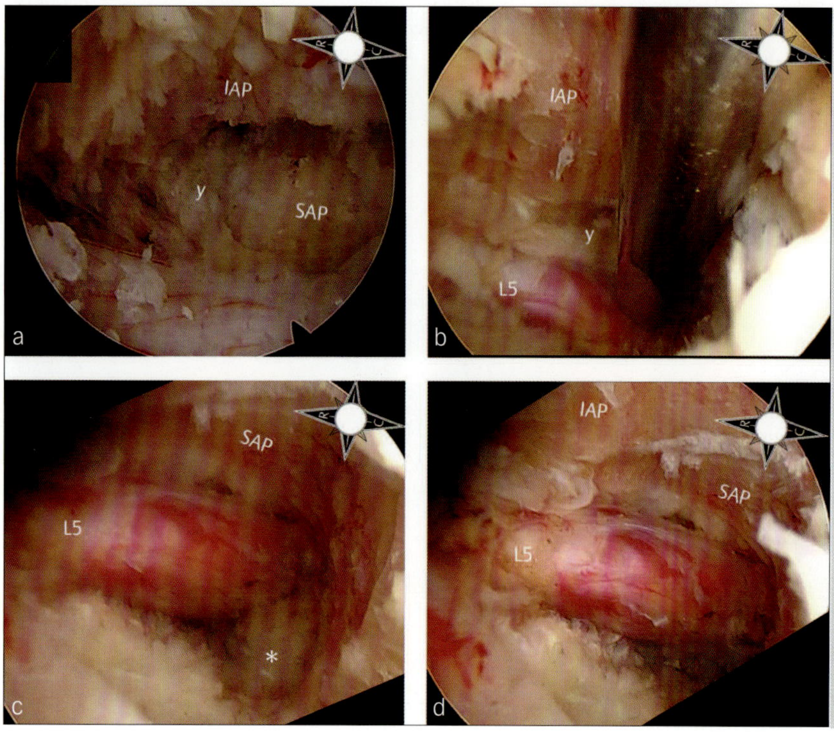

图 13.4 对侧 L5/S1 椎间孔减压。切除黄韧带后，可见 S1 上关节突（SAP；主要解剖标志）。（a）注意，L5 出行根仍被附着在 SAP 尖端的黄韧带（y）覆盖并卡压。切除 SAP 后，可见 L5 出行根。（b）椎间孔韧带（y）也参与了椎间孔狭窄。（c）可见椎间孔区的间盘突出症（星号）并将其切除。（d）在 L5/S1 椎间孔区，可见环形受压的 L5 神经根。IAP，下关节突

影响可能很麻烦。并且在出行神经根周围过多地使用双极电凝可能会导致术后神经感觉麻痹。一旦完成骨性减压，使用向上倾角的咬骨钳切除椎间孔黄韧带。此时，可使用抓钳切除椎间孔区的突出椎间盘（▸图 13.4c）。

椎间孔减压完成后，从上位椎弓根到下位椎弓根外侧之间，出行神经根被减压，可在术中透视检查（▸图 13.4d）。

13.9 经验与教训

- 如果头倾角不够陡峭，棘突根部阻碍了手术路径，则最好在偏尾侧再做一个新的手术切口。
- 椎板间隙较大的患者，可能不需要显露上位椎板下缘。可以沿着下位椎板的上缘直至对侧 SAP 以减压对侧椎间孔。
- 来自神经周围血管的动脉出血：暂时增加冲洗压力，可见出血血管，用双极尖端压迫血管，稍加压力的同时进行灼烧。避免持续烧灼以减少热量积聚传导至神经根及其背侧神经节。

14 经单侧椎板入路内镜下双侧减压

作者：Saqib Hasan, Christoph P. Hofstetter
译者：张亚庆

14.1 典型病例

74岁女性，有腰背部疼痛和下肢神经根性间歇性跛行病史9年。患者自述疼痛程度，背痛为7/10，下肢痛为5/10。进行了物理治疗和5次硬膜外封闭后，症状仍在进展。在就诊前的几个月中，患者进行性右下肢无力，右脚背屈（4/5）和右跖屈（2/5）无力。术前MRI显示严重的L4/5椎管狭窄，1度滑脱（▶图14.1）。过伸过屈位X线证实L4/L5运动节段稳定性在生理范围内。手术方式是L4/L5内镜下右侧椎板间入路双侧减压术（ULBD）。1年随访，患者神经功能完好。该患者的背痛评分为2/10，下肢疼痛评分为0/10。

14.2 适应证

对于中央椎管和双侧侧隐窝狭窄的患者，腰椎内镜下ULBD可进行有效减压，这部分患者主要表现为腿部或臀部症状伴有间歇性跛行。其手术适应证与开放或微创椎板切除术一致。与微创通道技术相似，全内镜技术主要在椎间盘—小关节突复合体水平上减压神经单元。因此，退行性腰椎管狭窄症是该手术的适应证。然而，在硬膜外血肿、脂肪增多症或化脓性感染等情况下，内镜下ULBD可能不足以实现足够的减压，因为这些病灶通常不局限于椎间盘小关节突复合体。内镜下ULBD手术方式可以与滑膜囊肿切除、椎间盘切除术（见第12章）和对侧

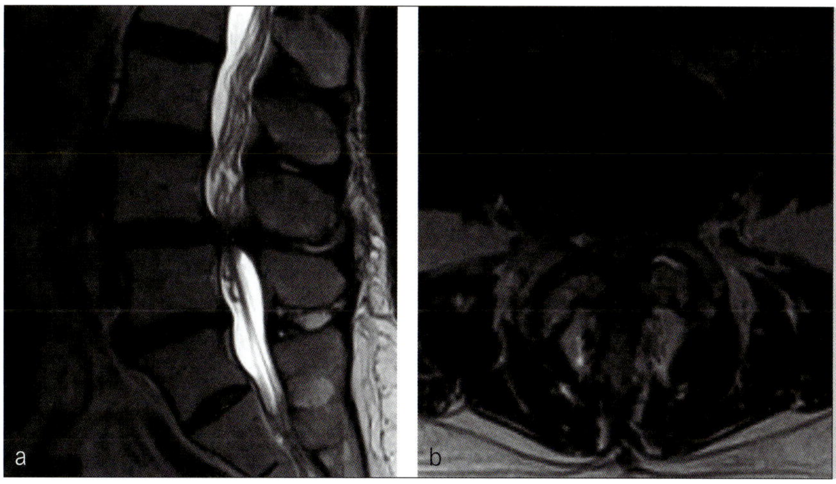

图14.1 术前矢状位（a）和轴位（b）T2加权MRI显示L4/L5严重狭窄和1度滑脱。矢状位可见马尾神经冗余。轴位见神经根之间无脑脊液通过，证实严重的中央及双侧侧隐窝狭窄

椎间孔成形术（见第 13 章）相结合。与开放和 MIS 技术相比，对于肥胖患者的脊柱减压，全内镜技术尤其具有优势，因为其不需要显露增厚的皮下脂肪组织，全内镜的工作通道长度或照明 / 可视化的质量也不受肥胖因素影响。只要动力位 X 线上没有提示不稳或者矢状位椎间孔狭窄，则 1 度滑脱不是禁忌证。ULBD 的禁忌证包括 2 度滑脱、峡部裂滑脱、严重的侧方滑移或脊柱侧弯［矢状位铅锤线（SVA）> 6 cm；腰椎前凸角与 PI 不匹配 >10°；冠状位 Cobb 角 >20°］。

14.3 手术入路

对于内镜下 ULBD，确定最佳的入路头倾角至关重要。精确确定入路角度可充分利用椎板间隙，并减小骨性结构切除范围和缩短手术时间。而且，当通过椎板的下方接近椎管时，最佳的入路角度有助于避免破坏峡部。最佳角度提供足够的椎管减压范围，从上关节突（SAP）尖端到手术节段远端椎弓根中部。此外，最佳角度允许通过手术节段的棘突间隙达到对侧侧隐窝。如果入路选择过于陡峭，内镜容易被尾侧棘突阻挡。而选择过平的入路轨迹则需要对棘突根部进行更广泛的切除，这阻碍对侧减压的效率。为了在术中确定头倾角，可通过前后位 X 线透视（AP 位）获得手术节段下位椎体的终板视图（▸ 图 14.2a）。在此角度基础上，下腰椎予以 10°~15° 尾倾的 C 臂角度，而上腰椎则予以 0°~5° 的尾倾角度。目的是将手术间隙的棘突之间居中投影在椎间盘上方（▸ 图 14.2a~c）。手术切口取在目标椎间盘中心与上位椎板的内下缘交叉的位置，此处为该入路的靶点区域（▸ 图 14.2d）。使用 11 号刀片做一个垂直皮肤小切口。然后，沿着 X 线的 AP 轨迹向头尾侧调整套管针，直到触及小关节的内侧或椎板的内下缘。套管针就位后，引入逐级扩张器。逐级扩张导棒可用于剥离椎板的肌肉。应注意通过施加轻微的向下压力使扩张套管与椎板边缘紧密接触。在 L5/S1，扩张导棒可放置在黄韧带上。术中，侧位 X 线可帮助确认适当的深度（▸ 图 14.2e）。不建议盲穿黄韧带，因为这可能会损伤神经结构。连续扩张后，管型工作通道放置时使斜面朝向内侧，并施加轻微的向下压力使其与靶点区域骨面保持紧密接触（▸ 图 14.2f）。

14.4 骨性标志的识别

首先，工作通道下方斜面触及椎板的内下缘（靶点区域），并引入内镜使之可视化。用管型工作通道的斜面将覆盖的肌肉和结缔组织推开，并用双极和枪钳切除。目的是暴露目标节段上位椎板的内下缘（▸ 图 14.3a）。使用金刚砂或侧切磨钻，沿着内下缘磨除椎板，直到显露黄韧带止点（▸ 图 14.3b）。此时，摄最终的 AP 位 X 线以确认适当位置及节段。我们认为黄韧带的椎板附着点是ULBD的主要解剖标志，它指引整个骨性结构减压。

14.5 椎板切除术

使用金刚砂磨钻，沿黄韧带附着点进行中央骨性结构减压。对于大多数有效的骨性减压，金刚砂磨钻头的一半会埋入黄色韧带，从而使磨钻头的中心沿着黄韧带附着点有效切除骨质。分离黄韧带的浅层，用双极修剪浅层组织，以保持黄韧带附着点的镜下可见。骨性结构减压开始于同侧椎板的内下缘（▸ 图 14.4a，b）。然后，对棘突根部进行磨除，此步骤对椎管较宽大的下腰段尤为重要。一旦切除了棘突根部，即显露了对侧椎板的黄韧带附着点（▸ 图 14.4c）。将黄韧带从对侧椎板腹侧剥离（▸ 图 14.4d）。

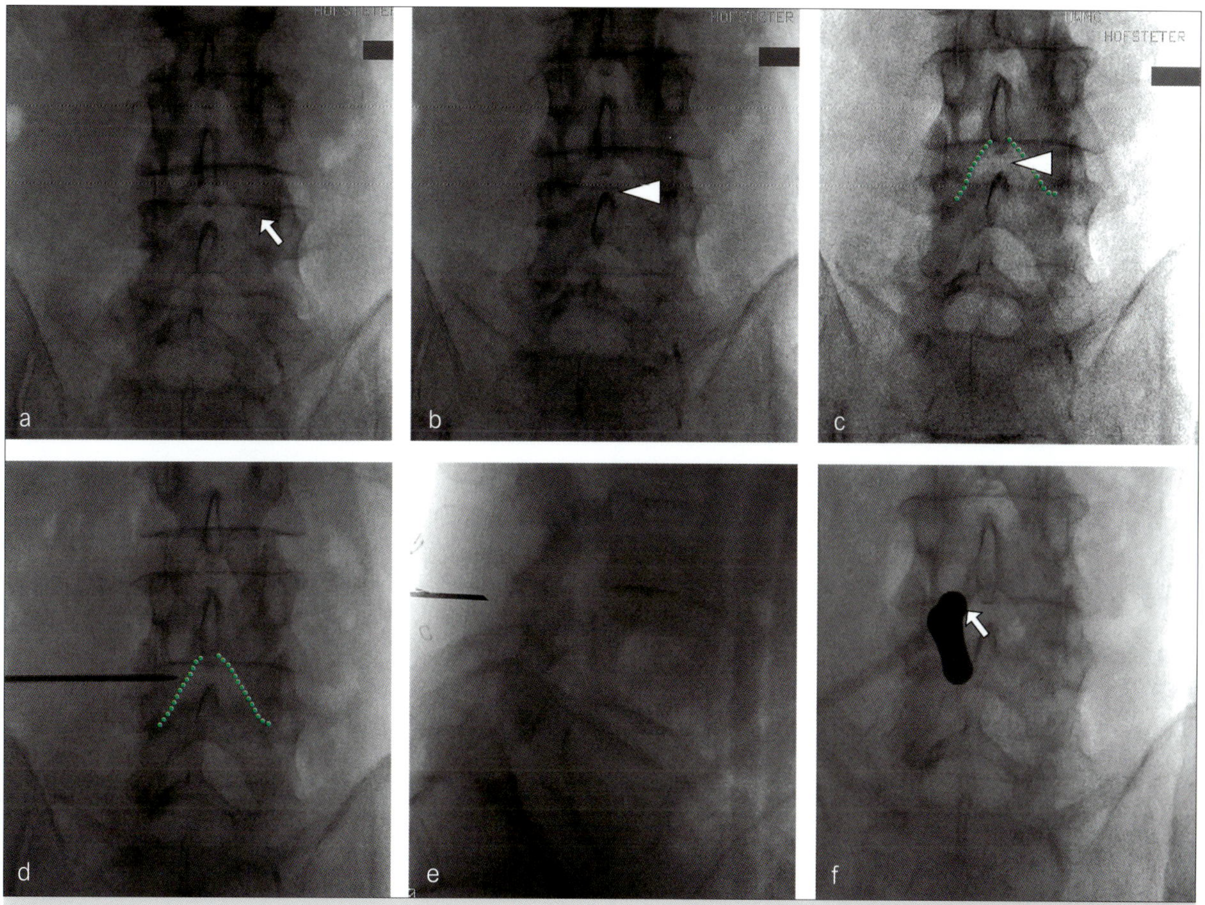

图 14.2 术中前后位（AP）X 线图像指导手术入路规划。（a）首先，拍摄 L4 的 AP 终板视图（箭型）。（b）增加 C 臂投射尾倾角度，使棘突间隙的投影移向椎间盘（箭头）。（c）增加 C 臂倾斜角度将棘突间隙居中投射在椎间盘上。从而确定理想的头尾倾入路轨迹（箭头）。绿色虚线表示椎板的内下缘（目标区域）。（d）在椎板边缘与椎间盘中心交叉处取皮肤切口。（e）可行侧位 X 线确认节段。（f）一旦将工作通道放置到位，AP X 线可确认工作通道在靶点区域（箭头）

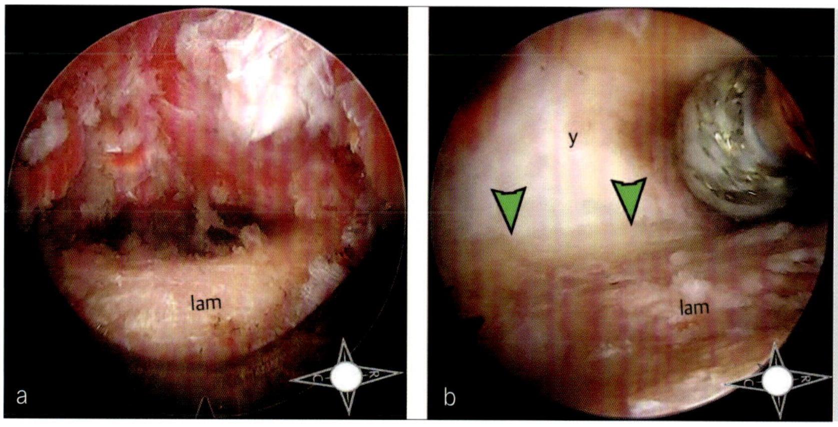

图 14.3 内镜下手术区域。（a）首先，暴露椎板的内下缘（lam）。（b）沿椎板内下缘进行骨性磨除后，显露出黄韧带（y）椎板附着点（主要解剖标志）

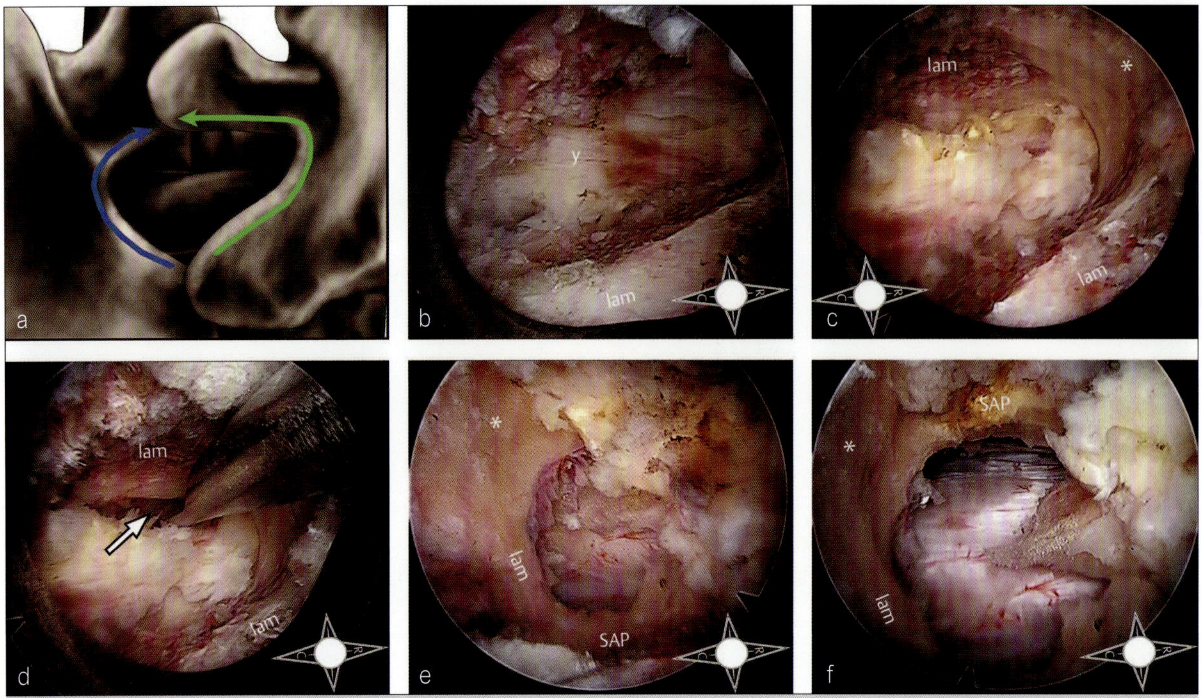

图 14.4 对于椎板切除手术，骨性结构减压沿黄韧带（y）附着点（主要解剖标志）进行圆周形切除。（a）箭头指示骨性结构减压的操作流程。（b）同侧椎板（lam）减压。（c）棘突（星号）根部切除，见对侧椎板黄韧带附着点。（d）将黄韧带在对侧椎板腹侧分离（箭头）。（e）沿黄韧带附件点切除下位椎板上缘。（f）下位棘突（星号）根部切除后，对侧椎板的上缘予以切除，直到显露上关节突（SAP）

这种方法使我们能够评估对侧椎板的宽度，决定是否需要对棘突根部进行额外的底切以进入对侧侧隐窝。然后用金刚砂钻头将对侧椎板下方进行潜行切除，直到小关节。此时，开始切除下位椎板。用咬骨钳去除表浅结缔组织，暴露下位椎板的上缘。暴露上缘后，沿黄韧带附着点用金刚砂磨钻头切除骨质（▸ 图 14.4e）。黄韧带在椎板上方的浅层附着（请参阅第 6 章）。在全内镜脊柱手术中使用的持续冲洗可以使硬脊膜囊回缩，磨钻可以沿下位椎板头端安全使用。下位棘突根部切除后，对侧椎板的上缘予以切除，直到显露上关节突（SAP）（▸ 图 14.4f）。

14.6 黄韧带切除术

黄韧带切除之前，双极烧灼骨质上附着的黄韧带，以避免出血。然后，使用刮匙，将黄韧带从椎板附着点上剥离（▸ 图 14.5a，b）。通常，在切除下位椎板上缘时已经进入了硬膜外腔。以 Kerrison 咬骨钳咬住残余黄韧带，然后旋转和牵引，将黄韧带有效分离（▸ 图 14.5c，d）。韧带分离后，以一个大咬骨钳将黄韧带整块取出（▸ 图 14.5e，f）。此操作时小心检查硬脑膜囊与黄韧带粘连情况。在翻修病例、严重的侧隐窝狭窄、巨大的椎间盘突出或滑膜囊肿的病例中，常见黄韧带与硬脊膜囊的粘连。

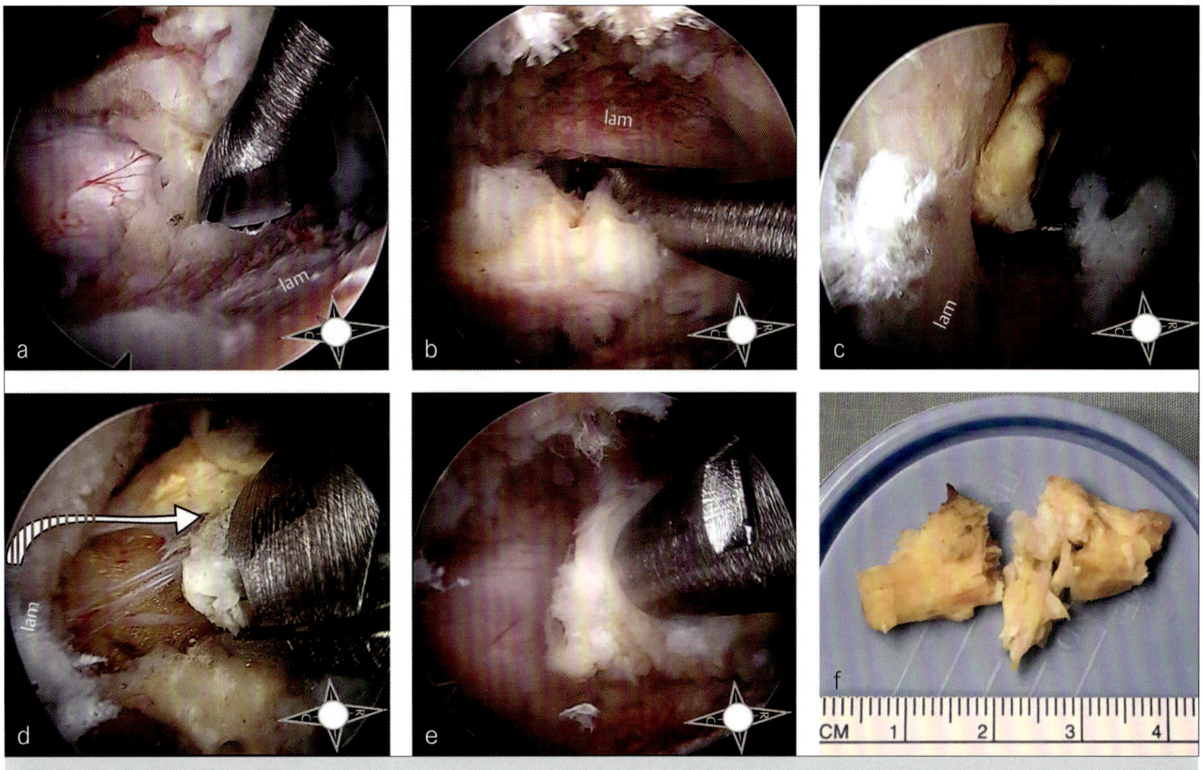

图 14.5　对于黄韧带切除术，以刮匙分离同侧（a）和对侧（b）椎板（lam）附着点。（c）以 Kerrison 咬骨钳去除下位椎板上的剩余黄韧带。（d）予以旋转和牵拉（按弯曲箭头方向）。（e）分离的黄韧带以抓钳整块取出。（f）术中黄韧带标本

14.6.1　侧隐窝减压术

以双极彻底电凝双侧侧隐窝内硬膜外脂肪、血管和黄韧带。以 Kerrison 咬骨钳切除残余黄韧带。以 Kerrison 咬骨钳或侧切磨钻对侧隐窝进行骨性结构减压（▸ 图 14.6a，b）。为减压上关节突内侧，可能需要对下关节突进行额外的底切。在某些病例可以通过使用工作套筒轻柔去除部分下关节突以达到 SAP 内侧。骨质疏松患者不宜采用这种方法，因为它可能使下关节突骨折。使用 Kerrison 咬骨钳或侧切磨钻，在神经结构外缘切除上关节突内侧（▸ 图 14.6a，b）。利用这种技术，可以实现从 SAP 尖端到下位椎弓根中段的神经结构针对性减压。使用钝性剥离子可触及对侧椎间孔、椎间盘和椎弓根，镜下可行对侧椎间孔的骨性减压（请参阅第 13 章）。

14.6.2　松解神经结构

辨识双侧神经结构的外缘（S1 在 L5/S1 处行走神经根，L5 在 L4/5 处行走神经根，以及硬脊膜囊外侧缘）（▸ 图 14.6c，e）。在手术区域的头端（SAP 尖端或上方）最容易做到这一点。硬脊膜囊的精细暴露，包括去除硬膜外脂肪、血管和筋膜层，有利于该步骤的实施。引入内镜后，在椎间隙水平使用钝性剥离子轻柔地向内侧分离神经结构外侧缘（▸ 图 14.6d，f）。如果神经活动度紧张，则应高度怀疑减压不充分，行走神经根仍在侧隐窝有卡压。此情况在 L4/L5

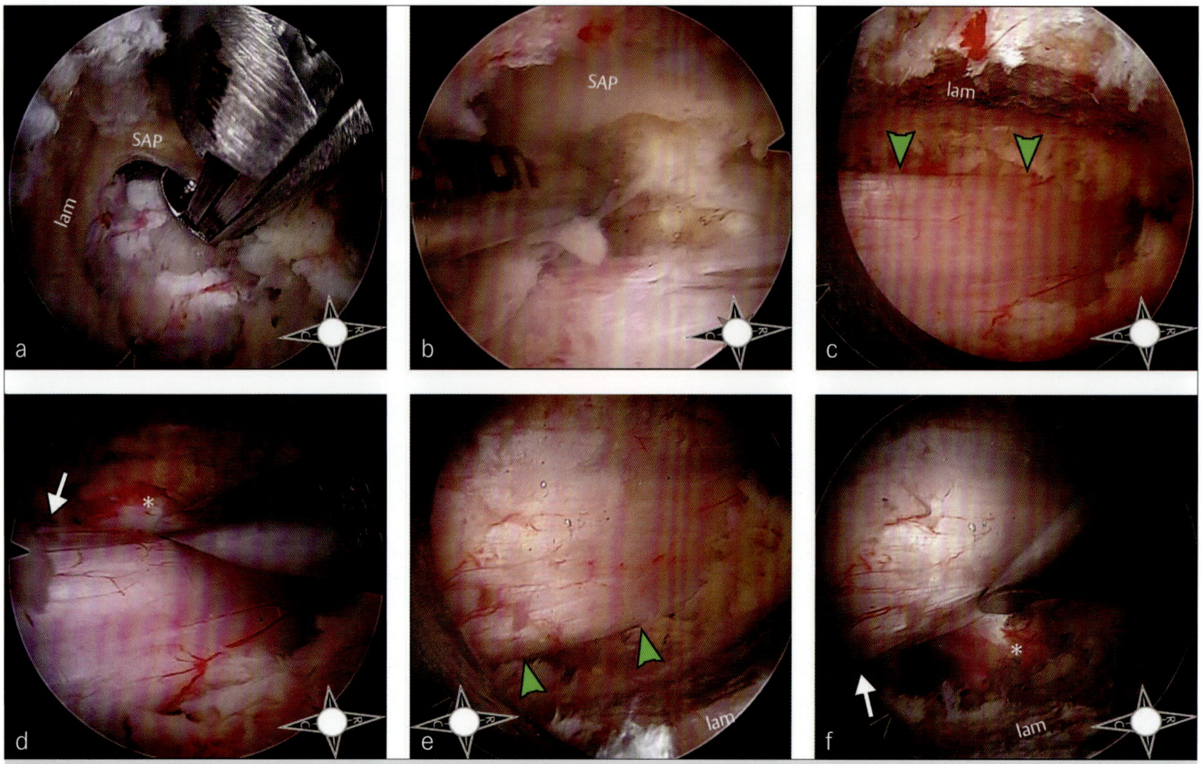

图 14.6 侧隐窝减压。使用 Kerrison 咬骨钳（a）或侧切磨钻（b）切除上关节突（SAP）的内侧。（c）侧隐窝内神经结构（绿色箭头）的减压跨度可从 SAP 的尖端到下位椎弓根。（d）以钝性剥离子游离对侧神经结构（星号，椎间盘纤维环）。箭头指示行走神经根。（e）完成同侧神经结构的外侧减压，并见神经的外侧缘（绿色箭头）。（f）神经根可以用剥离子向内侧推开，暴露纤维环（星号，椎间盘纤维环）。行走神经根（箭头）的减压跨度，可从 SAP 的尖端到下位椎弓根的中部

和 L5/S1 常见。在此情况下，需要在侧隐窝的头端进行进一步减压，直到行走神经根的肩部被识别并减压。然后沿行走神经根对残余的侧隐窝狭窄进行减压。从 SAP 的尖端到下位椎弓根的中部，应实现足够的神经结构减压。下位椎弓根水平的神经周围脂肪组织的出现是充分减压的另一个保证。

14.7 经验与教训

- 病例选择：对于脊椎硬化性改变（如小关节肥大或脊柱侧弯）患者，入路和骨性减压可能会很困难。如果使用全内镜技术解决这类病例，至关重要的是规划手术路径并明确靶点区域，以保持流畅的手术流程。此外，脊柱侧弯和稳定的腰椎滑脱病例需要进行更广泛的减压，以便在预期的生理运动过程中对神经结构进行充分减压。但是，一旦腰椎滑脱导致有症状的椎间孔神经根受压，应考虑脊柱节段的重建固定。
- 在上腰椎中，头倾入路角度与目标间隙的上终板成一直线，或者角度稍高（最高 5°）。在这些间隙中，椎管狭窄通常是由矢状方向上的小关节过度生长引起的。由于内镜会被下位椎板干扰，因此选择太陡的头倾角度可能会影响狭窄部位的尾侧减压。
- 选择合适的内镜：小直径内镜［iLESSYS Pro（joimax）或椎板间内镜（Wolf）］与大直径

内镜［iLESSYS Delta（joimax）或中央椎管狭窄内镜（Wolf）］。对于先天性椎管狭窄或上腰椎节段患者，使用较小的内镜有助于可视化，因为残余的同侧小关节可能会阻碍大内镜的视野。虽然可以通过旋转镜头来实现足够的视野。但是，这增加了手术难度。而且，大内镜使最初放置通道和对骨性标记物的识别更加困难，因为手术入路可能会因小关节过度增生而受到阻碍。然而，较小的椎板间内镜更易碎，对骨和软组织切除术的效率较低，并且更容易受到出血的影响。根据经验，如果脊柱椎板角与小关节之间的距离≥ 1.5 cm，我们建议使用较大的中央狭窄内镜。

- 无法用工作通道触及靶点区域（椎板的内下缘）：
  - X 线定位不准确：重复进行 X 线 AP 位和侧位检查（通过旋转患者体位，重复进行 AP 位的尾侧终板视图以重置基线）。
  - 放射线和手术工作通道未在一条直线上：确认工作通道与 AP 位 X 线束的轨迹对齐。
- 无法内镜下可视化靶点区域：
  - 管状扩张工作通道的位置不理想：重复 AP 位和侧位 X 线以确认适当的位置和间隙。
  - 工作通道浮起：确保工作通道与靶点区域牢固接触（重复组织扩张并确认管状扩张工作通道的斜面与靶点区域紧密接触）或接触在黄韧带上（在侧位 X 线上确认）。
  - 无法推进工作通道：工作通道可能落在增生的小关节上（检查术前 MRI）。考虑使用较小直径的椎板间内镜，旋转工作套筒的斜面以使其前进，并部分切除增生的小关节。
- 尽管进行了骨性结构切除，仍无法识别黄韧带附着点：
  - 骨性结构切除在棘突部位（偏内），或者在小关节突上（靠外）。确认内镜的入路轨迹，并予以 AP 位和侧位 X 线重新定向。
- 破开黄韧带后无法识别硬脑膜：
  - 尤其在 L5/S1 处，进入椎管时可能偏外或在神经根的腋侧。
  - 对于椎管非常狭窄的病例，特别是在上腰段，可能将对侧黄韧带的内侧误认为硬脊膜囊。观察内镜的内侧方向，确认硬脊膜囊的解剖外观和搏动。
- 无法定义神经结构的外侧缘：
  - 确认工作通道的位置。
  - 进行广泛的侧隐窝减压。
- 骨出血：靠近关节面的小毛细血管出血可能难以控制。通过双极精确烧灼，以及在出血区域加压止血。冲洗液中可以适当加入肾上腺素。有关处理术中出血的其他技术，请参见第 8 章。
- 对侧侧隐窝减压：与严重侧隐窝狭窄病例的管型通道下 MIS 减压相似，非常狭窄的侧隐窝可能被误认为椎管的侧面。对侧椎间盘纤维环和下位椎弓根的清晰显示有助于避免这种常见错误。

15 经椎间孔外内镜下腰椎间盘切除术

作者：Christoph P. Hofstetter
译者：龚俊峰

15.1 典型病例

患者男性，74 岁，左下肢剧烈疼痛放射至左侧腰部及左大腿前方 3 个月。患者描述左下肢剧烈疼痛，严重程度评分为 7/10。伴左膝无力史，导致数次摔倒。患者保守治疗失败，包括非甾体抗炎药、物理治疗和类固醇注射。神经系统检查，左髋关节屈曲（4–/5）和膝关节伸展无力（4/5）。术前影像显示 L3/L4 左侧极外侧椎间盘突出（▸ 图 15.1）。手术方式是内镜下左侧椎间孔外 L3/L4 椎间盘切除术。手术后患者的运动能力恢复，神经根性疼痛也有所改善。

15.2 适应证

内镜椎间孔外入路利用后外侧通道瞄准尾侧节段椎弓根的上外侧部。典型的适应证是极外侧椎间盘突出或椎间孔外神经根被骨刺或椎间融合器卡压。与传统的极外侧椎间盘突出手术方式相比，椎间孔外入路极大地减少了组织操作。然而，这种方法有陡峭的学习曲线，原因有几个。第一，管状牵开器在椎间孔外空间自由漂浮，需要手动固定。第二，椎间孔外病变可以使出行神经根向下和（或）向内侧移位，因此在工作管道对接和放置过程中存在神经根损伤危险。最后，椎间孔外神经根可能难以看清和识别，因为它可能被病变所掩盖。

15.3 术前计划

椎间孔外入路瞄准尾侧水平椎弓根的上外侧部（▸ 图 15.2a）。术前轴位 T2 加权 MRI 测量皮肤切口到中线的距离。沿着关节突关节外侧的一条直的手术路径可达病变部位。皮肤入口点和中线之间的距离为 6~8 cm。头尾侧入路轨迹不如经椎间孔入路轨迹陡峭，倾角在 5°~10° 之间。出行神经根在椎间孔内和椎间孔外区域的位置应该在术前 MRI 上仔细确定，特别是与

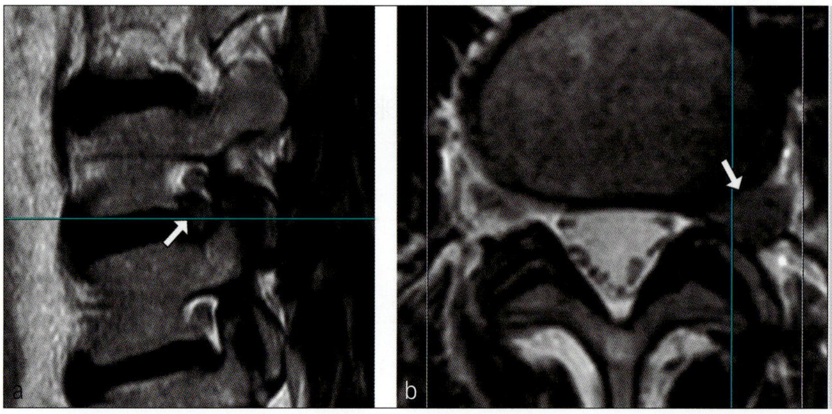

图 15.1 腰椎矢状位（a）和轴位（b）T2 加权 MRI。注意左侧 L3/L4 极外侧椎间盘突出并挤压 L3 出行神经根

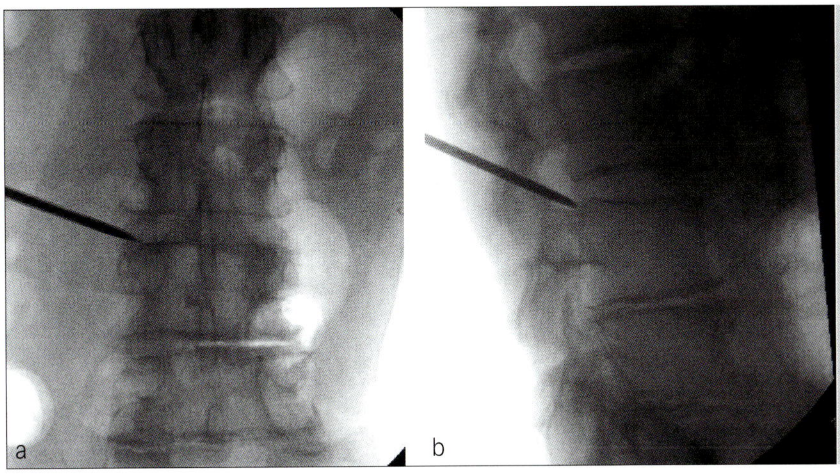

图 15.2　在前后位（a）和侧位（b）透视图像上显示 L3/L4 左侧椎间孔外入路以上外侧椎弓根为靶点

准备处理病变的关系。极外侧椎间盘突出通常造成神经根向头侧外侧移位。然而，在某些病例中，神经根是向后侧和内侧移位的。在这些病例中，使用骨环锯切除上关节突的外侧部，建立一个安全的手术通道，将内镜放入。

15.4　手术入路

获得尾侧水平椎体的终板直视前后位透视图像，并在皮肤上做标记。皮肤入口点标记在沿着头尾入路轨迹，预先确定的距离中线的位置。使用侧位透视，切口是参照脊柱的侧位投影。典型椎间孔外椎间盘切除术的切口是连接腰椎棘突尖端连线的稍微背侧一点。在皮肤上标记皮肤切口后，用 11 号刀片和 18G 脊柱穿刺针或 Jamshidi 针在 AP 和侧位透视下向尾侧椎弓根（靶区）的上外侧方推进，做一个小的切口（▸ 图 15.2）。一旦确定了合适的靶点，就会放置导丝。然后是连续扩张器，接着是工作套管。工作套筒需要小心地放置在原位，然后放入内镜。

15.5　骨性标志的识别

首先，联合使用抓钳和双极电凝器（▸ 图 15.3a）可以使尾侧椎弓根的上外侧部（目标区域）可视化。金刚石磨钻可以用来切除上关节突的外侧部，以便进入椎间孔。Kerrison 咬骨钳可以放置在尾侧椎弓根的头侧部位，透视成像可以确定适当的位置。此时，尾侧椎弓根的上外侧部、上关节突和椎体的后上缘终板应该被识别。

15.5.1　椎间孔减压术

首先，识别椎间盘的纤维环结构。最简单的方法是沿着椎弓根的上方和尾侧椎体的后上终板向头侧移动。任何游离的椎间盘碎片都可以用抓钳取出（▸ 图 15.3b）。减压后，被脂肪包围的出行神经根经常下降至椎间孔内（▸ 图 15.3c）。或者可以用 Kerrison 咬骨钳沿上关节突和椎弓根峡部黄韧带（主要解剖标志）附着点切除黄韧带来显露和识别出行神经根。这个操作对于椎间盘碎片位于出行神经根头侧的病例也很有用。一旦出行神经根从尾侧椎弓根的内侧部减压到上关节突的外侧部，即完成椎间孔减压术（▸ 图 15.3d）。

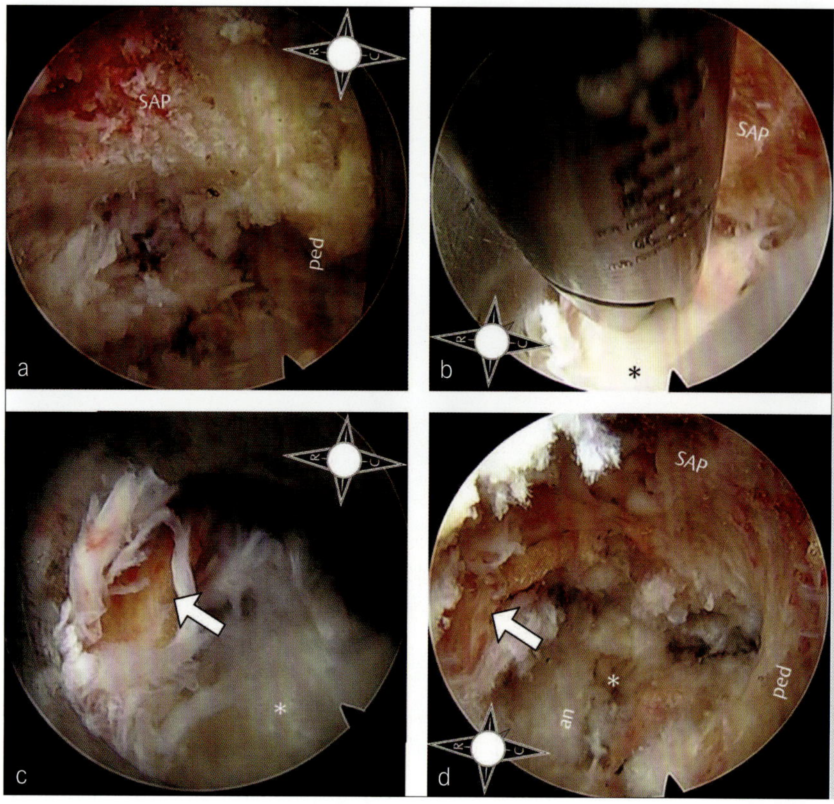

图 15.3 椎间孔椎间盘突出切除术。(a)尾侧椎弓根的上外侧部的初步观察(Ped;靶区)。(b)用髓核钳摘除椎间孔椎间盘突出(星号)。(c)椎间盘突出摘除后,出行神经根(箭头)的神经周围脂肪下降至椎间孔(星号;残留椎间盘突出)。(d)出行神经根的椎间孔完全减压(箭头)。可以看到椎间盘的纤维环有一个环形缺损(星号)。ped,椎弓根;SAP,上关节突

15.5.2 椎间孔外减压

出行神经根和椎间盘纤维环侧向延伸(▸图 15.4a)。利用工作套管的斜面,出行神经根的椎间孔外侧部被向侧面轻轻抬高(▸图 15.4b)。这样我们就能确认椎间孔外神经根下方的碎片。如果发现碎片,可以用双极电凝器轻轻移动。直角杯钳非常适合从神经根下方取出碎片。使用旋转手法有助于避免对神经根或其他重要结构(神经周围血管;▸图 15.4c)的任何牵拉。碎片取出后,探查纤维环缺损,切除松散的碎片。纤维环缺损的边缘可用双极电凝处理(▸图 15.4d)。

15.6 经验与教训

- 在出行神经根停靠和牵拉过程中,有可能发生神经损伤,从而导致术后神经功能缺损或感觉异常。在神经根被极外侧椎间盘突出物向后下挤压移位的病例中,与上关节突对接,利用骨钻切除上关节突的外侧部分,可以避免放置工作管道时神经根的损伤。
- 通常,在椎间孔黄韧带(主要解剖标志)的腹侧可以发现出行神经根。另外,可以采用以下策略来鉴别:
  - 沿上关节突和椎弓根峡部黄韧带附着点切除黄韧带,可以显示出行神经根。

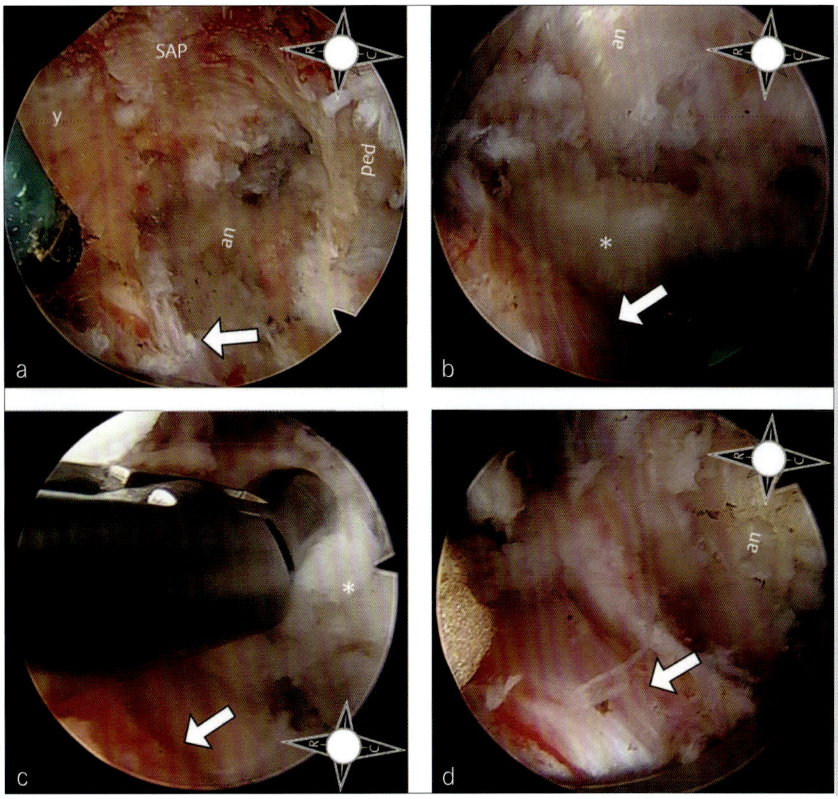

图 15.4 极外侧椎间盘碎片的摘除。(a) 出行神经根（箭头）被确定在椎间孔内黄韧带的腹侧（y；主要解剖标志）。将工作套管的斜面旋转，使出行神经根侧向移动到椎间孔外区。(b) 椎间盘碎片嵌在出行神经根下方（星号）。(c) 使用向上倾斜的钳子以旋转的方式取回髓核碎片，出行神经根在椎间孔外区域得到减压。(d) 用双极电凝器烧灼凝固纤维环。a~d 中的箭头表示出行神经根。an，椎间盘纤维环；ped，椎弓根；SAP，上关节突

◦ 识别行走神经根，用带环球探针或双极电凝器（传统的椎板间手术中使用牙科工具进行相同的手法）沿着硬膜外腔朝向出行神经根。

◦ 使用术中监测。

• 如果椎间盘碎片位于椎弓根头侧和出行神经根之间，可用 Kerrison 咬骨钳沿椎弓根切除黄韧带，从神经根背侧穿过。椎间孔黄韧带的插入点由上至下，直至达到头侧椎弓根。

16 经椎间孔内镜下腰椎间盘切除术

作者：Christoph P. Hofstetter
译者：龚俊峰

16.1 典型病例

患者男性，49 岁，左下肢疼痛 6 个月，疼痛从下腰部放射到臀部、大腿外侧和小腿外侧。患者左侧臀中肌无力（4/5）。左侧卧位直腿抬高试验 5 度阳性。他通过 NSAIDs（非甾体抗炎药）、物理治疗和 2 次类固醇注射治疗无效。术前 MRI 检查显示左侧 L4/L5 椎间盘突出伴有尾侧移位（▶图 16.1）。手术方式是左侧经椎间孔内镜下 L4/L5 椎间盘切除术。术后患者的神经根性疼痛和神经功能障碍消失。

16.2 适应证

经椎间孔内镜下手术利用了椎间孔下方的手术通道，即椎间孔纤维环窗的内侧（Kambin 三角）。内镜下经椎间孔入路可以治疗位于行走神经根腹侧的椎间孔或侧隐窝的软性间盘病变。该入路可以切除椎间孔、关节下和中央型椎间盘突出。接受传统训练的脊柱外科医生并不熟悉这种手术中遇到的解剖问题，故学习曲线陡峭。此外，该术式存在神经根刺激、损伤的可能性，可能导致术后感觉异常。严重的椎间孔狭窄、关节突关节肥大和出行神经根位于椎间孔的下部都增加了出行神经根刺激、损伤的风险，是这种手术方式的相对禁忌证。此类病例应该考虑经上关节突入路。与经上关节突入路相比，椎间孔入路目标为 Kambin 三角的内侧，切除上关节突是可选择的。椎间孔入路手术时间更短，对设备的需求更少（经椎间孔入路不需要骨钻，因为选择性上关节突切除可以用磨钻或 Kerrison 咬骨钳在可视下进行）。经椎间孔入路的应用可能局限于 L5/S1，特别是在骨盆髂嵴陡峭的情况下。适合采用经椎间孔入路的手术包括大椎间孔、上腰椎节段和既往做过后路手术者。

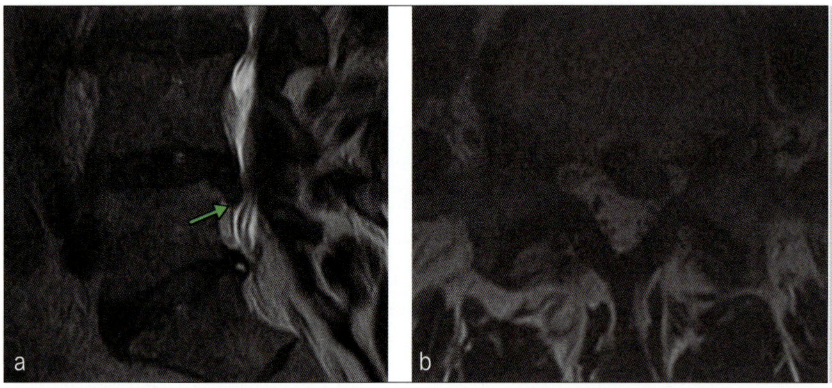

图 16.1 腰椎矢状位（a）和轴位（b）T2 加权 MRI 图像。注意 L4/L5 左侧椎间盘突出（绿箭头）伴左侧 L5 行走神经根受卡压

16.3　术前计划

经椎间孔入路直接瞄准椎间孔纤维环窗的内侧部分（靶区，Kambin 三角；▸ 图 16.2a）。根据术前的轴位 T2 加权 MRI 检查，计算皮肤切口到中线的距离。皮肤进入点和中线之间的距离在 L5/S1 节段大约是 12 cm，在 L4/L5 节段是 10 cm，在 L3/L4 节段是 8 cm。当目标病变位于椎管的内侧时，可以选择远离中线的皮肤入口点。然而，如果入路角度是平的，那么出行神经根受伤的风险就会更高。头尾侧倾斜角度取决于需要处理病变的位置。最常见的适应证之一为关节下椎间盘突出。倾斜度是通过连接上关节突的头侧和椎间孔纤维环窗的内侧来确定的。通常采取 15°~25° 的头尾侧斜斜，进入邻近椎弓峡部的椎间孔（▸ 图 16.2b）。选择这个轨迹能够允许进入关节突关节头侧的椎间孔，避免了手术通道被上关节突侧方化。对于头侧迁移的椎间盘，应该选择较小的倾斜角度。然而，由于倾斜度较小，手术通道可能会被上关节突阻挡，可能需要部分切除上关节突。不管选择什么倾斜角度，计划的轨迹应该允许对椎间盘纤维环进行探查。在 L5/S1 节段，需要考虑髂嵴的陡度，这使得入路更具挑战性。在进行经椎间孔入路手术之前，必须清楚了解关节突关节肥大的程度以及出行神经根的确切位置。在神经根位于椎间孔的尾侧时，放置套管针进入椎间孔时有很高的神经根撞击风险，应考虑采用经关节突或椎间孔外入路。

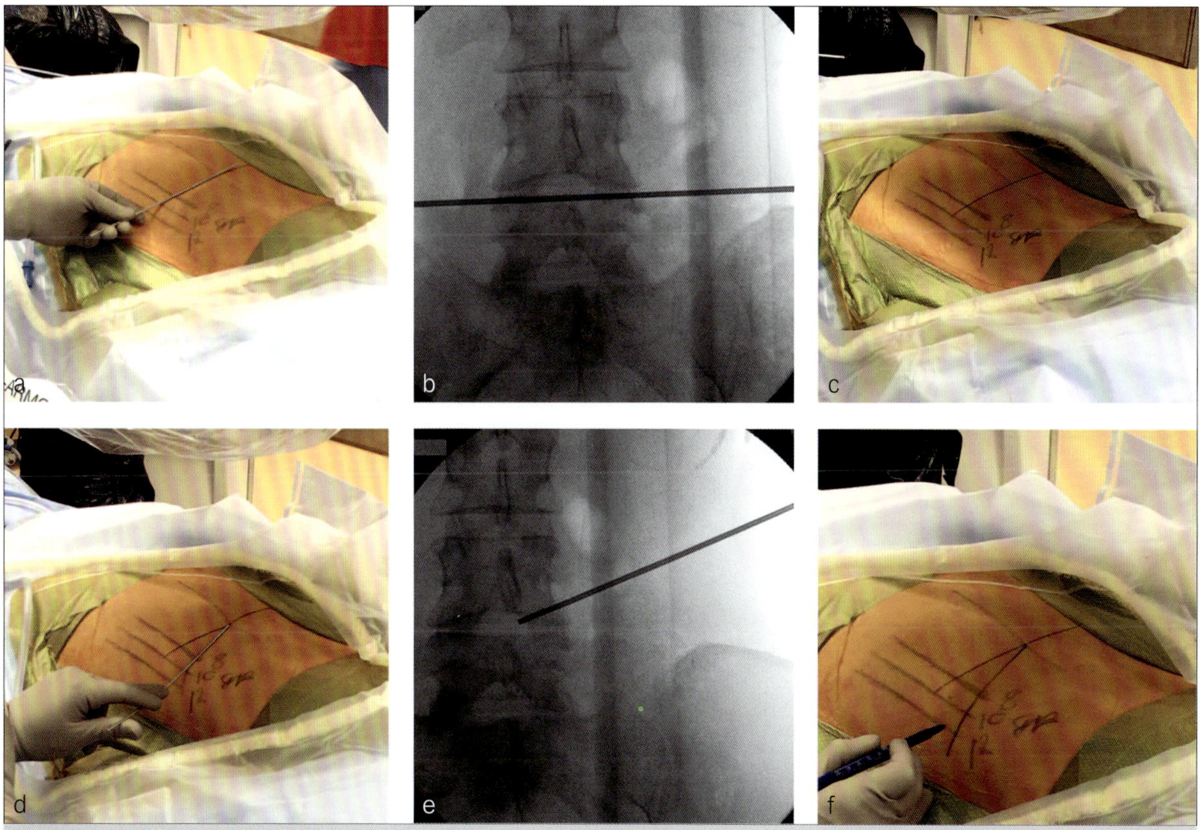

图 16.2　经椎间孔入路。为了定位，在患者身上标记 3 条距离中线 8、10、12 cm 的垂直线，然后铺单。（a~c）使用 K 线，在前后位终板图像上确定椎间盘间隙，并在皮肤上做标记。（d~f）头尾侧入路的轨迹连接上关节突（SAP）的头侧和椎间孔环形窗（靶区）的内侧

16.4 手术入路

对于大致的方向，皮肤上标记的垂直线距离中线 8、10 和 12 cm（▸ 图 16.2a）。尾侧节段椎体前后位透视终板图像上标记椎间盘的位置（▸ 图 16.2b，c）。头尾侧入路轨迹的倾斜角为 20° ~30° ，通过连接上关节突的头侧部和椎间孔纤维环窗的内侧部确定（目标区；▸ 图 16.2d，e）。标记暂定切口使头尾侧入路的轨迹穿过预先确定中线（▸ 图 16.2f）。使用侧位透视，切口参照脊柱侧位片。标准经椎间孔入路的切口应靠近连接腰椎棘突顶端的直线（▸ 图 16.2h）。一旦切口位置按照棘突投影向头尾侧入路轨迹调整，即将一根 18G 的针头或一根 Jamshidi 针头向责任椎间孔推进（▸ 图 16.2i）。18G 穿刺针通常是斜面朝向腹侧进入的，并转动斜面转向适当的位置。Jamshidi 针头指向目标区域，小心进入。通常，首先遇到的是关节突关节的外侧面。然后针沿着上关节突的外侧“行走”，逐步推入朝向椎间孔纤维环形窗（靶区）。一旦进入椎间孔内，针尖推进到距内侧椎弓根线稍短的位置（▸ 图 16.2j）。通过侧位 X 线检查，确保针尖保持在侧位椎体后缘线的背侧（▸ 图 16.2k）。如果穿刺针在椎弓根内侧线的椎间盘内，那么直接显示侧隐窝就会受到阻碍。在这种情况下，要么改变入路轨迹，要么考虑经关节突

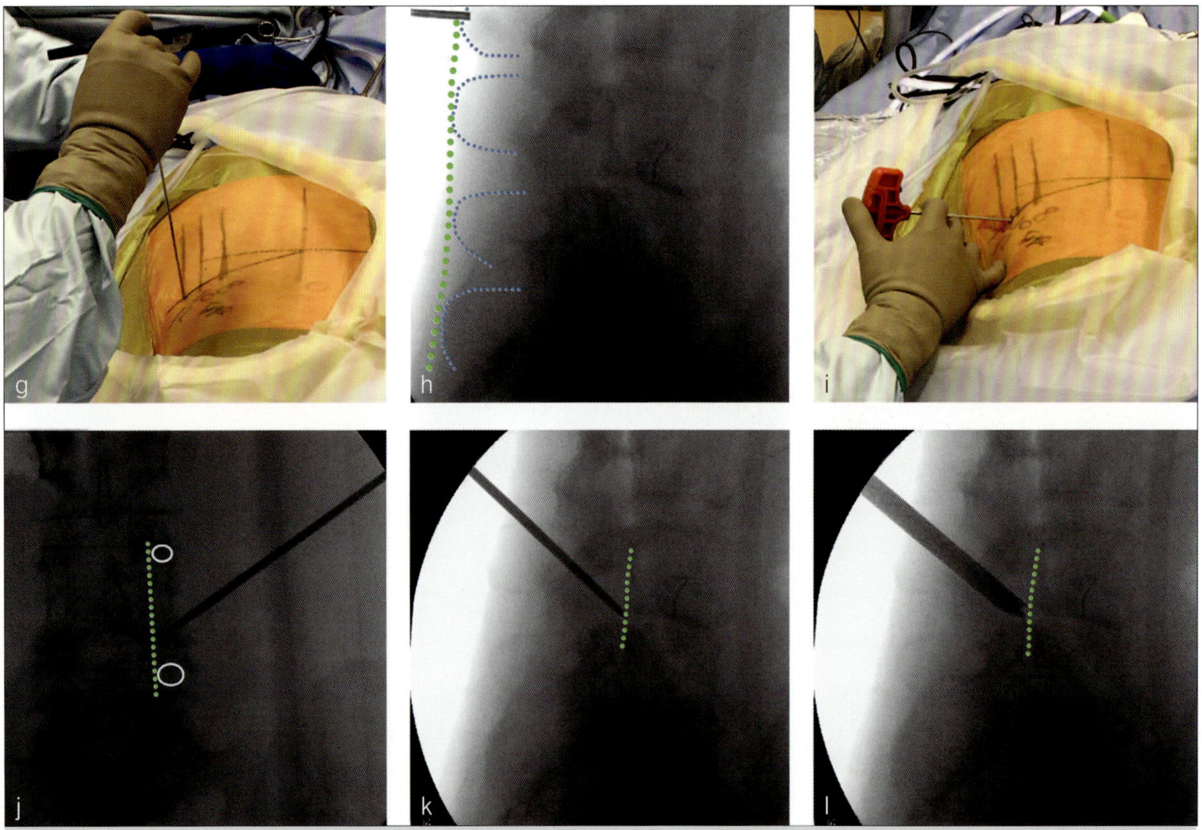

图 16.2（续） （g）通过侧位 X 线检查预定距离中线的距离。（h）皮肤切口点（左上角的标记）应该在一条线（绿色虚线）附近，该线连接棘突的尖端（蓝色虚线）。（i，j）沿头尾侧倾斜方向将 Jamshidi 针穿刺进入直到触及小关节。然后，将穿刺针沿着上关节突的外侧表面移动到刚刚短于内侧椎弓根线（绿色虚线）的椎间孔内。（k）通过侧位 X 线检查确认针尖仍在椎体后缘线（绿色虚线）的后面。（l）在逐级扩张和放置管状牵开器后，再做侧位 X 线片证实其位于椎间孔内（椎体后缘线的后面；绿色虚线）

入路。用11号刀片做切口，放置K线，拔出针头，将一系列增大的扩张器推进至内侧椎弓根线。放入一个斜面管状工作通道，开口朝向出行神经根，然后在椎间孔时旋转工作通道朝向尾侧椎弓根。在放入内镜之前，需要进行X线检查，以确定管状牵开器在脊椎后侧线上或稍后方的位置（▸ 图 16.21）。

16.5 骨性标志的识别

取出扩张器，将内镜放入管状牵开器。使用抓钳和双极电凝去除下方椎间孔内的结缔组织。用双极电凝和垂体咬骨钳显露上关节突的腹外侧面和尾侧椎弓根的头侧面（▸ 图 16.3a）。如果有必要，可以用高速磨钻或 Kerrison 咬骨钳切除上关节突的腹侧部，从而扩大侧隐窝的开口（▸ 图 16.3b）。可能会在尾侧椎弓根处使用 Kerrison 咬骨钳（▸ 图 16.3c），这使我们能够从肉眼和影像上确认这一主要解剖标志（▸ 图 16.3d）。

16.6 行走神经根的识别

在被椎间盘纤维环、椎弓根的头侧面和上关节突的腹侧部限制的空间里，可见结缔组织。黄色韧带很容易被辨认，因为它附着在上关节突的内侧腹侧面（▸ 图 16.3a）。黄韧带的腹侧，典型的硬膜脂肪变得清晰可见。使用双极电凝器，可以在椎弓根的头侧进入硬膜外腔，触诊（无阻力）并钝性解剖（▸ 图 16.3e）。在解剖过程中，可以看到硬膜外脂肪和行走神经根。行走神经根的定位最好是在椎弓根的头侧。在

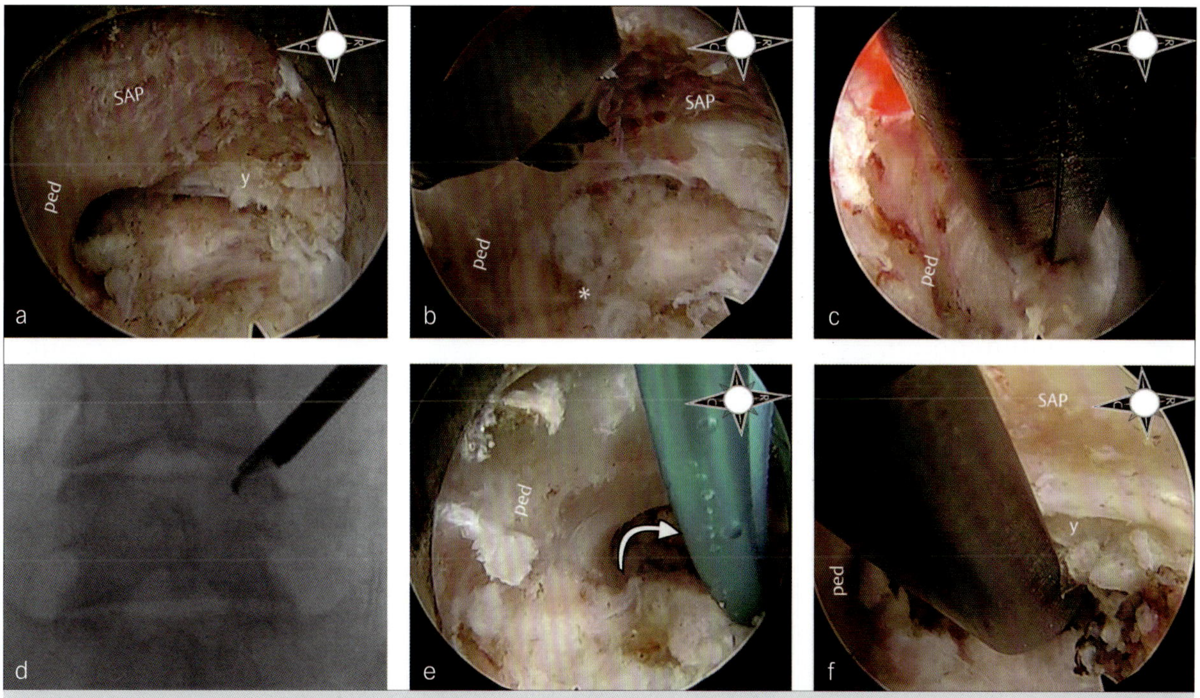

图 16.3 经椎间孔入路的手术步骤。(a)最初的内镜视图显示尾侧椎弓根的头侧面(ped)和上关节突(SAP)的侧面。(b)使用切割磨钻进一步切除上关节突的腹侧，以准确地确定尾侧椎弓根（主要解剖标志）。(c)可以在椎弓根的顶部使用 Kerrison 咬骨钳。(d)通过前后位 X 线确定其合适位置。(e)进入侧隐窝时，双极电凝烧灼椎弓根的头侧，用旋转手法(星号)钝性分离。(f)用 Kerrison 钳切除椎间孔黄韧带（y）

重度疾病或翻修手术中，术中神经生理学检查可能有助于定位行走神经根。这是通过连接外科电极（Vaporflex, Trigger–Flex）和脉冲发生器，并应用单极或双极电刺激来实现的。阴极脉冲（100 s，2~3 Hz）诱发肌电图（EMG）反应。肌电反应通常可以在 5 mA 的阈值检测到。一旦行走神经根可视化，椎体的腹侧面、后纵韧带和椎间盘纤维环就可视。

16.7 切除椎间盘碎片

使用双极电凝，从纤维环区分离出关节下椎间盘碎片（▸ 图 16.4a）。挤出的椎间盘碎片可能与后纵韧带混合在一起。在椎间盘尾侧突出的病例中，额外切除椎弓根的上部可能会有帮助。椎间盘碎片一旦移动（▸ 图 16.4b），就可以用抓钳将其取出。旋转操作降低了神经结构损伤的风险（▸ 图 16.4c）。椎间盘突出切除后，检查减压后的神经根（▸ 图 16.4d）。

16.8 检查纤维环破损

向头侧沿着行走神经根，必要时切除额外的黄韧带。应该检查纤维环的整个头尾侧区域，找出纤维环的缺损，并且找回所有松散的椎间盘碎片。使用双极电凝器可以烧灼残存椎间盘的边缘。

16.9 经验与教训

- 入路：18G 针头与 Jamshidi 针头
    - 18G 针头的优点是可以通过转动针头来控制。重要的是，18G 针头直径很小，在接触神经的情况下只会引起最小的刺激。
    - Jamshidi 针头可以“瞄准—射击”的目标靶向提供了更好的触觉反馈。并且可以进入

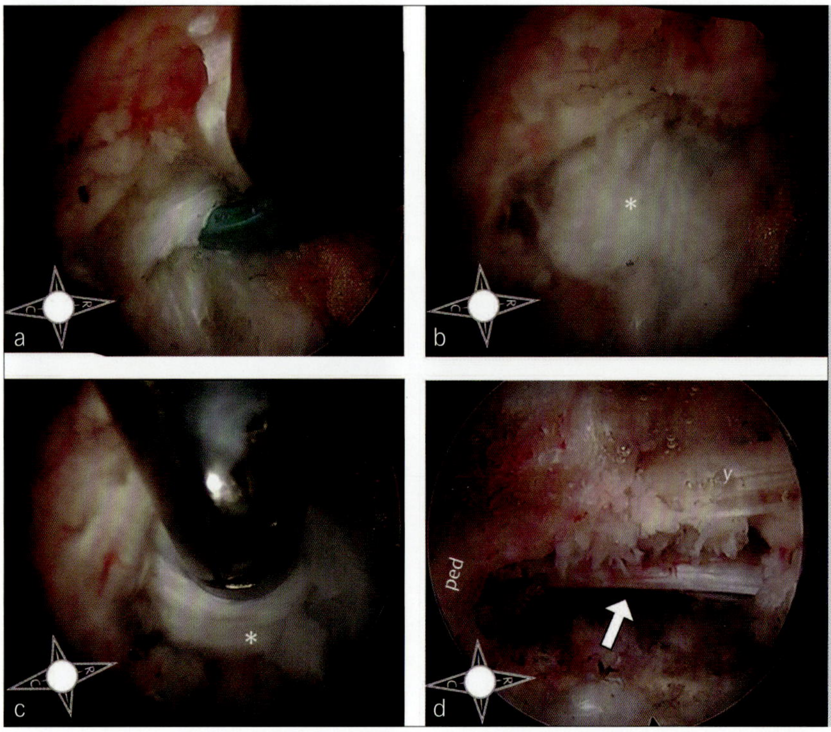

图 16.4 经椎间孔椎间盘切除术。（a）用双极电凝将关节下间盘突出物进行移动。（b）椎间盘碎片（星号）在侧隐窝内变得可见。（c）使用垂体咬骨钳取回椎间盘碎片。（d）在摘除椎间盘碎片后，确认完成了行走神经根的完全减压（箭头）。ped，椎弓根；y，黄韧带

骨骼，以防手术入路需要更改为经关节突技术。

- 入路：头尾倾斜
  - 陡直的头尾侧倾斜（进入紧邻峡部的椎间孔—经峡部入路）。这种入路理想上适合于大椎间孔、轻度上关节突肥大的节段。它为向下移位游离椎间盘突出提供了很好的途径。然而，头侧节段横突对内镜的偏转，限制其对纤维环头侧部的接触。这种手术的理想适应证是年轻患者的关节下椎间盘突出。
  - 扁平的头尾倾斜（进入椎间孔外侧至上关节突）。这种方法在上腰段是可行的。在下腰段，椎间孔纤维环窗的入口可能被上关节突阻挡。因此，部分切除上关节突是必要的，以避免损伤出行神经根。我们称这种方法为经上关节突路径（见第 17 章）。该入路是中央型和头侧移动型椎间盘切除的理想轨迹。
- 针尖位于椎体后缘线的腹侧，椎弓根的内侧线：此时，不要继续进行下一步。外科医生有以下选择：
  - 增加入路角度倾斜，使其进入上关节突头侧的椎间孔（这通常对于较大过度生长的关节突关节的退变病例是不可能的）和塌陷的椎间隙。
  - 将皮肤进入点向外侧移动（但是，由于 Kambin 三角的侧面较小，这种操作增加了出行神经根受损的风险，见第 7 章）。
  - 转换为经上关节突入路，在上关节突的外侧停靠，并应用骨钻经上关节突制作一条手术通道。
  - 在视野范围内行椎间孔外入路，切除上关节突的腹侧部。

17　经上关节突内镜腰椎入路

作者：Christoph P. Hofstetter
译者：刘铭汉

17.1　典型病例

74 岁男性患者，5 年前曾因左下肢 L5 神经根放射痛接受 L4/L5 椎板切除手术。患者描述下腰部、左侧臀部、大腿外侧和小腿外侧放射性烧灼痛。神经系统查体提示左臀中肌（3/5）和踇长伸肌（3/5）无力。术前 MRI 检查显示 L4/L5 左侧侧隐窝狭窄，L5 行走神经根受压（▸ 图 17.1a，b）。其神经根性症状通过 L5 神经根诊断性阻滞得到了证实，患者获得完全的一过性缓解。手术采用左侧经椎间孔内镜下 L4/L5 侧隐窝减压术。术后 CT 证实侧隐窝充分减压（▸ 图 17.1c，d），患者的神经根性疼痛和神经功能缺损消失。

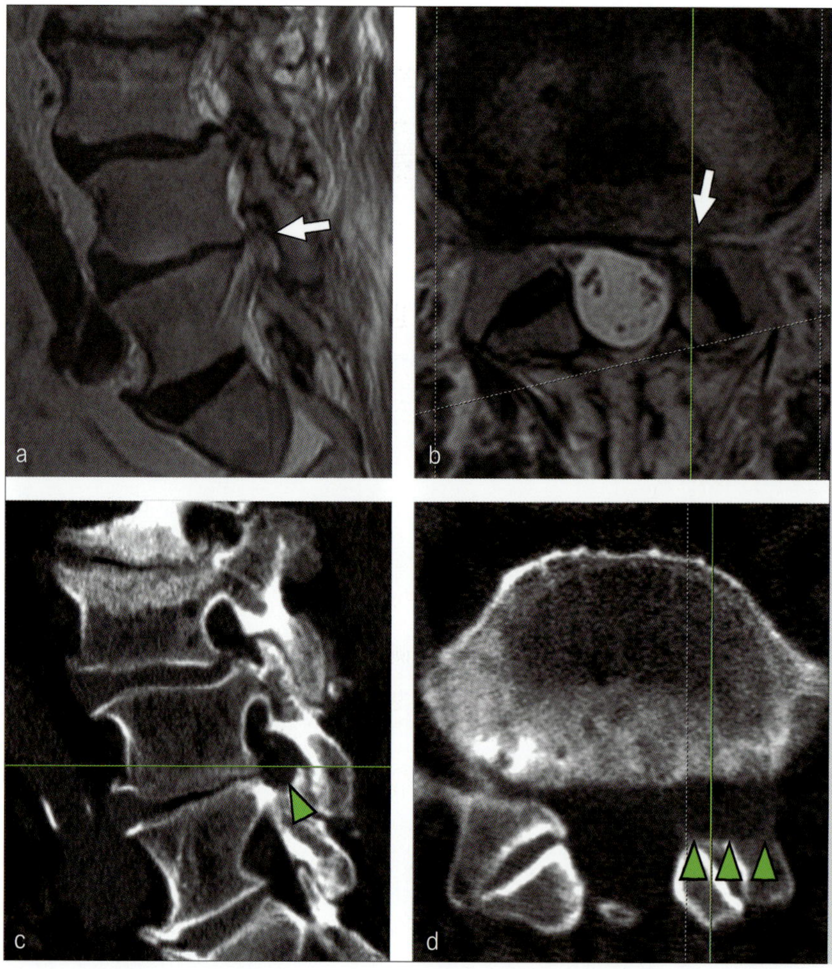

图 17.1　术前矢状位（a）和轴位（b）MRI T2 像显示 L4/L5 左侧侧隐窝狭窄并压迫 L5 行走神经根（箭头）。术后矢状位（c）和轴位（d）CT 扫描证实上关节被切除同时成功完成侧隐窝减压（绿色箭头）

17.2 适应证

经上关节突入路通过后外侧入路穿过上关节突手术通道瞄准侧隐窝。内镜下经上关节突入路可以解决椎间孔、侧隐窝和中央管内的骨性病变。与经椎间孔入路不同的是，它同时提供了行走神经根的腹侧和背侧的通道。经上关节突入路可以有效减压退变的椎间孔或侧隐窝狭窄。即使在 L5/S1 有高髂嵴的情况下，大多数人都可行经上关节突入路。与标准的经椎间孔入路相比，经上关节突入路有以下优点。首先，在入路过程中将 Jamshidi 针固定在上关节突，可以降低椎间孔骨折的风险和相关神经根损伤的风险。因此，在学习曲线的初始阶段，经上关节突入路可能是一种更安全的方法。其次，即使在关节突关节严重过度生长或出行神经根位于椎间孔下方的情况下，经上关节突入路也能顺利进行。第三，与经椎间孔入路相比，经上关节突入路经过上关节突具有更宽的入路通道，可以降低出行神经根的刺激，减少术后感觉异常。第四，直接观察侧隐窝，包括行走神经根的腹侧和背侧，允许彻底减压侧隐窝。这种入路的缺点之一是学习曲线陡峭，因为入路角度和术中可视化对于传统脊柱外科医生来说是新奇的。此外，在穿过上关节突过程中需要额外的骨去除工作，增加了手术时间和对设备（用于部分上关节突切除的骨钻和磨钻）的需求。倾向于经上关节突入路的因素包括：下腰椎、椎间孔狭窄、过度生长的关节突关节、存在于椎间孔下方的出行神经根、侧隐窝病变、椎间孔和侧隐窝病变以及以前曾行后路手术。

17.3 术前计划

经上关节突入路的目标是直接穿过上关节突的入路通道到达侧隐窝（▸ 图 17.2）。皮肤切口的位置是在术前精心设计的。作为近似的导航，皮肤入点到中线的距离在 L5/S1 节段约为 12 cm，在 L4/L5 节段约为 10 cm，在 L3/L4 节段约为 8 cm。利用轴位 T2 加权磁共振成像，确定皮肤进入点到中线的距离，并估计上关节突的去除量（▸ 图 17.2）。为了安全起见，在轴位 MRI 上，皮肤进入点应该参照刺突和（或）关节突的侧方投影。通常情况下，皮肤入口点位于棘突尖端侧位投影的稍腹侧，但在关节突关节的背侧（▸ 图 17.2）。头尾侧入路角度取决于需要治疗病变的类型和部位。椎间孔病变、侧隐窝狭窄、非移位性椎间盘突出以及内镜下椎间融合最好采用与椎间隙成一直线或比椎间隙稍陡峭的头尾侧入路角度（5°）。尾侧椎间盘突出可以通过更陡的头尾侧轨迹来解决。在 L5/S1 节段，需要考虑髂嵴的陡度，因为髂嵴使得入路变得更加困难。在经上关节突入路之前，必须清楚了解关节突关节肥大的程度以及出行神经根的精确位置。

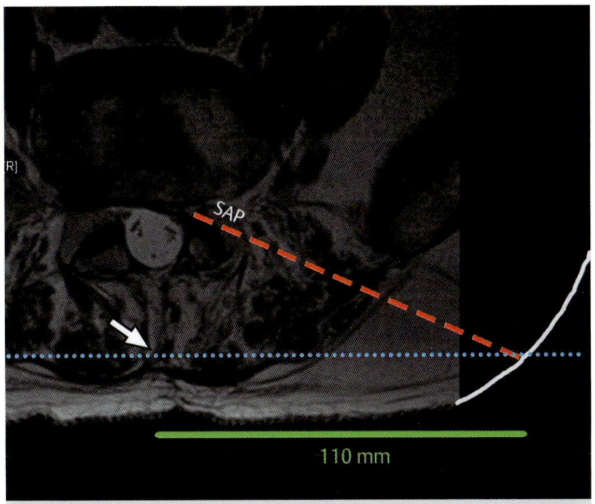

图 17.2 在 MRI T2 轴位像中对手术入路的术前规划。手术穿刺入路被标记为红色点线。通过双关节突（SAP；靶区）有助于靶向侧隐窝。皮肤切口被计划位于棘突尖部（箭头）与表皮的连线（白线）。在该病例中切口大概位于中线（绿线）外侧 110 mm

17.4 手术入路

获得尾侧椎体的前后位（AP）透视终板视图（▸ 图 17.3a）。然后，沿着瞄准侧隐窝的不透射线标记物方向给予轻微的头尾侧倾斜标记皮肤。预先确定的距离中线距离的线与此线交点，做一个试探性皮肤切口。皮肤切口参照腰椎侧位 X 线上棘突尖端的侧方投影（▸ 图 17.3b）。通常情况下，经上关节突入路的入口点位于腰椎棘突顶端的稍腹侧。侧位 X 线验证入口点与骨性解剖相对关系，对于瘦弱腰椎离开中线急剧弯曲的患者尤为重要。因此，侧面 X 线检查可以防止选择的入口点位于脊椎后缘的腹侧，从而避免损伤腹膜后结构。使用 11 号刀片切开一个小的切口，并在 AP 位透视引导下，向关节突关节的上关节突方向放入 Jamshidi 针。一旦 Jamshidi 针停靠在关节突关节上，就会得到一个 AP 位 X 线来调整头尾侧入路轨迹（▸ 图 17.3c）。然后，进行侧位 X 线检查，并调整 Jamshidi 针背腹侧对接点（▸ 图 17.3d）。理想情况下，Jamshidi 针铆定在上关节突的中部（目标区域）即椎间隙水平。使用木槌将 Jamshidi 针放入，并且在侧位 X 线透视下应该观察 Jamshidi 针在上关节突内的腹侧“进入”。将 Jamshidi 针放入内侧椎弓根线（▸ 图 17.3e）。一旦到位，需要获得侧位 X 线以确保 Jamshidi 针的尖端位于椎体后缘线的背侧（▸ 图 17.3f）。目标是让 Jamshidi 针指向侧隐窝（通过 Jamshidi 针可以看到穿过中心的行走神经根）。然后使用逐渐增大的扩张器和骨钻（TESSYS Access Kit, joimax）部分切除上关节突，制作经上关节突的工作通道。在钻孔过程中，应该在 AP 位 X 线透视下监测骨钻的进入。在下腰椎不要超过内侧椎弓根线，在上腰椎不要超过椎弓根的中间部分，因为骨钻可能损伤行走神经根（▸ 图 17.3g；见第 25 章）。一旦扩孔完成，最后一次侧位 X 线检查证实最大直径扩孔器的尖端位于椎体后缘线的背侧（▸ 图 17.3h）。一旦完成，放入一个开口斜面朝向出行神经根的管状工作通道，一旦就位旋转通道面向尾侧椎弓根。

17.5 骨性标志的识别

取出扩张器，将内镜带入管状工作通道。骨钻产生的骨和结缔组织清除物是用抓钳取出来的。被骨钻部分切除的上关节突的腹外侧面（目标区域）和尾侧椎弓根的上部被显露出来（▸ 图 17.4a）。弯曲的骨钻可用于沿着黄韧带附着点切除上关节突的腹侧面（▸ 图 17.4b）。从椎弓根的头侧部沿着上关节突采用圆周运动实施骨切除。一旦骨切除完成，椎弓根和残留的上关节突就构建了一个骨性的“拱门”，它开口于侧隐窝。仔细检查骨性结构，一般可以发现沿着这个拱门从上关节突到椎弓的过渡处皮质骨厚度逐渐增加（▸ 图 17.4a）。为了明确尾侧椎弓根的鉴别，可能需要在椎弓根的头侧部放置一个 Kerrison 咬骨钳（▸ 图 17.4c），然后得到一张 AP 位 X 线片（▸ 图 17.4d）。尾侧椎弓根是经上关节突入路的主要解剖标志。

17.5.1 椎间孔减压

识别附着在上关节突腹内侧面和组成侧隐窝后侧限制的黄韧带（▸ 图 17.4e）。用 Kerrison 咬骨钳，沿着上关节突的边缘切除黄韧带。这样暴露了充满脂肪组织的硬膜外腔。使用双极探针，在尾侧椎弓根的头侧可以进入硬膜外腔。一般来说，钝性剥离硬膜外腔几乎不会受到阻力。可以用抓钳和双极电凝器小心地切除硬膜外脂肪，直到可以看到行走神经根。如果异常的解剖、病变或瘢痕组织阻碍了神经根的显示，术中神经电生理监测可能有助于行走神经根的定位。这是通过连接外科电极（Vaporflex, Trigger-

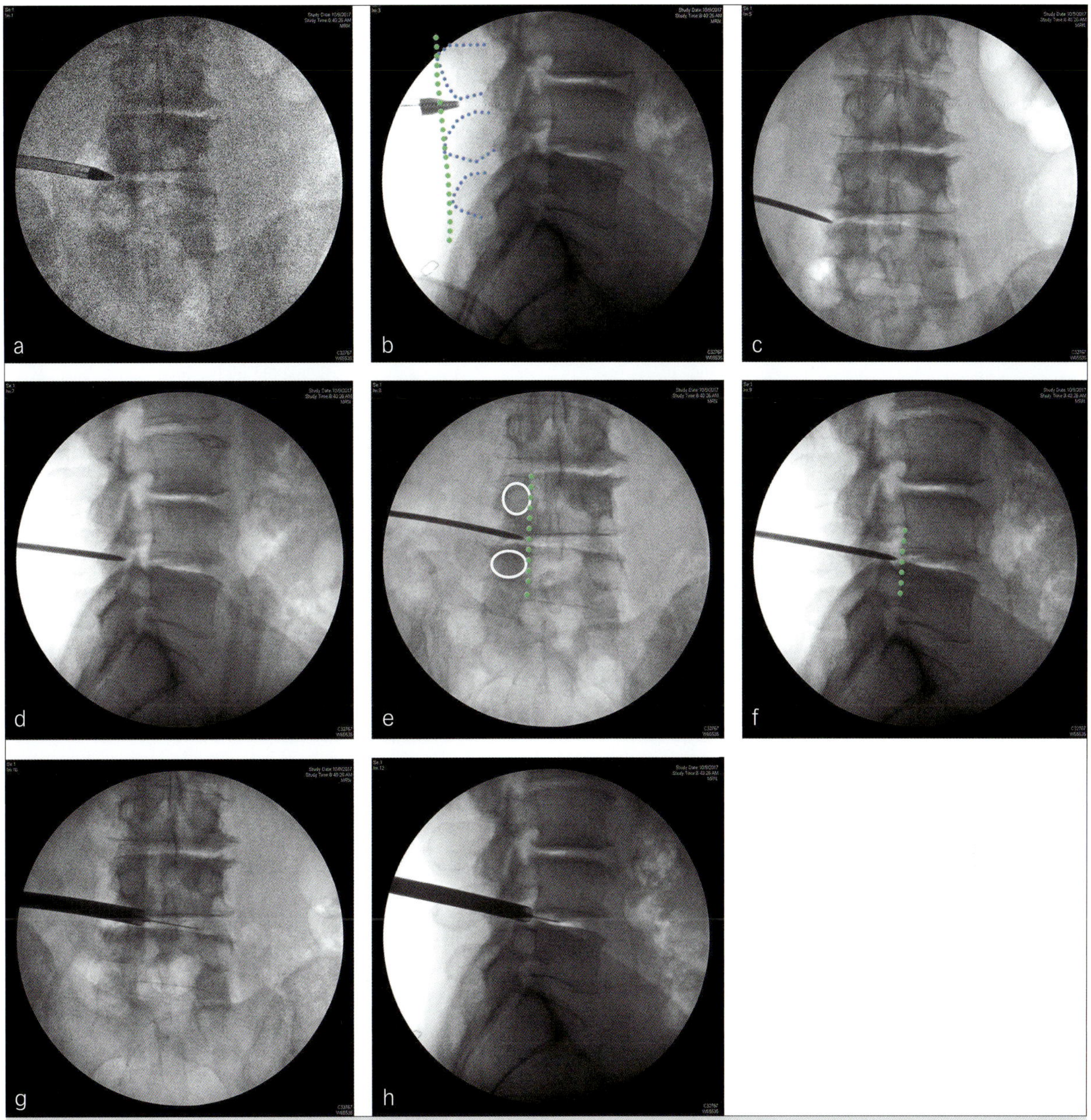

图 17.3 在透视检测下经上关节突（trans-SAP）靶向及成形步骤。首先，获取尾侧节段终板影像。（a）在皮肤上沿着通过轻微头尾倾的不投射线记号进行标记。该线与中线旁开的预设距离的连线为皮肤切口处。（b）在侧位 X 线透视中皮肤进针点稍微垂直于该通过棘突尖部（蓝色点线）的连线（绿色点线）。（c）将 Jamshidi 针通过皮肤切口固定于上关节突（靶区）。（d）通过侧位 X 线透视调整 Jamshidi 针的腹背侧位置。（e）将 Jamshidi 针继续推进到椎弓根内侧缘连线（绿色点线）。（f）侧位 X 线透视证实 Jamshidi 针尖部位于椎体后缘连线的背侧（绿色点线）。（g）逐渐增大的扩张器和骨钻在正位透视引导下前进。（h）在侧位 X 线透视下验证扩张通道尖部位于合适的位置

Flex）、脉冲发生器和应用单极或双极电刺激实现的。阴极脉冲（100 μs；2~3 Hz）用来诱发肌电反应。肌电反应通常可以在 10 毫安以下的阈值被检测到。为了暴露出行神经根，将黄韧带的腹侧缘（▸ 图 17.4e 的箭头）沿头侧延伸至椎间孔的头侧部。黄韧带切除术经常暴露出行神

经根的神经周围脂肪组织（▸ 图 17.4f）。如果出行神经根的腔室不能进入视野，可以利用弯曲的双极电凝器沿着侧隐窝的硬膜间隙进入出行神经根的腔室进行鉴别（▸ 图 17.4f）。一旦确定出行神经根，可以用 Kerrison 咬骨钳或微型钳沿着神经根背侧黄韧带在椎弓根峡部的插入点进行切除（▸ 图 17.4g）。如果神经根被椎间孔椎间盘突出压迫，用双极电凝器将神经根从纤维环上剥离（▸ 图 17.4h）。然后可以用直角或上开口的微型钳切除突出的椎间盘（▸ 图 17.4i）。根据需要检查并完成与出行神经根相关的椎间孔软组织和骨性减压的范围。充分减

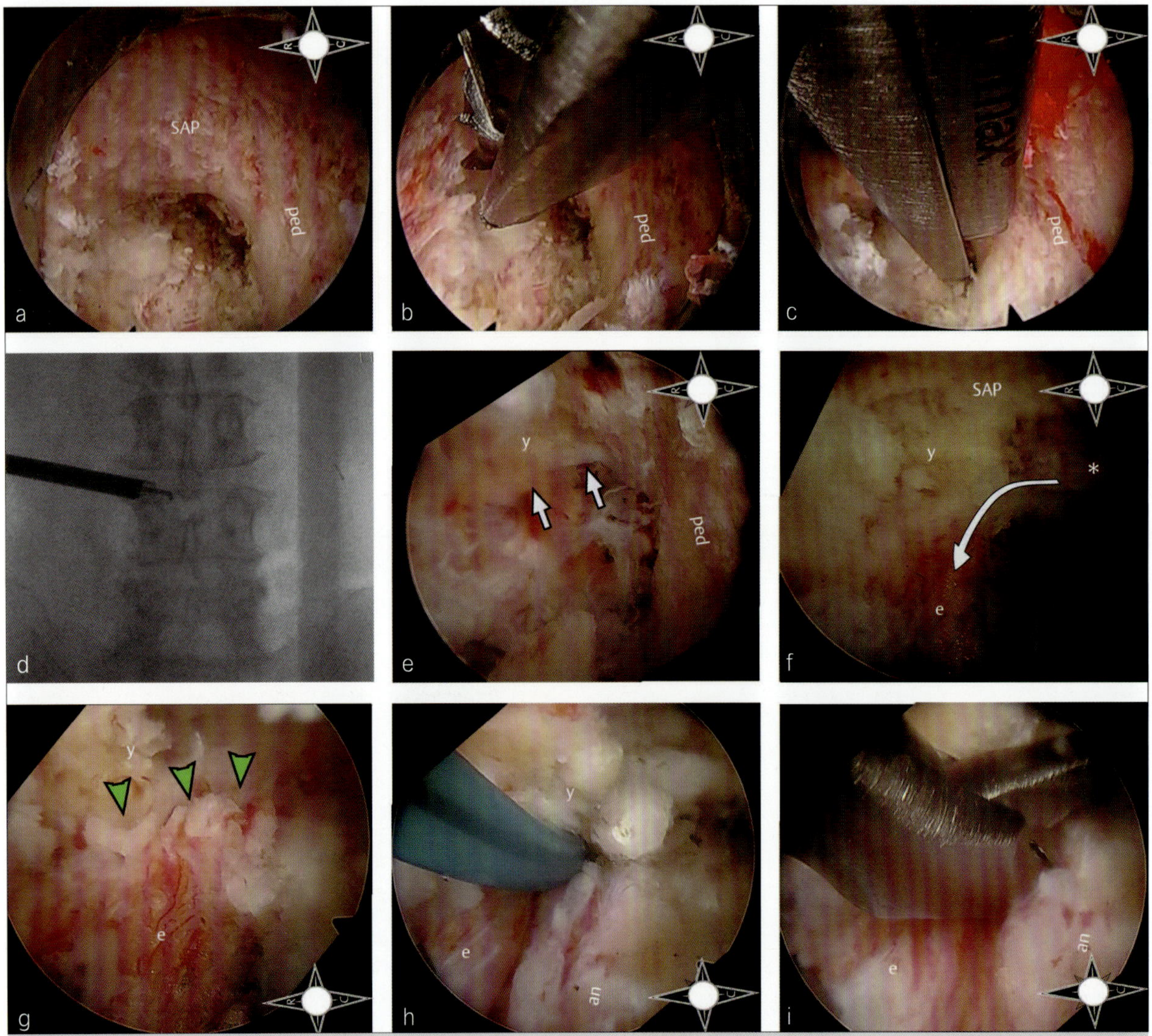

图 17.4 椎间孔减压。（a）椎弓根（ped）和双关节突（SAP）腹外侧面的初始视野。（b）利用镜下枪钳去除上关节突的喙部。最后可观察到椎弓根—双关节突弓。（c）枪钳放置于椎弓根的喙侧。（d）正位 X 线透视可以获得主要解剖学标志的确认。（e）可以看见黄韧带附着于双关节突的内腹侧表面（y）。硬膜外间隙可以从黄韧带边缘的腹侧发现（箭头）。（f）黄韧带沿着上关节突喙侧直到出行神经根（e）的外侧脂肪被发现。行走神经根（星号）的硬膜外间隙可以通过带弯的双极进行处理清除，同时延伸至在椎间孔区的出行神经根区域。（g）通过切除椎间孔黄韧带（y）和峡部的外缘（绿色箭头）完成对出行神经根（e）的减压。（h）从椎间孔纤维环（an）处剥离下出行神经根（e）。（i）利用髓核钳完成对膨出的椎间孔纤维环（an）的切除

压后，出行神经根一般扩展到椎间孔的下部。出行神经根直接减压时，应注意避免过度压迫背根神经节，以免引起术后感觉异常。此外，由于出血难以控制，应避免损伤周围动脉血管。

17.5.2 侧隐窝减压

侧隐窝的入口被椎间盘的纤维环、椎弓根的头侧面和上关节突的腹侧面所限制（▸ 图 17.5a）。黄韧带、结缔组织或脂肪组织通常位于这个区域。由于黄韧带附着在上关节突的腹内侧面，形成了侧隐窝的背侧边界，因此很容易被识别。在黄韧带的腹侧可以见到侧隐窝的硬膜外脂肪。使用双极电凝器，硬膜外腔可以从头侧进入尾侧椎弓根。可触诊硬膜外间隙（最小阻力）并钝性解剖。在解剖过程中，行走神经根通常进入视野（▸ 图 17.5b）。在解剖异常、病变（如巨大椎间盘突出）或瘢痕组织的病例中，术中神经电生理监测可能有助于安全地识别行走神经根。通过切除上关节突的腹侧来完成行走神经根的背侧减压。利用一个可关节活动的磨钻沿着黄韧带的附着处进行上关节突的切除（▸ 图 17.5c）。一旦完成骨性减压，可以用 Kerrison 咬骨钳或斜角微型钳切除保护行走神经的黄韧带（▸ 图 17.5d）。神经根腹侧的病变例如突出的椎间盘或边缘性骨赘也可以被切除。来源于后终板的边缘性骨赘可以用保护性侧切磨钻或金刚石磨钻来切除（▸ 图 17.5e）。侧隐窝减压成功完成后，行走神经根应该从椎弓根的头侧到上关节突的顶端范围进行减压（▸ 图 17.5f）。

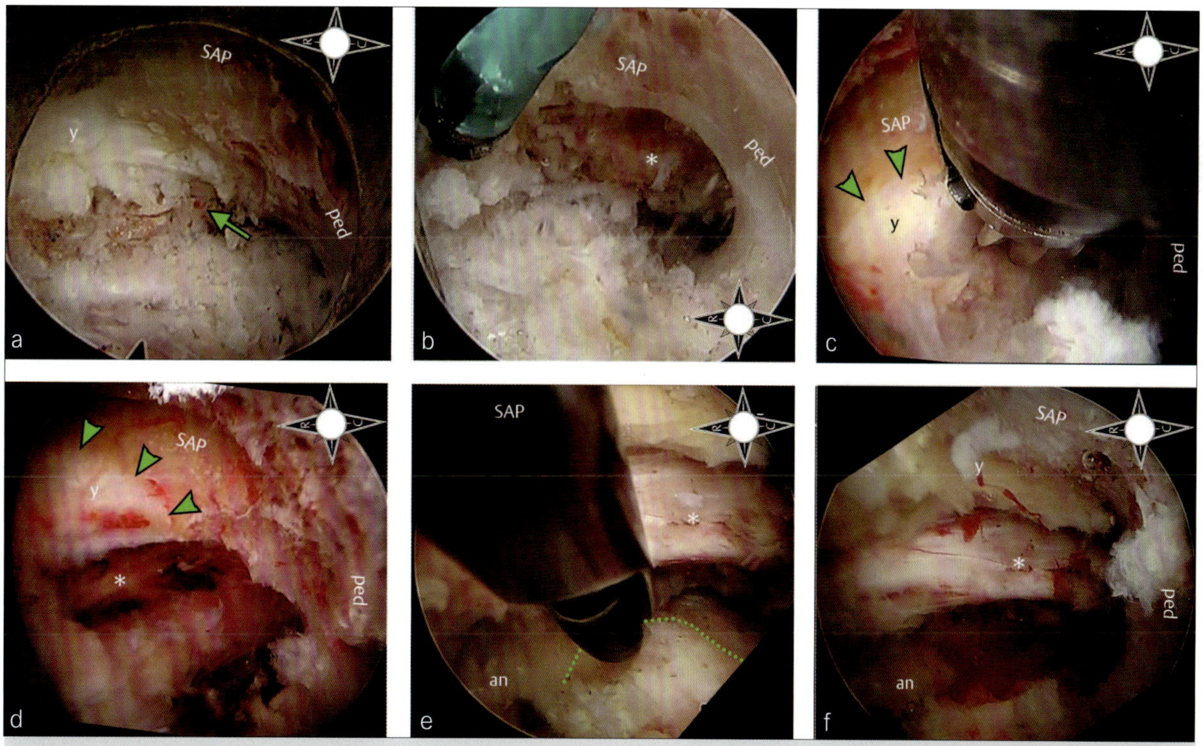

图 17.5 侧隐窝减压。(a) 侧隐窝处的脂肪组织可以在黄韧带 (y) 的腹侧发现。侧隐窝位于尾侧节段椎弓根 (ped, 绿色箭头) 的喙侧。(b) 利用电极射频，硬膜外脂肪可以从行走神经根（星号）处剥离。(c) 利用关节磨转完成侧隐窝的背侧减压，沿着黄韧带（绿色箭头）止点切除上关节突（SAP）。(d) 完成背侧骨性减压后，可以看见黄韧带位于行走神经根（星号）的背侧。(e) 通过利用咬钳完成切除下位椎体后上缘骨赘（绿色点线）实现侧隐窝的腹侧减压。(f) 完成行走神经根的背侧和腹侧减压

17.6 经验与教训

- 将 Jamshidi 针停留在上关节突的外侧面：如果针尖停留在上关节突的背侧部，骨钻可沿阻力最小的路径进入关节突关节。如果针尖过于腹侧，针头就会在上关节突滑下，磨削就不够充分，而且不锚定的椎间孔磨削可能增加神经根损伤的风险。
- 在入路过程中，将 Jamshidi 针推进到椎弓根内侧线（▸ 图 17.3e），侧位 X 线显示针尖位于椎体后缘线的腹侧：将管状牵开器置于椎体后缘线的腹侧将阻挡进入尾侧椎弓根的头侧部（此入路的主要解剖标志），并将阻碍侧隐窝的可视化。在这种情况下，我们建议修改 Jamshidi 针在上关节突外侧对接的位置，调整到更靠背侧的位置。
- 已确定尾侧椎弓根，但出行神经根很难被看清。通过以下方法有益于显示出行神经根：
  - 沿着上关节突和椎弓根峡部黄韧带的附着点切除椎间孔黄韧带，可以显示出行神经根。
  - 识别行走神经根，使用弧形球探针或双极电凝器沿着硬膜外腔向出行神经根方向移动（在传统椎板间入路手术中使用工具同样的操作）。
  - 使用术中监测［阴极脉冲（100 s，7.1/s）诱发肌电反应，肌电反应通常可以在 10 mA 以下的阈值被检测到］。
  - 沿着椎间孔内纤维环向头侧延续。
- 通过垂体咬骨钳的关节下颚抬高椎间孔黄韧带，观察出行神经根。
- 尾侧椎弓根已被确定，但是行走神经根难以显示（典型的为侧隐窝减压术后翻修或大的椎间盘突出）：
  - 切除椎弓根的部分头侧骨头。行走神经根的部位通常位于椎弓根的内侧。
  - 切除附着在上关节突的黄韧带。硬膜外腔位于黄韧带的腹侧。
  - 利用神经生理学监测技术识别行走神经根。

18 经椎间孔内镜下腰椎融合术

作者：Michael Y. Wang
译者：刘铭汉

18.1 适应证

椎间融合是治疗多种腰椎疾病的一种非常有效的方式。因为该技术涉及椎间盘清除、融合器放置、椎间高度恢复和节段融合，多种相关疾病可以应用该技术治疗，包括节段不稳、轻度畸形和椎间孔狭窄。开放椎间融合通常也被直接应用于对中央椎管或椎间孔区域的神经减压。然而，我们一般不常规利用经椎间孔腰椎内镜融合手术对单侧椎板切除并双侧神经减压，因为这要求使用不同的内镜（椎板间）和不同的手术入路并且会显著增加手术时间。作为经椎间孔腰椎融合术、后路腰椎融合手术或经椎弓根的椎体次全切的外科操作入路，脊柱外科医生已经对经椎间孔腰椎融合手术的解剖非常熟悉了。然而对于应用内镜方式，某些操作的调整也是必需的。更重要的是，由于通过Kambin 三角入路，必须防止对出行神经根的损伤。此外，由于关节突的去除是不完全的，必须使用可扩张椎间融合器。

18.2 方式和入路

手术室常规准备一台透视机。双平面透视机可以帮助外科医生确实手术部位，但是其非常笨重，除非是在最大的手术室。手术节段的下位椎体正位终板透视图显示终板为一条线，棘突精确地位于中央（▸ 图 18.1a）。对于经关节突内镜下腰椎融合术，手术入路一般位于椎间盘平面，以利于达到间隙对侧以及可以方便地放置椎间融合器（▸ 图 18.1b）。皮肤切口一般位于距责任节段椎间隙的中线投影 8~12 cm处。切口离中线的距离受几个因素的影响，包括患者的体型、关节突的大小和手术节段。用11 号刀片做一里面的横向切口，18G 穿刺针穿刺至 Kambin 三角区域（靶区；见第 16 章）。

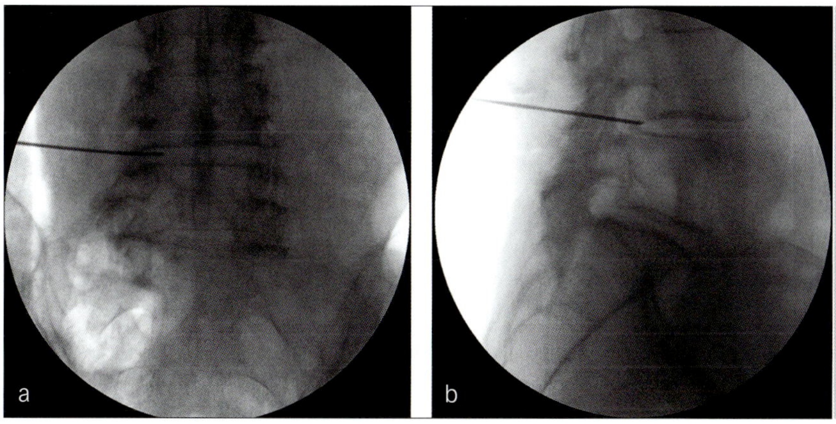

图 18.1 经关节突内镜下腰椎融合术的术中入路规划。在标准正位（AP）（a）和侧位（b）透视下显示放置穿刺针进入 Kambin 安全三角。注意穿刺针的尖端位于椎弓根内侧缘连线时同时位于椎体后缘连线的背侧

在关节突过度增生或椎间孔较小的情况下，可以采用经上关节突（trans-SAP）入路技术来获得安全入路到达椎间孔纤维环窗口(见第17章)。通过穿刺针/导丝系统置入逐级扩张管道，最后形成一个直径在7~8 mm的操作空间。也可使用更大直径的管道，但是会增加损伤出行神经根的神经节风险。

18.3 椎间盘切除和终板准备

如果必须，单侧椎间孔或侧隐窝需要如第17章所述直接减压。同时，需要添加椎间融合的处理以及非直接减压对患者的获益情况。恢复椎间高度可以同时完成中央椎管减压以及双侧神经管减压。它对腰椎滑脱患者的好处特别明显。因为该过程的一个主要目标是成功地完成脊柱固定，终板的处理也很重要。即使在最好的情况下，在开放经关节突腰椎融合术中椎间盘切除率也低于60%。通过7~9 mm切口明确地完成椎间盘切除存在一定的限制，需要仔细注意很多细节部分。这不仅仅是因为工作通道较小，也是因为不能通过多种角度和轨迹处理椎间盘。为了帮助确切处理椎间盘，内镜外科医生需要利用特殊工具。我们一般采用一系列撑开器恢复椎间隙高度。然后利用铰刀处理中央椎间盘组织（▸ 图 18.2a）。利用髓核钳或自动刷处理终板（▸ 图 18.2b）。利用内镜可以直接检查终板处理情况（▸ 图 18.2c）。椎间处理程度可以通过将带有不透射线的染料球体放置于椎间处理区域来确认，不仅可以确认椎间处

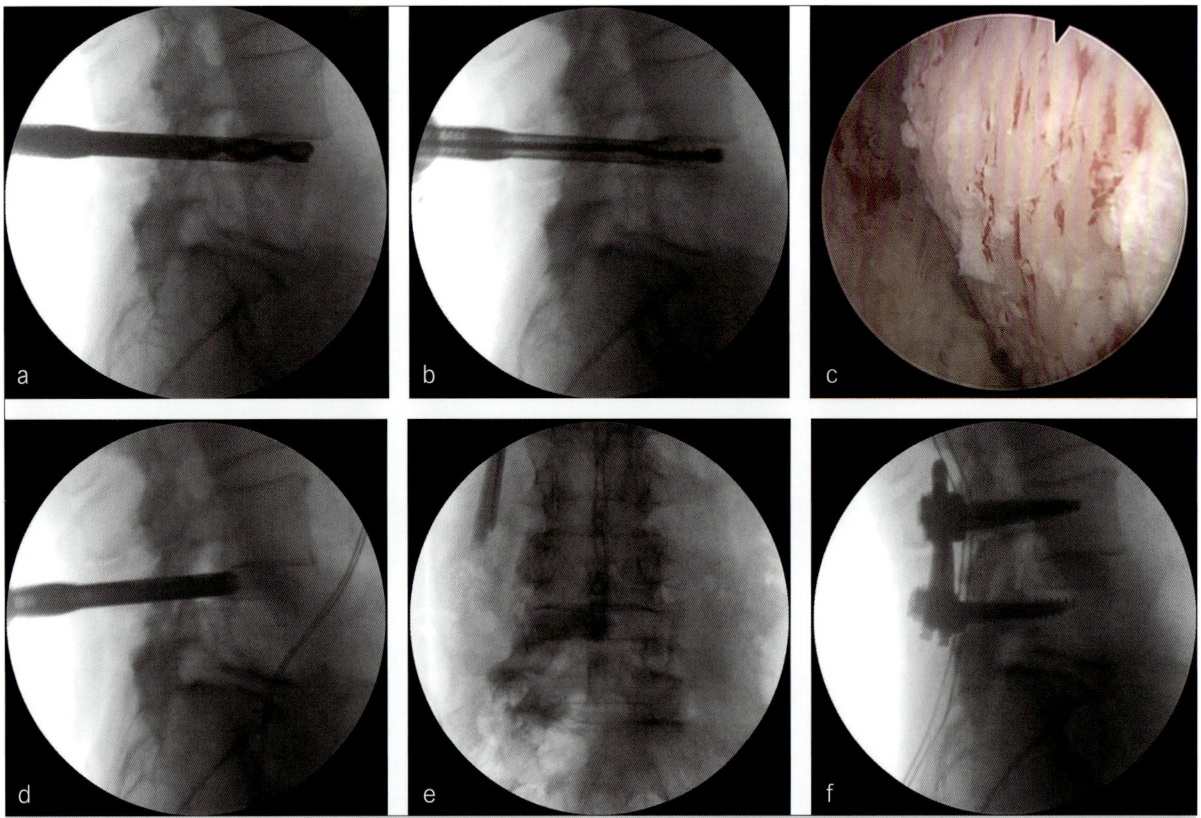

图 18.2 （a）通过大号铰刀获得初始处理。（b）通过自动铁刷（automated steel brushes）处理骨性终板。（c）通过内镜可以直接观察到终板的处理情况。在最终放置融合器之前（f），通过填充有对照染料的球囊可以在正位（AP）（d）和侧位（e）X线透视下验证椎间盘处理情况

理程度也能解决潜在区域（▸ 图 18.2d，e）。

18.3.1 椎间融合器放置及成骨材料

在处理完椎间隙后，外科医生可以置入成骨材料及椎间融合装置。可以选用多种成骨材料，但是考虑到长期的成功椎间融合需要，外科医生将会谨慎做出选择。不同的融合器都是可行的，但考虑到要置入较小的口径，可膨胀融合器通常是最佳选择（▸ 图 18.3）。可膨胀融合器的使用可以加强椎间隙高度的恢复和进行最有效的间接减压（▸ 图 18.4a，b）。

18.3.2 经皮椎弓根钉固定和滑脱复位

椎弓根钉置入的方法包括如下方式：

• 单纯正位靶向
• 正侧位透视
• 利用套管采用鹰眼方式
• 影像引导

总体上，经皮椎弓根螺钉固定允许肌肉下棒的通过，进而构成钉棒结构以加强椎间稳定和辅助融合。如果椎间融合器和椎间撑开不够有效，可以采用多种方式恢复椎间滑脱。一般而言，将钉与棒相连后就能带来一定程度的复位。此外，有额外方式可以将头侧节段向背侧移动，进而减少至少一个 Meyerding 等级的移位（▸ 图 18.4c，d）。

18.3.3 术后护理

对于任何的脊柱融合手术，围手术期的抗生素使用及康复师对术后患者的教育都是必要的。一般住院时间需要在病房过夜，但是门诊日间手术中心对于实施该手术具有一定可能性。我们推荐术后佩戴腰围 12 周。在术后每 3 个月获取标准腰椎平片直到最后完全椎间融合。

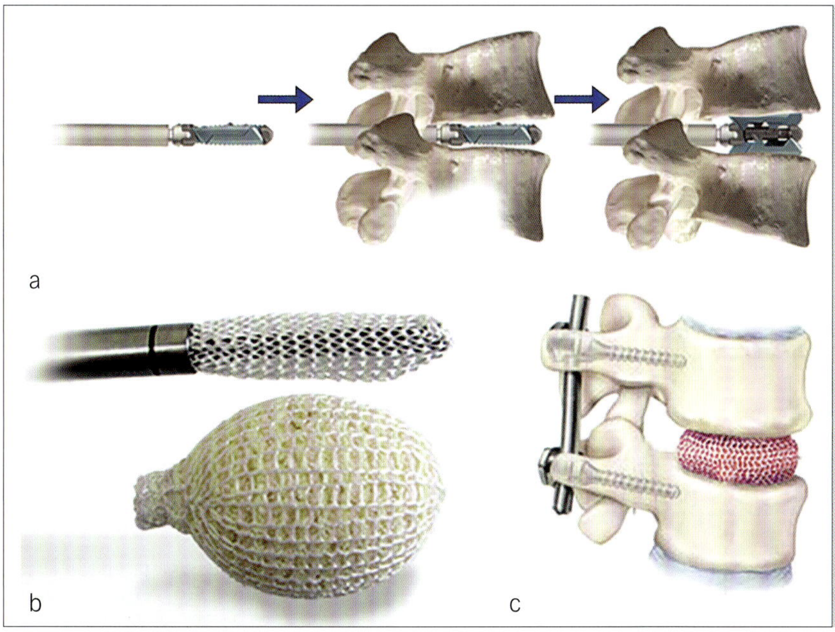

图 18.3　可扩张椎间融合器实例。（a）微型机械可扩张钛金属融合器可在体内撑开。（b，c）一种内部包装异体骨的可在三维上扩张的融合器并将其置于椎间隙中

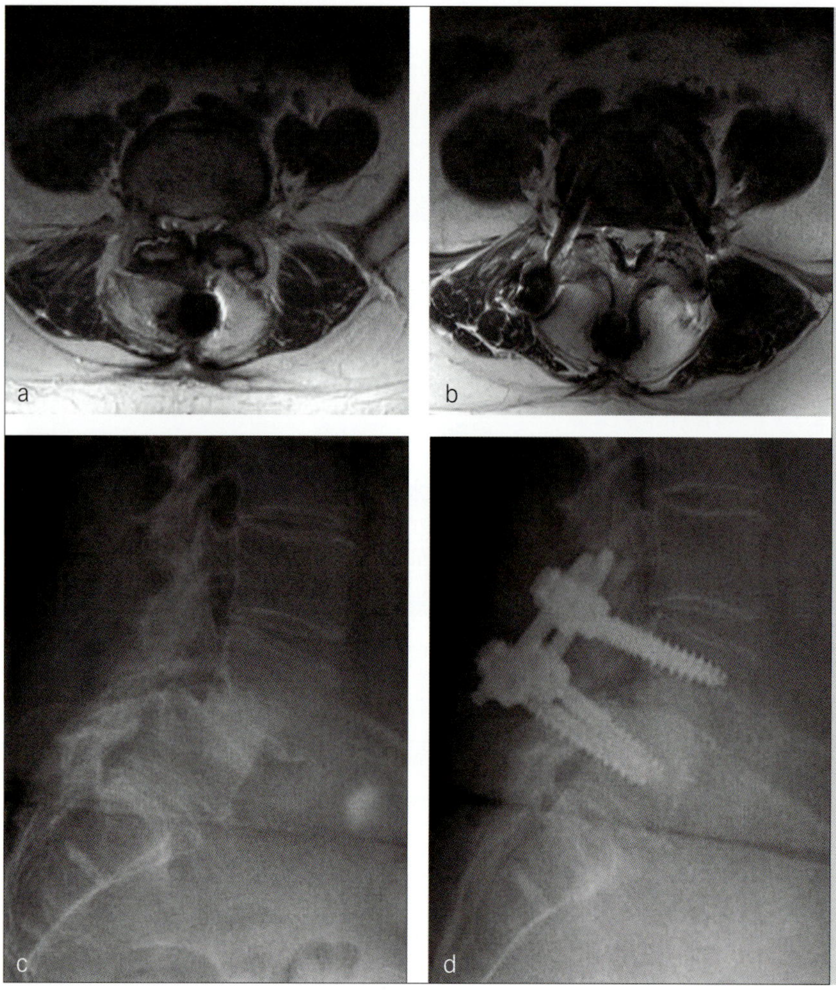

图 18.4 间接减压和减少畸形的实例。术前（a）和术后（b）T2 加权像 MRI 提示在恢复椎间高度的基础上有着明显的间接减压。（c，d）利用可扩张融合器和钉棒系统复位 2 度 L4/L5 腰椎滑脱

18.4 经验与教训

- 皮肤切口：对于通向椎间盘的皮肤切口必须有准确的定位以最低限制降低神经根损伤的可能，同时可以到达椎间盘中线位置。切口离中线越远，术者到达椎间隙对侧的距离越远。然而，接近角越水平，对出口神经背根神经节的影响可能越大。将克氏针置于关节突上时，术者可以沿着上关节突外侧面的腹侧到达靶点。该步骤可以最大限度远离出口神经根。在部分关节突严重肥大的情况下，通过骨钻磨除部分上关节突外侧面，进而可以安全到达 Kambin 安全三角的内侧面。
- 进入点：穿刺针在进入椎间盘纤维环过程中应该紧贴上关节突外侧面同时尽量偏尾侧，以减小损伤神经根的可能性。
- 神经根监测：术者可以选择神经电生理进行神经监测，以监测任何神经的损伤可能。即使是有完美的影像学定位，但有可能的神经管畸形或者异常神经解剖也会使上述定位处于危险之中。
- 椎间融合器的移位可能是椎间隙和软骨终板未充分处理的结果。
- 直接内镜下检测椎间隙处理及终板准备情况。
- 只有当椎间隙被充分处理好后才能将融合器放置在合适位置。因此，如果融合器要通过中线，至少位于中线的软骨终板必须清除彻底。
- 仅仅通过内镜设备处理椎间隙费时、费力。因

此，应利用自动椎间处理工具在透视引导下，在正确的角度上处理足够的椎间隙范围，而不是单纯在内镜直视下操作。由于大多数椎间隙处理轨迹可以简单地呈放射状处理好椎间隙，因此在最初内镜下建立适当的处理轨迹对适当放置椎间融合器具有帮助。

- 椎间融合器的放置可以位于中央或偏一侧，主要依赖于术者的临床和影像学需要。
- 可扩张融合器具有损伤终板的风险，特别是对于骨质疏松患者。部分终板损伤可能导致融合器下沉和间接减压效果的丢失。
- 利用 rhBMP-2（重组人骨形成蛋白 2）促进椎间融合是有力辅助。然而，需小心把握剂量，以预防骨质溶解和异常骨化形成。一般情况下，骨生物材料需远离神经结构放置，每个椎间节段的使用剂量应该低于 2.1 mg

第三部分
胸　　椎

19 经椎间孔内镜下胸椎间盘切除术

作者：Christoph P. Hofstetter
译者：王洪伟

19.1 典型病例

69 岁女性患者，曾患格林－巴利综合征、病毒性脑膜炎，1 年前曾行 T12/L1 内固定融合和试图减压中央型椎间盘突出手术史，因脑脊液渗漏而导致进展性脊髓病变。患者主诉双侧下肢疼痛，评分为 8/10。主诉常见双侧肌肉痉挛、行走困难，以及进行性膀胱急迫症状。神经系统检查提示患者除左膝伸展无力（4+/5）外，其余运动强度完整。患者左侧巴宾斯基征阳性。术前 MRI 检查显示 T12/L1 左侧椎间盘突出伴有脊髓卡压（▸ 图 19.1a，b）。采用左侧经椎间孔内镜 T12/L1 椎间盘切除术。患者对手术的耐受性良好，术后第 1 天出院回家。术后 MRI 检查证实椎间盘突出被切除，脊髓减压充分（▸ 图 19.1c，d）。术后 1 年多，患者的疼痛有了很大改善，疼痛程度是 1/10。肌肉抽搐已经缓解，可以行走 5 个小时。下楼梯仍有困难，但正在积极地进行物理治疗，以提高平衡能力。

19.2 适应证

胸椎间盘突出传统上通过经椎弓根或前路经胸入路进行治疗。内镜下经椎间孔入路可以通过脊髓腹侧入路进行治疗，而无须切除关节突关节 / 椎弓根或经过胸腔，从而大大减少了手术的创伤。考虑到胸椎和邻近肋骨的解剖结构，入路角度有限；然而，优化的皮肤切口和椎间孔成形可以到达脊髓腹侧整个范围的椎管。根据解剖特点，这种方法可能对上胸椎有挑战性，因为肋骨头阻挡了部分椎间孔，而肩胛骨限制了入路通道。这种方法非常适合钙化和软性椎间盘突出。椎间盘通常是从偏心的一侧靠近。这种方法的缺点之一是学习曲线陡峭，因为入路角度和术中可视化对于传统脊柱外科医生来说是新奇的。此外，切除上关节突对于进入椎管是必要的。对于初学者，我们建议在直视下而不是在透视引导下行椎间盘突出切除术，以避免意外损伤脊髓。这种方法特别适用于既往曾行后路手术或椎弓根钉棒内固定的患者，因为这种方法可以避免瘢痕组织或内固定物的取出。

19.2.1 手术室设置和患者位置

第 6 章详细描述了手术室设置和患者位置。

19.2.2 手术入路

经椎间孔内镜下胸椎间盘切除术的入路通道直接对准了椎间盘纤维环与腹侧硬膜囊之间的硬膜外间隙。在设计皮肤切口时，获得尾侧椎体的前后位透视终板视图（▸ 图 19.2a）。在皮肤上标记椎间隙投影，切口距中线约 8 cm。通常，切口在相应肋骨角附近，可以很容易地被触诊。取一个小切口，沿着椎间隙的投影向中间推进一个 18G 的穿刺针或 Jamshidi 针。最初，注意针头沿着肋骨外侧向前推进，不要进入胸腔，距离椎弓根外侧约 2 cm，针头的底部

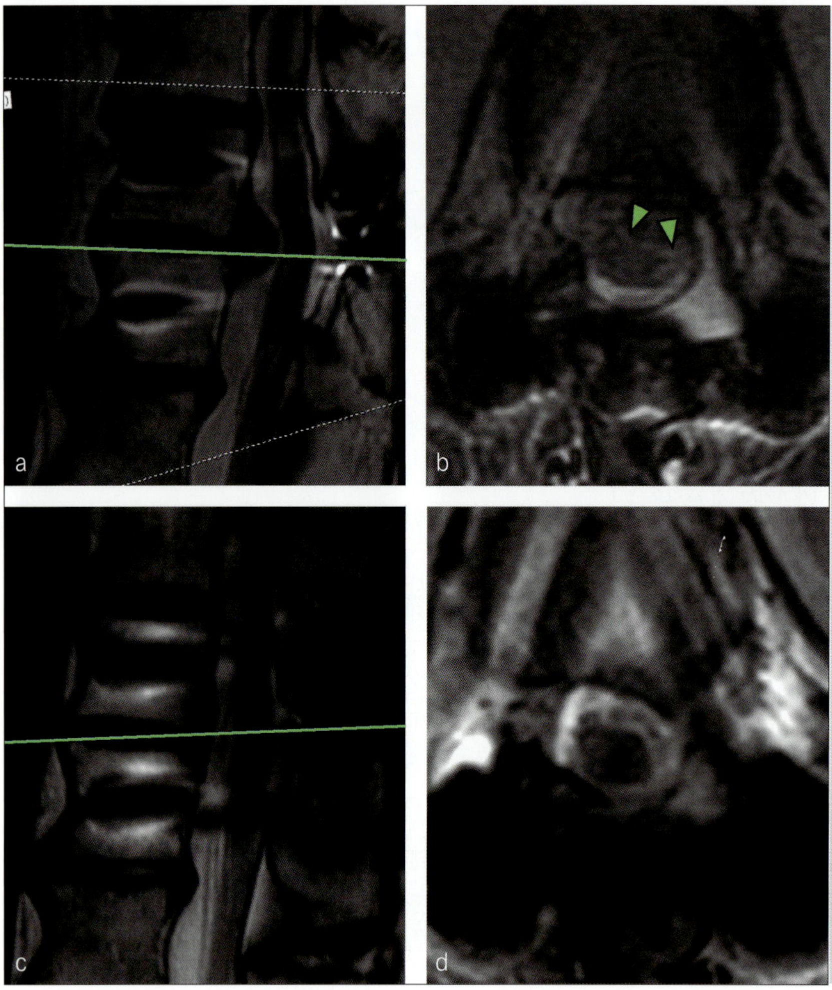

图 19.1 术前矢状位（a）和轴位（b）T2 加权 MRI 显示 T12/L1 椎间盘中央型突出并脊髓受压。b 中的绿色箭头标记椎间盘碎片的边界。术后矢状位（c）和轴位（d）T2 加权 MRI 证实椎间盘碎片摘除和脊髓的成功减压

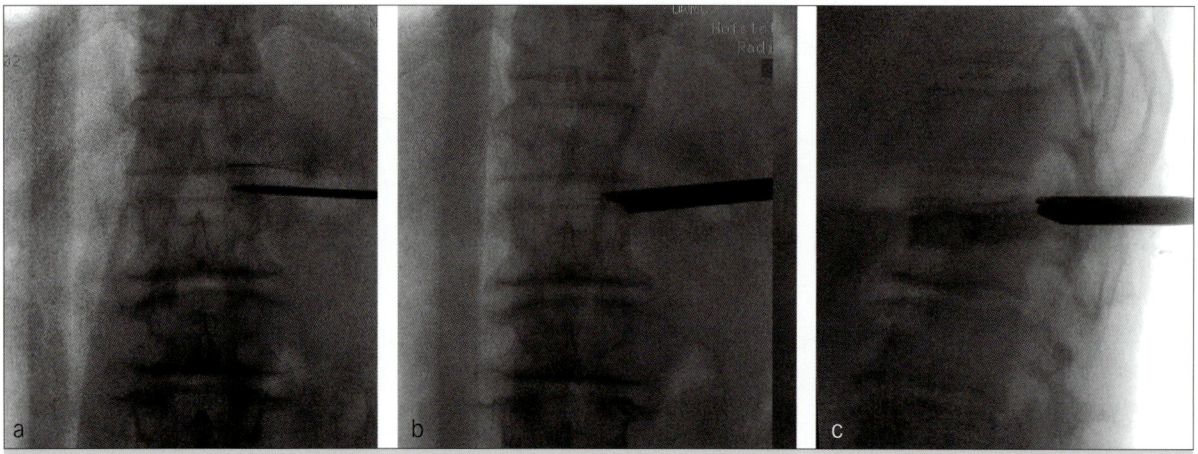

图 19.2 术中透视监测下经椎间孔内镜下胸椎间盘切除术入路。（a）首先获得尾侧椎体的终板图像，并在皮肤上标记椎间盘投影。（b）将 Jamshidi 针与上关节突（SAP；靶区）对接后，进行工作通道的扩张，放置管状牵开器。（c）最后行侧位 X 线检查证实工作通道位于椎体后缘线背侧的椎间孔区域

抬高，使针尖通过横突腹侧到达尾侧节段上关节突的外侧部。使用侧位透视，针尖沿着上关节突外侧部的腹侧“行走”到椎间孔的下方（▸图 19.2a）。经过 AP 位 X 线检查，穿刺针被推进至内侧椎弓根线。此时，行侧位 X 线检查，确保针尖位于椎体后缘线的背侧。通过逐级扩张器创造一个工作通道。在 AP 位 X 线片上仔细监测扩张器的置入情况，以避免超过内侧椎弓根线。经验丰富的外科医生可能会谨慎地使用骨钻（TESSYS Access Kit, joimax）通过部分切除肋骨头和腹部上关节突的腹侧部来创建入路通道。然而，骨扩孔需要集中于通过极小的控制良好的向前压力来旋转骨骼钻孔进行骨切除，意外进入脊髓可能导致胸脊髓的灾难性损伤。放置扩张器后，引入斜面管状工作通道，斜面朝向尾侧椎弓根。通过 AP 位和侧位 X 线来确定管状工作通道的正确位置在内侧椎弓根线和椎间孔的下方（▸图 19.2b，c）。

19.3 骨性标志的识别与椎板成形术

取出扩张器，将内镜置入管状工作通道。使用抓钳和双极电凝切除位于椎间孔下方的结缔组织。暴露上关节突的腹侧面和尾侧椎弓根的上方（靶区）（▸图 19.3a）。弯曲的骨钻如可转向骨钻（joimax）或者尖端控制可关节活动的骨钻（Wolf）可以用来切除上关节突的腹侧面和尾侧椎弓根的上方（▸图 19.3b）。由于尾侧椎弓根的精确识别，其构成了主要解剖标志，可以在椎弓根的头侧放置一个 Kerrison 咬骨钳，并通过 AP 位 X 线检查进行证实。

19.3.1 硬脊膜—椎间盘接触部位

根据受压程度的不同，使用抓钳和双极电凝器切除尾侧椎弓根内侧的硬膜外脂肪，直到硬膜囊显露出来。沿着硬脊膜腹侧移动，用双极电凝或钝性解剖器钝性分开硬脊膜和椎间盘突出之间的平面（▸图 19.3c）。一旦责任节段的椎间盘突出可视，如果需要进入椎间盘突出的整个头尾侧范围，可以进一步切除上关节突和尾侧椎弓根（▸图 19.3d）。

19.3.2 切除椎间盘

硬膜囊和椎间盘突出之间的平面是通过钝性解剖器形成的。最容易在椎间盘突出的边缘找到平面，然后进入中心。双极电凝器和钝性解剖器是划定正确平面的有用工具（▸图 19.4a）。并不罕见的是，胸椎间盘突出与硬脊膜撕裂有关（参见第 25 章的外科处理）。一旦椎间盘突出被显露，可以采用微型钳和磨刀相结合的方法切除椎间盘物质（▸图 19.4b，c）。一旦到达病变的中部，必须小心，不要侵犯对侧腹侧的硬脊膜，因为它覆盖在椎间盘碎片上并进入视野。通过在病变周围确定正确的平面，然后进入压迫病变中心以避免腹侧硬脊膜的侵犯。如果压迫也是由边缘性骨赘引起的，可以使用可关节活动的磨钻切除（▸图 19.4d，e）。这种方法在钙化中央椎间盘突出的病例中特别有用；在这些病例中，相邻椎体的部分切除可以安全地将椎间盘碎片从脊髓的腹侧方向摘除。

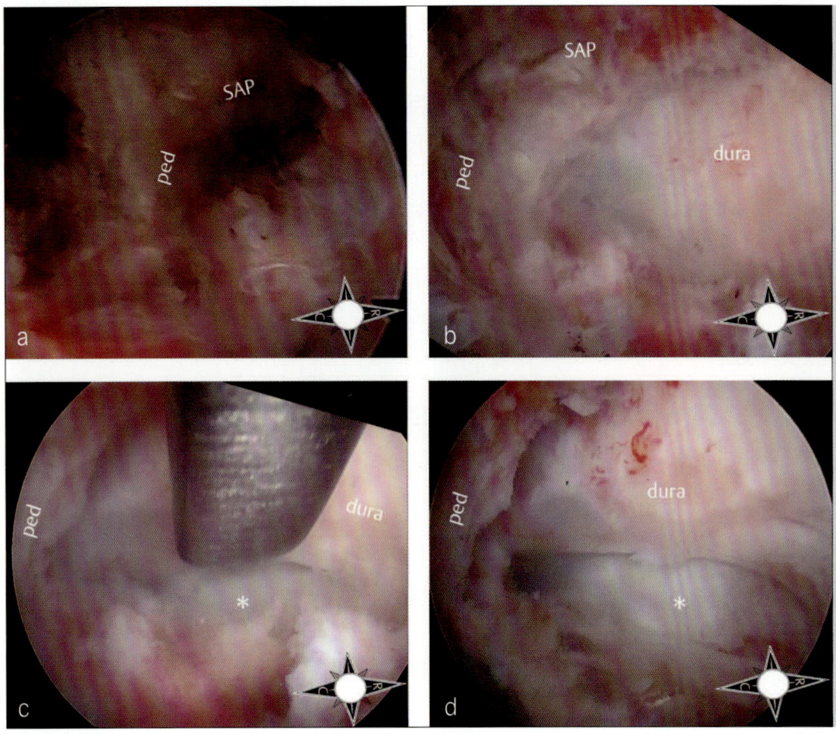

图 19.3　确定骨性标志，准备进入病变部位。（a）椎弓根的头侧（主要解剖标志）和上关节突腹侧面（SAP）的初步观察。（b）利用关节磨钻，切除椎弓根上部和上关节突腹侧额外的骨头。硬膜囊通常覆盖着一层脂肪和结缔组织，可以确定其位于尾侧椎弓根的内侧。（c）用钝性解剖器在硬膜囊和椎间盘突出物之间形成一个平面（星号）。（d）继续切除骨头，直到椎间盘突出物的头尾侧范围被暴露出来

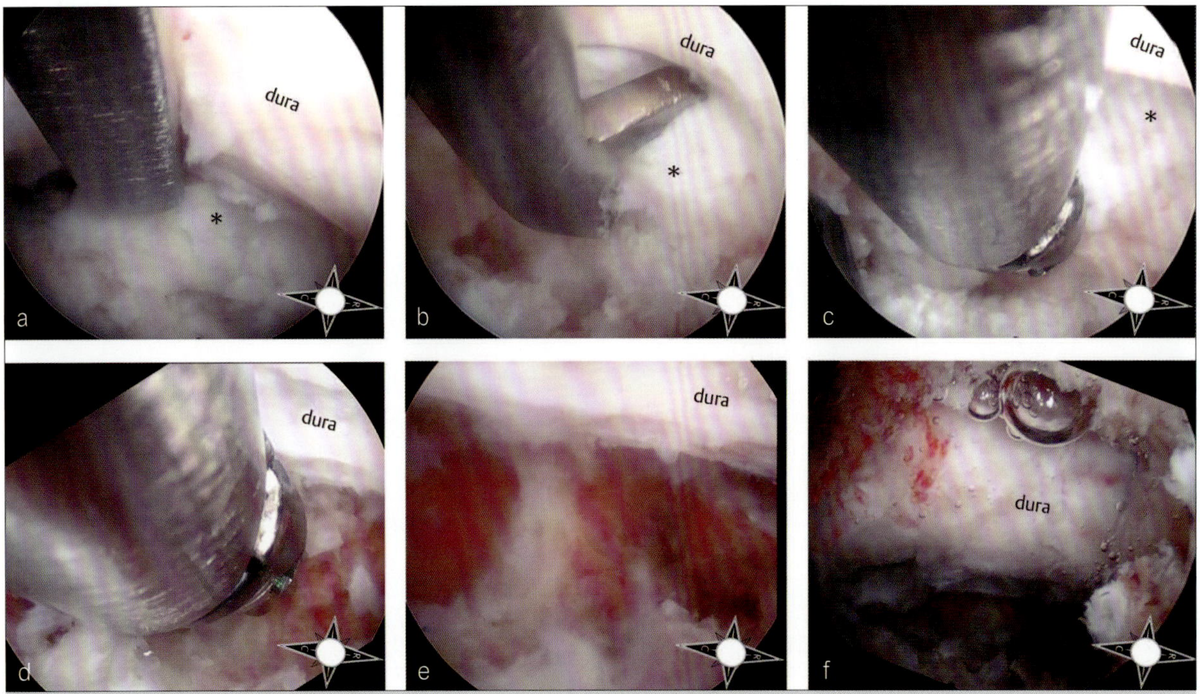

图 19.4　椎间盘突出切除术。（a）用钝性解剖器划定硬脑膜和椎间盘突出（星号）之间的平面。（b）使用上斜的微型钳，开始切除椎间盘的周围部分。（c）在关节磨钻的帮助下切除椎间盘的钙化中心。（d）一旦椎间盘突出物被切除，用关节磨钻切除邻近终板的边缘骨赘。（e）切除骨赘、相邻椎体的部分、椎间盘后，进行硬膜囊腹侧的减压。（f）硬膜囊减压后的全景

19.4 经验与教训

- 沿肋骨推进 Jamshidi 针时，用手触摸穿过皮肤的针头，以确认浅表通道（类似于将引流管穿入锁骨的操作）。
- 骨钻可用于椎板成形术，但是，要限制下压力，以避免意外进入椎管和撞击脊髓。
- 确保在内镜下经椎间孔胸椎间盘切除术前排除腹侧脊髓疝。
- 在脊髓后部受到后部病变结构压迫的病例中，首先要对后部病变进行减压。
- 利用电生理脊髓监测经椎间孔内镜下胸椎间盘切除术。

第四部分
颈　椎

4

20 前路内镜下颈椎间盘切除术

作者：J. N. Alastair Gibson
译者：王洪伟

20.1 典型病例

56 岁前职业足球运动员，表现为严重的颈部僵硬，疼痛向左前臂背部放射。体检发现示指麻木，感觉握力减弱。检查显示，颈部运动大约减少了 50%，肱二头肌力量和握力减弱（4/5）。左侧肱二头肌反射减弱。MRI 检查确认 C5/C6 节段急性颈椎间盘脱出，椎间盘高度略降低，椎体边缘前方有骨赘形成（▸ 图 20.1）。手术行前路内镜下 C5/C6 椎间盘切除术。患者描述术后手臂疼痛立即得到缓解，但握力 3 个月后才恢复。术后 1 年，睡觉醒来后仍有轻微的颈部僵硬，但没有颈部疼痛。

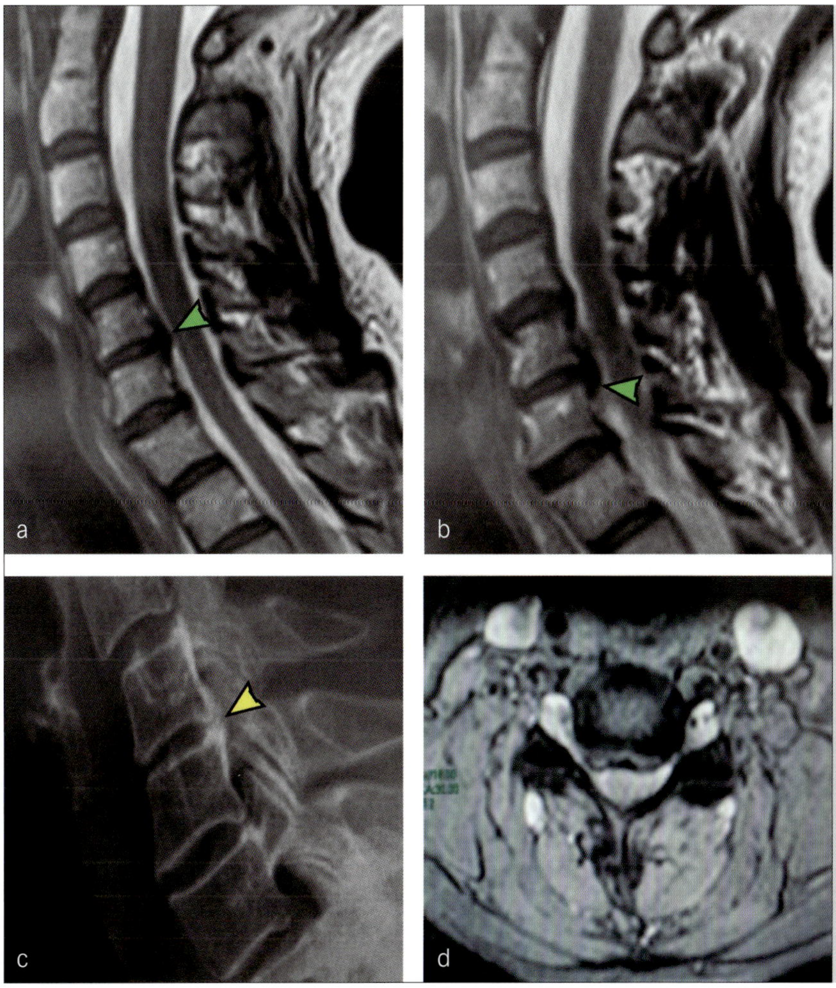

图 20.1 （a）术前 MRI 显示 C5/C6 左侧椎间盘突出（绿箭头）。（b）矢状面 T2 加权 MRI 显示左侧轻微向下延伸（绿箭头）。（c）侧位 X 线片证实有轻微骨赘生长（黄色箭头）。（d）轴位 T2 加权 MRI 证实脊髓受压

20.2 适应证

内镜下脊柱前路手术适用于小到中度后侧/后外侧椎间盘突出和（或）椎间盘或骨性狭窄所致的出行神经根在前方椎间孔损伤。该入路不适用于以后部病变为主的椎间孔损伤，后部内镜下颈椎椎间孔切除术更为合适(见第21章)。在目前的临床情况下，患者有多年颈部创伤史，有轻微颈椎病。严重的脊椎病变伴有较大骨赘或节段不稳会妨碍前路内镜的进入。椎间隙狭窄并不是经椎间隙入路的禁忌证，但有时需要牵开器（Caspar类型）进行牵拉，以获得更广泛的暴露。如果不能进行牵拉，或者在节段性椎体后方有碎片向头侧或尾侧突出，则可采用经椎体入路或后路内镜下颈椎间盘切除术。颈椎前路内镜下椎间盘切除术的适应证如下：

- 包含型后侧/后外侧椎间盘软性椎间盘突出。
- 前方椎间孔损伤。
- 用于邻近节段的严重疾病作为融合/椎间盘置换术的辅助手段，外科医生希望避免多节段固定。

手术室的设置和患者的位置见图20.2所示。颈部伸展，肩部固定。对于大多数患者，手术过程中需要全身麻醉以避免颈部活动。选出少数患者能耐受的皮下注射利多卡因和静脉注射瑞芬太尼复合丙泊酚镇静。

20.3 手术入路

通过经典的前外侧颈部切口经皮入路。在适当的位置，如放射图所示，在颈动脉鞘内侧和食管外侧之间椎间盘的边缘插入一根18G穿刺针(▸图20.2)。使用小切口(1.5 cm皮肤切口)更安全，以避免损伤颈动脉或任何小的甲状腺静脉分支。瞄准钩突（靶区），在影像增强器导向下将针尖进入50%穿过椎间盘。根据外科医生的选择和椎间盘突出的位置，手术入路可以是同侧入路或对侧斜入路。然后置入导丝。

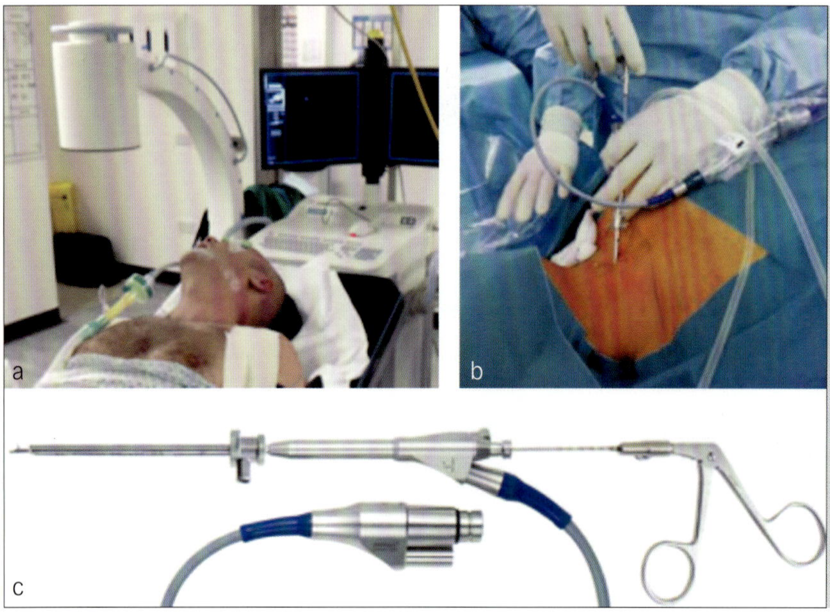

图20.2 （a）患者摆放体位为轻微的颈部后伸和牵引肩部。（b）器械可以通过完全的经皮或经颈部小切口送入。（c）将颈椎内镜和工作套管（CESSYS, joimax GmbH）连接在一起

20.4 组织扩张和工作管道的放置

通过导丝，穿入 2 mm 和 3 mm 扩张器。在扩张器置入过程中，应用侧位透视图像持续观察器械的深度来推进导丝，应注意不要进入脊髓。对于侧方椎间盘突出，通常也需要用 3 mm 的空心扩孔器扩大钩突的边缘。然后可以放置一个直径 4.8 mm 的工作套管，这样就可以将 3.9 mm 的内镜连接到高清摄像机上。持续冲洗有助于去除椎间盘碎片。

20.5 椎间盘切除术

在前后位和侧位透视图像上不断检查器械的位置是很重要的（▸ 图 20.3）。对于椎间孔突出，仪器的位置是 45° 斜投影。最常见的是，椎间盘物质以碎片的形式被清除。后纵韧带可能被组织疝入而突入椎管，用微型钳或抓钳取出（▸ 图 20.4）。很少会出血。

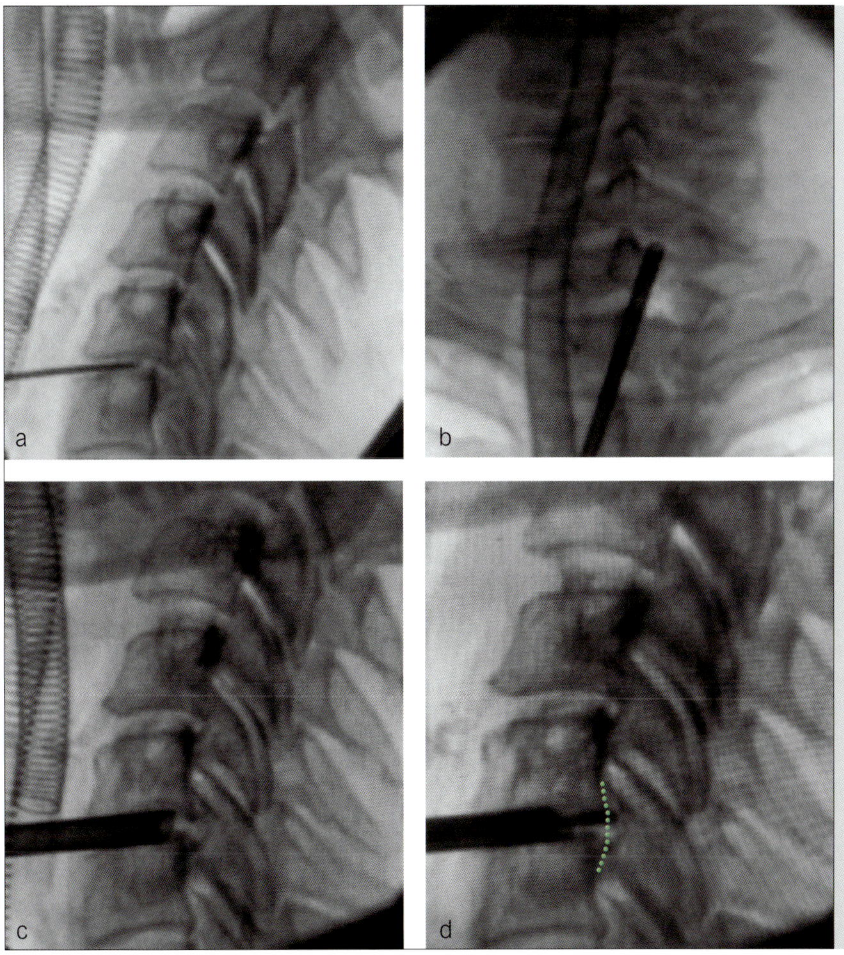

图 20.3 在侧位（a）和前后位（b）透视图像监测下以钩突（靶区）为靶区放置导丝和扩张套管。（c）置入工作套管。（d）注意在椎间盘切除术中，在稍微倾斜的图像上钳子将超过颈椎后缘线（绿色虚线）

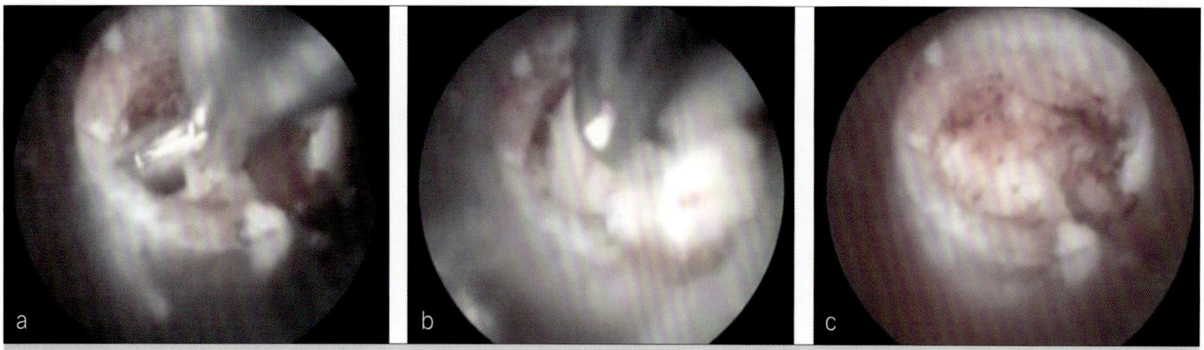

图 20.4 内镜下椎间盘碎片摘除术。（a，b）使用杯状钳取出椎间盘脱出物。（c）检查减压后的神经根

20.6 椎间孔成形术

通常只需要最小的扩孔就可以充分打开椎间孔，磨钻（Shrill, joimax Gmbh）或侧切激光器是很有用的。

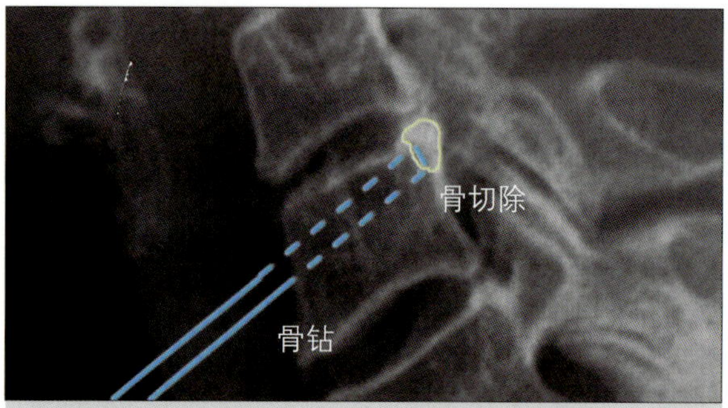

图 20.5 经椎体入路

20.7 经验与教训

- 检查并复查手术节段是否正确（确保寰椎在影像学上是可见的）。
- 入路技术：对于椎间隙头侧或尾侧突出的情况，经椎间隙入路是不可行的。在这种情况下，更合适的方法是在椎体上钻孔，并将工作通道置于椎体内（▸图 20.5）。
- C2/C3 入路可能会受到下颌骨位置的限制，在“短颈”患者中应避免使用。
- 颈部视频内镜由于其大小而易碎。应注意不要弯曲显微镜，如果整体光纤损坏，应提供第二个显微镜。
- 尽管不是强制性的，但颈脊髓神经监护提供了额外的手术安全性。如果后纵韧带出现任何骨化，这是必不可少的，因为韧带经常与脊髓粘连。

21 颈椎后路内镜下椎间孔成形术

作者：Christoph P. Hofstetter
译者：吴俊龙

21.1 典型病例

40 岁外科女医生，表现为颈部不适持续加重，右臂疼痛、无力。右臂疼痛呈放射性，直至右前臂外侧，疼痛的严重程度评分为 4/10。体格检查提示右侧肱三头肌肌力 2 级，手内旋肌力为 3 级。术前颈椎 MRI 显示右侧 C5/C6 椎间孔严重狭窄和 C6/C7 椎间孔中度狭窄（▸ 图 21.1）手术方案为颈椎后路内镜下 C5/6 和 C6/7 的椎间孔成形术。术后 3 个月，患者的神经功能得到了良好恢复。患者右侧肱三头肌的肌力改善至 4 级，右侧内旋肌力改善至 4 级。患者颈部不适和上肢放射性疼痛均得到缓解。

21.2 适应证

颈椎后路内镜下椎间孔成形术可有效进行颈椎椎间孔狭窄的减压。手术入路通过传统的后方椎板间隙，类似于微创管道手术。骨质的切除包括小部分半椎板切开，进行硬膜囊和责任节段神经根的定位。关节突的切除仅限于下关节突的内侧 1/3 和上关节突超出下位椎弓根外侧部分。与传统微创手术相比，内镜手术中需要切除的骨质明显减少，由于内镜可以提供离轴的全景可视化，因此可以看到拐角的视野而不仅是直线的视角。颈椎后路内镜下椎间孔成形术能够良好适用于治疗因退变性改变引起的

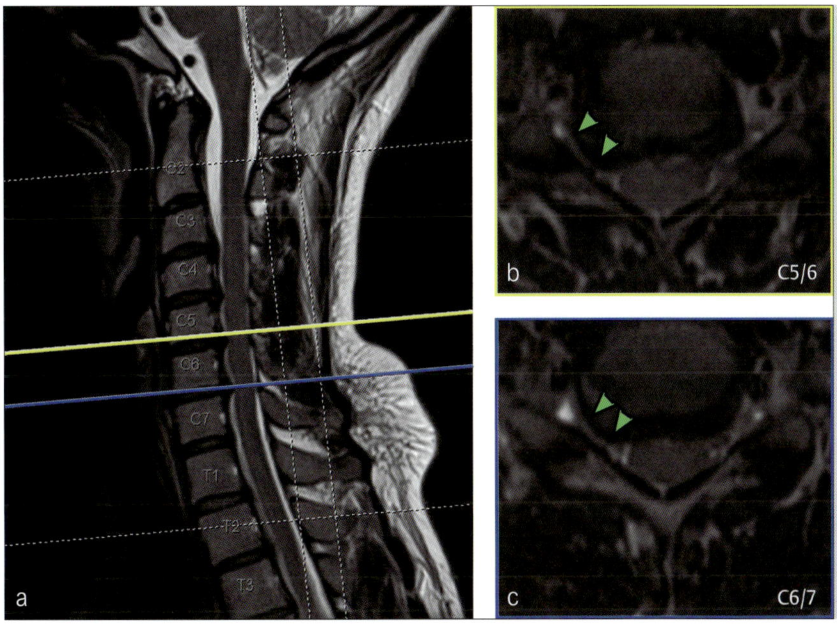

图 21.1 术前矢状位（a）和轴状位（b，c）颈椎 MRI T2 加权像显示多节段中度中央椎管狭窄和严重的右侧 C5/C6、C6/C7 椎间孔狭窄（绿色箭头）

颈椎椎间孔狭窄，如椎间盘骨赘复合体、钩突关节增生肥大或上关节突半脱位等。

如果椎间孔狭窄主要是由于垂直面的椎间孔狭窄（短的椎弓根间距），颈椎后路椎间孔成形术，即便是切除下位椎弓根的部分骨赘，也仅能实现有限的减压。在这些病例中，应该考虑进行前路颈椎椎间盘切除、椎间融合和椎间孔的间接减压。后路内镜下椎间孔成形术也非常适用于一侧椎间盘突出的切除。但是，如果椎间盘的突出向中线延伸，超过脊髓的一侧外边界，应该考虑前路手术。通常情况下，双侧椎间孔狭窄、合并中央椎管狭窄或节段性动态不稳应该采用更传统的前路或后路手术。除此之外，如果患者一侧椎间孔狭窄或中央椎管狭窄是由于黄韧带皱缩引起的（常发生于老年患者中），通过颈椎后路内镜下椎间孔成形术联合颈椎一侧椎板切除术可以完成双侧减压。（见第 21 章）

21.3 手术入路

仔细规划手术入路轨迹对后路内镜下椎间孔成形术是至关重要的。采取最佳头尾倾斜角的手术入路能够尽可能少地切除椎板和下关节突，无阻碍地进入椎间孔，完成超过尾侧责任节段椎弓根外侧的减压。此外，本章节提到的目标定位技术提供了一份便于复制的与骨骼解剖相关的神经根视图。角度一致的手术入路更有助于进行额外的神经减压，如尾侧椎弓根骨赘的切除和位于神经根腹侧的椎间盘骨赘复合体。患者全身麻醉下进行手术，俯卧于透视床上，头固定于Mayfield头架上。对于皮肤切口的规划，使用前后位透视图像在皮肤上标记同侧椎弓根内缘线（▸图 21.2a）。然后获得侧位 X 线图像，定位责任节段椎间盘间隙和关节突水平线（▸图 21.2b，c）。通过将椎间盘间隙和关节突关节水平线的成角对半切开，确定头尾间入路轨迹（▸图 21.2d）。在头尾入路轨迹与椎弓根内壁交界处标记皮肤切口。用 11 号刀片做垂直的皮肤小切口。由于颈部的肌肉层较为密集，采用 11 号刀片能够清晰地分离浅筋膜层。然后，采用套管针按照既定的入路轨迹小心地带有头尾活动地置入。头尾的活动能够增加前端的大小，以便于探测椎板的边缘。该技术的操作需要与侧位透视引导相结合，可将意外进入椎管的风险降到最低。目标是初级责任椎板的边缘，作为该手术入路的目标区域。在侧位透视的引导下，采用较小的正向压力，旋转置入逐级扩张套管，因为非预期的植入会导致严重的脊髓损伤。斜面套管可以用来剥离椎板表面的肌肉组织，以便于从触及到可视化的转变。此时，需要通过正位 X 线影像确认套管的前端位于椎弓根内侧线中央附近（▸图 21.2e）。扩张套管需要与椎板边界保持坚硬的接触，可以通过适度的加压减少软组织的活动。连续扩张之后，将一个带有 30° 斜面的工作套管置入，并将斜面朝向内侧。工作套管的斜面必须触及椎板的边界，然后置入内镜并同时保持工作套管与骨性界面的接触。

21.4 骨性标志的识别

首先，扩张套管和斜面工作管道触及的责任节段椎板间隙能够看得见。为了更好地实现椎板间隙的可视化，可以利用双极和微创剥离切除覆盖的肌肉和结缔组织。在这个过程中，可以利用管状牵开器的斜面来进行软组织的切除和剥离。目的是实现责任节段上下椎板边缘的可视化，包括侧面 V 形关节突的转接处（目标区域；▸图 21.3a）。

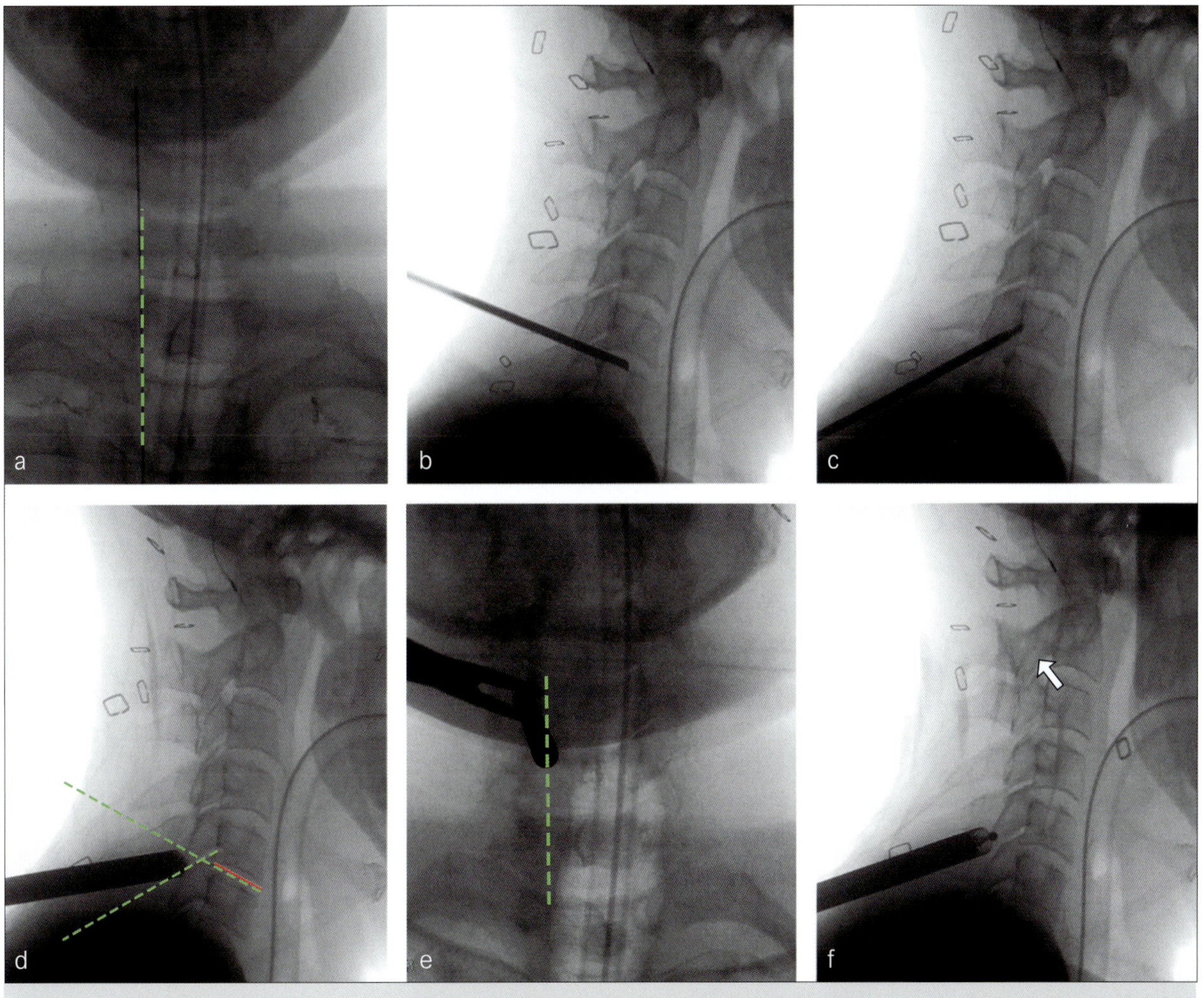

图 21.2　术中透视入路规划。（a）前后位 X 线用于标记椎弓根内侧线（绿色虚线）。（b）侧位 X 线标识出责任节段的椎间盘水平轨迹。（c）关节突关节的轨迹也标记出来。（d）通过平分椎间盘和关节突关节的轨迹来决定入路角度。在入路轨迹与椎弓根内侧线交界的地方标记手术切口。置入套管针和连续扩张管道。（e）理想的锁定位置是在以椎弓根内侧线为中心的责任节段椎板边缘之间的位置（靶区）。（f）头侧椎板的下边缘被切除。手术节段的最后确认图像

21.5　半椎板切除术

小的半椎板切除术是采用钻石磨头沿着黄韧带和骨连接的部分切除上位椎板（▸ 图 21.3b）。在进行该步骤时，可以通过最后的侧位 X 线图像来确定脊柱手术节段的定位正确（▸ 图 21.2f）。通过切除上位椎板的尾侧边缘完成半椎板切除（▸ 图 21.3c）。通常情况下，黄韧带从上位椎板的腹侧到下位椎板迅速变薄，在切除半椎板的下半部分时，可以看见硬膜外间隙。仔细进行硬膜外静脉丛的止血后，利用神经剥离子和枪状钳切除黄韧带（▸ 图 21.3d）。

21.6　确认责任节段的神经根

一旦半椎板切除术完成后，硬膜囊则显露出来，切除多余的骨质和黄韧带直至硬膜囊的外侧边界充分显露（▸ 图 21.3d）。此时，责任节段神经根的肩部和腋下应该被识别（▸ 图 21.3d）。近端神经根走行的背侧通常被小部分

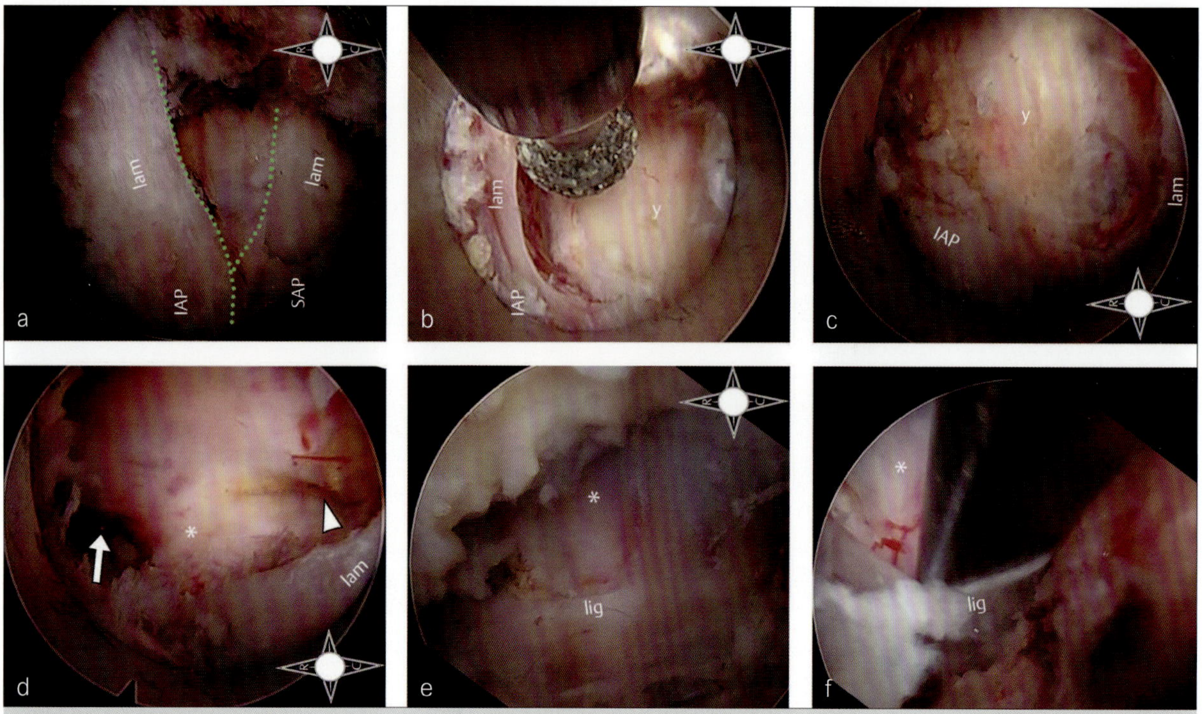

图 21.3 骨组织和神经结构的可视化。目标区域（并列的责任节段椎板边缘）的显露。（a）两个边缘在过渡到关节突关节处形成一个“V”形角（绿色虚线）。（b）使用高速钻头，对上椎板下缘进行半椎板切开术，显露黄韧带（y）。另外，切除尾侧椎板上缘，完成半椎板切除术。（c）注意在半椎板切除术的下半部分黄韧带变薄了。（d）切除黄韧带后，先露出硬膜囊和相应节段神经根（星号）的肩部（箭头）和腋部（三角）。（e）近端神经根走行的背侧通常被小部分韧带覆盖（韧带）。（f）韧带可以利用钝性神经剥离器从责任节段的神经根（星号）上挑起。IAP，下关节突；lam，椎板；SAP，上关节突

韧带覆盖，该韧带临近上关节突的腹侧面（▸ 图 21.3e）。该韧带可以利用钝性神经剥离器从神经根上挑起（▸ 图 21.3f），然后利用枪状钳切除。这样可以完整暴露神经根。

21.7 椎间孔减压

采用钻石磨头的磨钻切除下关节突的大约内 1/3 部分（▸ 图 21.4a）。切除下关节突能够显示上关节突肩部的背面。然后利用钻石磨头的磨钻切除暴露的上关节突部分。在切除上关节突的内侧缘时，下位椎弓根的边界将显露出来，构成主要的解剖标志（▸ 图 21.4b）。利用枪状钳可以触及椎弓根的位置。神经根通常可以在椎弓根附近探及。上关节突切除直至椎弓根的外侧边界。切除上关节突能够将神经根充分减压。切除时最好从上关节突的尖部开始，利用小的扁磨头或小的枪状钳进行切割（▸ 图 21.4c）。其中最重要的是，枪状钳要背对神经根，以避免在操作时损伤神经根。一旦椎间孔减压完成，神经根通常能够自由搏动，这样更容易切除上关节突尾侧的部分。主要目标是完成神经根的减压直至尾侧椎弓根的外侧缘。

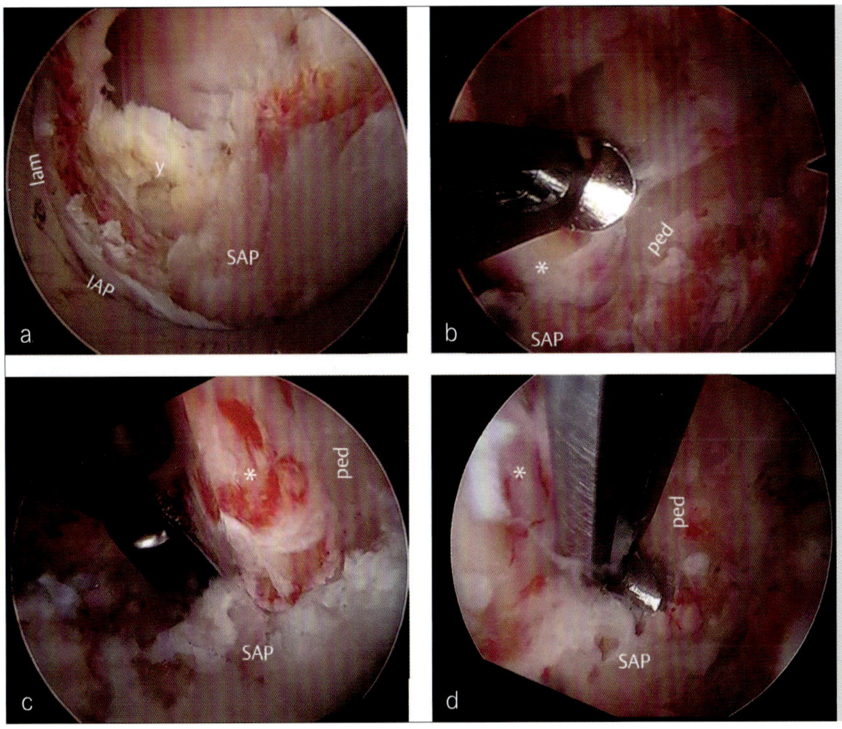

图 21.4 椎间孔减压。(a) 切除大约内侧 1/3 的下关节突 (IAP) 后，可以看见上关节突 (SAP) 的关节面。(b) 随后对上关节突进行切除，显露出尾侧椎弓根边界 (PED，主要解剖标志) 在神经根 (星号) 的尾侧。(c) 用侧切的刀头切除部分头侧上关节突。(d) 椎弓根头侧的上关节突下半部分用枪状钳潜行切除。y，黄韧带

21.8 选择性部分尾侧椎弓根切除

如果神经根继续受压，若由于尾侧椎弓根导致椎间孔再狭窄，则将尾侧椎弓根部分切除。首先，可以用神经剥离子轻轻地拨开神经根。然后用一个小的带侧边保护的扁形磨头切除尾侧椎弓根 1/3 的部分 (▸ 图 21.5a，b)。需要在术前图像上学习椎弓根的形态，以避免完整切除后导致可能的节段性不稳。同样的，需要学习椎动脉的走行路径，以避免畸形血管的损伤。

21.9 选择性切除椎间盘骨赘复合体

神经根通常是可以轻轻搏动的。椎间盘骨赘复合体的骨性部分可以用钻石磨头或带保护鞘的磨头进行切除 (▸ 图 21.5c)。也可以使用小的手驱动骨环钻。残留的骨和软组织可以使用钝性剥离器或刮匙拨动。微小抓钳对于切割、分离结缔组织，如纤维环等很有用。小的带角度的髓核钳能够很好地帮助抓取神经根腹侧的髓核碎片组织。

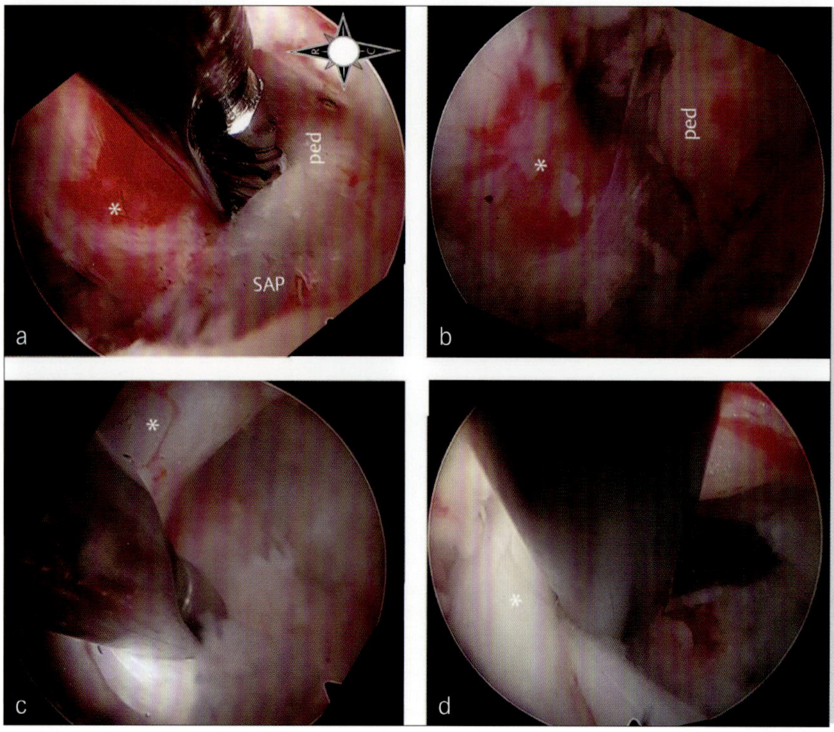

图 21.5 可选择的神经根减压操作。（a）用小的侧切的刀头切除尾侧椎弓根（ped）头侧部分，以提供额外的神经根减压（星号）。（b）神经根的减压超过椎弓根的外侧缘。椎间盘骨赘复合体位于神经根腹侧（星号）通过神经根尾侧一周，利用小的侧切刀头（c）或抓钳（d）来切除。SAP，上关节突

21.10 经验与教训

- 对于低位颈椎，在侧位透视图像上计数脊柱的节段是具有挑战性的，因为脊柱被肩部遮挡。利用正位 X 线图像很有用，可以从 T1 开始向上计数。术中导航技术是一项非常有用的技术，可帮助定位正确的节段和规划手术入路轨迹（见第 4 章）。
- 在最初的组织扩张时，肌肉组织平面穿透困难。一个较好策略是用 11 号刀片切开肌肉组织后，以带有头尾间的活动度切开筋膜组织，该过程可以在侧位透视辅助下进行。
- 和其他椎板间入路一样，选择的入路轨迹决定了解剖和组织结构的暴露能够实现。选择过于陡峭的头尾角度会阻碍神经根的暴露，因为神经根位于椎弓根的下方，内镜会被尾侧的椎板和椎弓根遮挡。选择与椎间盘水平过于平行的入路角度则需要切除更多责任节段的椎板以及下关节突才能到达椎间孔。
- 患者有巨大的椎间盘骨赘复合体时，在神经电生理的监测下手术更安全。监测自发肌电图的活动能够帮助在切除椎间盘骨赘复合体时减少对神经根的刺激。

22 颈椎内镜下单侧入路椎板切除双侧减压术

作者：Daniel Carr, Christoph P. Hofstetter
译者：吴俊龙

22.1 典型病例

84 岁男性患者，肺癌病史，表现为渐进性丧失上肢灵活性和步态不稳定。体格检查提示，患者双上肢肌力下降（4/5），双侧巴宾斯基征阳性，表现为步态不稳，需要助行架。患者的后凸姿势伴有胸腰椎后凸和代偿性颈椎前凸（▸ 图 22.1a）。术前颈椎 MRI 显示严重 C2/C3 和中度 C3/C4 椎管狭窄（▸ 图 22.1b）。手术采用 C2/C3 和 C3/C4 内镜下单侧椎板切除双侧减压术（unilateral laminotomies for bilateral decompression, ULBD）。术后 CT 显示 C2/C3 和 C3/C4 后方骨性结构减压充分（▸ 图 22.2a）。术后 MRI 显示 C2/C3 和 C3/C4 水平脊髓充分减压（▸ 图 22.2b）。3 个月后，患者的神经功能检查有所改善。其手内侧肌力增加到 4 级 +/5 级。另外，其脊柱症状得到改善，双侧巴宾斯基征阴性。现在患者可以拄着拐杖行走。

22.2 适应证

颈椎内镜单侧椎板切除术双侧减压可以对因背侧因素造成颈椎管狭窄的患者进行椎管减压。这种疾病常见于老年人（大于 80 岁），患者通常需要颈部过伸来弥补胸腰椎后凸。这种代偿性颈椎过度前凸会导致黄韧带屈曲，引起上位颈椎椎管狭窄。考虑到高龄而且通常有大量并发症，此类患者通常不适合行传统畸形和

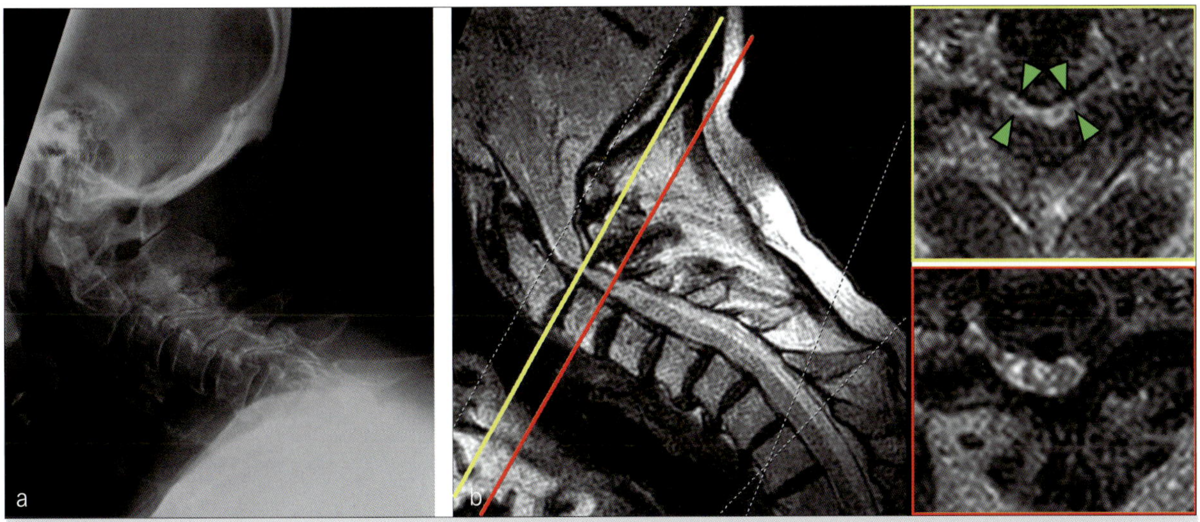

图 22.1 （a）术前侧位 X 线片显示胸椎后凸半代偿性上颈椎前凸。（b）矢状位 T2 加权像 MRI 显示 C2/C3、C3/C4 严重狭窄。右上图为 C2/C3 轴位 T2 加权像。绿色箭头勾画出受压脊髓的周长。右下图为 C3/C4 T2 加权像

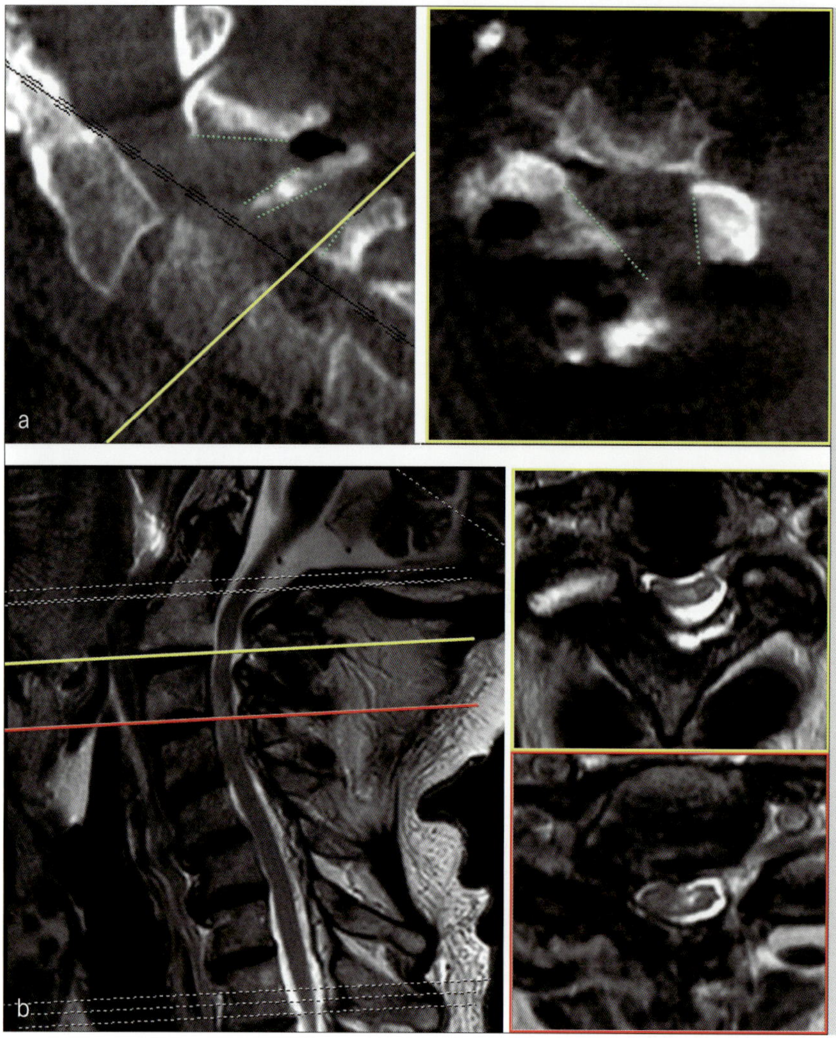

图 22.2 颈椎单侧椎板切除双侧减压术完成的骨和软组织减压图像。（a）术中 CT 扫描分别在矢状位（左侧）和轴状位重建（右侧）图像显示头尾间和背部周围充分的骨组织减压范围。（b）术后 MRI 证实 C2/C3（右上方轴位图像）和 C3/C4（右下方轴位图像）脊髓的减压彻底

椎管狭窄重建手术。内镜下椎板切除术双侧减压采用传统椎板间隙入路，类似于微创管道手术。骨质的切除包括同侧的半椎板切除术、棘突的腹侧底切，以及对侧的减压。颈椎内镜单侧椎板切除术双侧减压对于动态节段不稳或由前路病变如椎间盘突出、骨赘或后凸引起的椎管狭窄而导致椎管狭窄的患者不适用。

22.3 手术入路

仔细规划的手术入路轨迹对于颈椎内镜单侧椎板切除术双侧减压极为重要。入路轨迹的最佳头尾倾斜角能够使需要切除的骨质范围最小化，并通过相对侧调整管道方向，切除棘突的腹侧来实现充分的入路。患者在全身麻醉下俯卧于透视手术床上，头部用 Mayfield 头架固定。为了规划皮肤切口，使用前后位透视影像在皮肤上标记同侧椎弓根内壁的投影（▸ 图 22.3a）。然后再获取手术节段的侧位影像。手术入路由责任节段椎间盘水平线的后部与棘突间的一条线连接，将该线的投影线标记在皮肤上（▸ 图 22.3b）。皮肤的切口标记在入路轨迹和椎弓根内壁线交界的位置。用 11 号刀片在皮肤上做一个垂直的小切口。由于颈部肌肉的筋膜层很密集，经常需要在侧位透视图像的引导下，用 11 号刀片快速分离筋膜层。然后沿着既定的入路

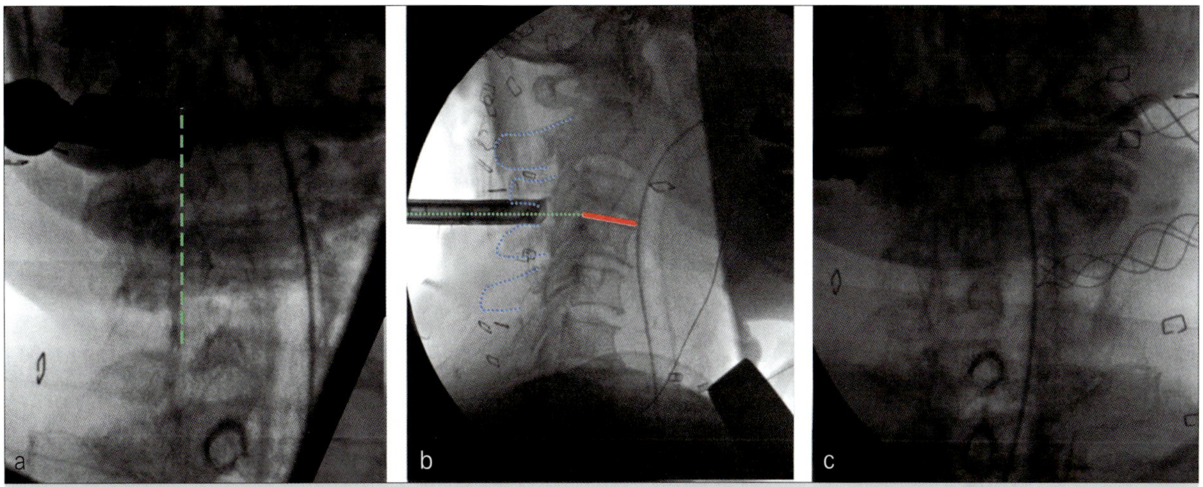

图 22.3 术中透视入路规划。（a）前后位 X 线证实了工作套管的尖端位于椎弓根内侧线附近的位置。（b）侧位 X 线显示入路轨迹（绿色虚线）位于责任节段棘突间（蓝色虚线），对准椎间盘水平线后端（红色线）。（c）前后位 X 线图像证实了对侧减压的程度充分

轨迹连续置入扩张套管，置入时进行适当的头尾活动。扩张器的头尾移动和侧位透视引导可以防止扩张器意外进入椎管。目标是触及责任节段并列椎板的边缘，这里将作为该手术入路的目标区域。带斜面的扩张管道可用于从椎板上剥离肌肉组织，以便于从触及到目标可视化的过渡。此时，应该进行前后位 X 线检查，以确认扩张管道的尖端位于椎弓根内侧中线附近（▸ 图 22.3a）。应该注意通过温和地施加向下的压力，使扩张器与椎板的边缘保持坚硬接触。在连续扩张之后，放置一个 30° 斜面的工作套管，开口朝向内侧中间。工作套管的斜角触及椎板的边缘，然后在使用内镜的同时，通过施加温和的向下的压力来保持管道与骨面坚实的接触。

22.4 目标区域的可视化

首先，用扩张器和工作管道的斜面触及并置于头尾侧椎板的并列边缘被可视化。为了实现这个目标，椎板上的肌肉和结缔组织可以使用双极烧灼和小的抓钳切除。在此阶段，管状牵开器的斜面可以作为牵开器，协助剥离和牵开软组织。其目的是使目标区域责任节段并列椎板的边缘可视化（▸ 图 22.4a）。椎板的边缘应该从棘突的内侧缘开始，向外延伸直至小关节的外侧 V 形结构。

22.5 半椎板切除术

采用钻石磨头的磨钻，沿着黄韧带附着的骨质进行上位椎板的半椎板切除术（▸ 图 22.4b）。黄韧带嵌入的椎板是该手术入路的主要解剖标志，因为它引导整个骨性减压。此时，可以进行最后的 X 线检查，以确认脊柱节段的正确位置。然后，再切除下位椎板的上缘后完成半椎板切除术（▸ 图 22.4c）。通常，黄韧带从腹侧到下位椎板是逐渐变薄的，在进行半椎板切除术的下半部分时，可以看见硬膜外间隙。在仔细地凝固硬膜外的血管后，用小抓钳和枪状钳切除黄韧带（▸ 图 22.4d）。椎板的边缘用枪状钳小心地进行潜行咬除（▸ 图 22.4e）。硬膜囊边界的显露标志着同侧减压的完成。

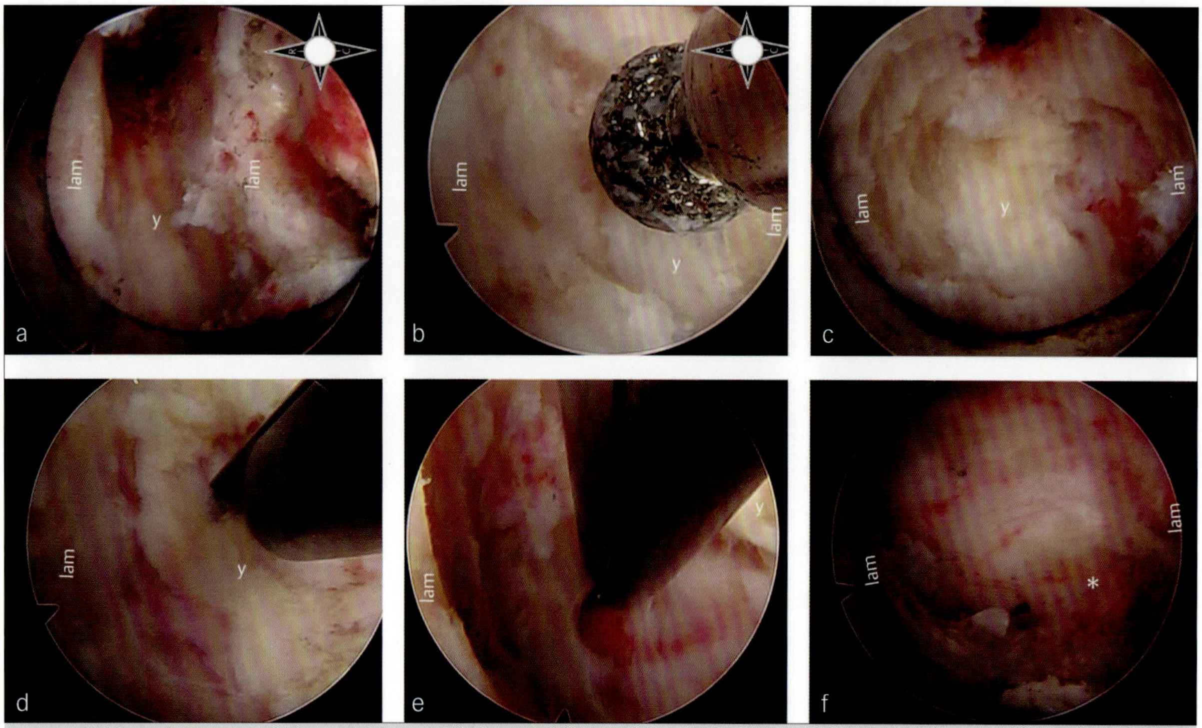

图 22.4 识别骨解剖标志和同侧减压。(a) 最初的内镜视图显示了并列的椎板边缘 (lam)，中间是黄韧带 (y)。(b) 半椎板切除术最初是沿头侧椎板的下边缘用磨钻切除。一旦半椎板切除术部分完成后，可以在头侧看见黄韧带。(c) 在尾侧，黄韧带变薄，可以看见硬膜外间隙。黄韧带 (d) 和骨的边缘 (e) 用枪状钳逐条切除。(f) 完成同侧的硬膜囊减压。星号代表同侧责任节段神经根的起源

22.6 底切棘突技术

为了避免在进行对侧减压时干扰脊髓，必须对棘突的根部进行大范围的潜行减压。采用钻石磨头的磨钻，同侧的半椎板切除术向中线延伸至临近棘突的基底部。重要的是，在对棘突进行潜行减压的过程中，需要不断切除表面的突出骨质，以便能够无阻碍地直接到达对侧。因此，需要切除棘突基底部一个较大的楔形部分，以便在不对脊髓施加任何压力的情况下到达对侧（▸ 图 22.2a 和 ▸ 图 22.5a）。通常情况下，为了给椎管的中央部分减压，以及通畅地到达对侧区域，需要对责任节段棘突基底部进行潜行切割。

22.7 对侧减压术

利用侧切磨头或枪状钳对对侧椎板进行潜行切除（▸ 图 22.5b）。如果无法到达对侧椎板，则需要对棘突进行额外的潜行切割。应该避免对脊髓施加任何压力，并应该进行神经电生理监测以确认脊髓的功能。用枪状钳切除对侧屈曲的黄韧带（▸ 图 22.5c）。一旦对侧的硬膜囊减压完成，应该用前后位 X 线影像来确认对侧减压的范围（▸ 图 22.2c）。此时，颈椎椎管背周的完整减压就完成了（▸ 图 22.5d）。

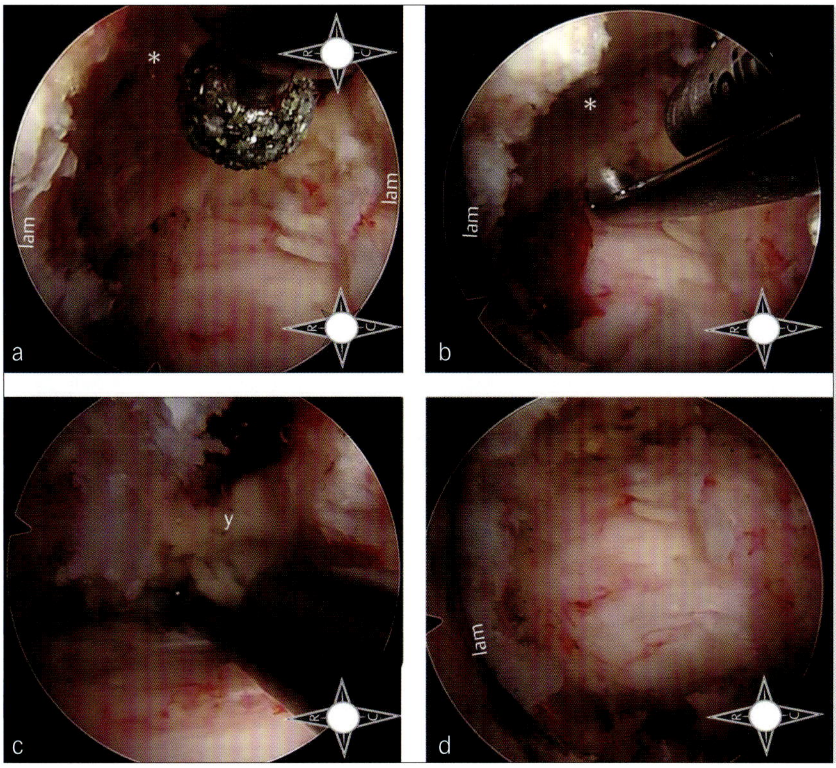

图 22.5　棘突的潜行切除和对侧减压。头侧棘突的基部（星号）用钻石磨头（a）和枪状钳（b）进行潜行减压。用枪状钳切除对侧突出的黄韧带。（c）在此操作过程中，要非常小心不能压迫脊髓。（d）脊髓减压完成的最后视图。lam，椎板

22.8　经验与教训

- 病例选择：内镜下颈椎单侧椎板切除术双侧减压仅适用于治疗由黄韧带屈曲等后路病变引起的颈椎管狭窄。
- 选择合适的内镜系统：小直径［iLESSYS Pro（joimax）或椎板间内镜（Wolf）］对比大直径内镜［iLESSYS delta,（joimax）或中央型狭窄内镜（Wolf）］。两种类型的内镜都可能用得上。小直径范围的优势在于更容易组织扩张，而且更容易从触及过渡到可视的骨性标志（因为工作管道的直径较小和组织移动较小）。较大的内镜具有允许使用较大器械的优势，并且考虑到椎板切开的缺损小于工作管道的直径，较大的工作管道不太可能意外地进入椎管。
- 由于脊柱被肩部遮挡，所以在侧位透视图像上进行下颈椎的节段水平计数是很困难的。利用前后位 X 线图像有助于从 T1 水平开始计数。图像导航有助于规划和手术入路的执行（见第 4 章）。
- 在最初的组织扩张时，肌肉筋膜平面很难穿透。一种策略是在侧位透视图像的引导下，采用 11 号刀片切断筋膜并向头尾段轻微移动（尖端 2~3 mm）。
- 在工作通道内操作手术器械时，总是朝向骨质结构，以避免对神经组织的意外损伤。避免使用不同轴长的仪器。
- 时刻注意工作套管的位置，避免压迫脊髓。
- 强烈建议对脊髓功能进行神经电生理监测，特别是在对侧减压时。
- 使用最低的灌注压力，这样仍然可以清晰地看到，并在骨减压时保持黄韧带在原位，以最大限度地减少对脊髓的压力。这在一些有腹侧病变（如椎间盘突出）的狭窄病例中尤其重要。

第五部分

扩展专题

23 采用全内镜技术治疗的具有挑战性案例

作者：Christoph P. Hofstetter
译者：王洪岗

23.1 病态肥胖患者

只要内镜能达到病变位置，全内镜脊柱手术受皮下脂肪组织的影响很小。对于经椎板间入路，管状牵开器的长度通常是足够的。而采用经椎间孔入路时，与标准内镜配套的工作套管长度有时会不足。大多数器械公司都会提供超长规格的内镜以备不时之需（详见第 5 章）。必要时，术者可通过测量术前影像资料来确定管状牵开器所需要的长度。在病态肥胖的患者中，一些其他因素，诸如手术床的最大承重量、是否需要特殊体位垫，以及因肥胖增加的医疗风险都应该被考虑到。

23.1.1 典型病例

57 岁病态肥胖男性（BMI 60）患者，就诊时主诉左下肢疼痛（VAS 10/10）和进行性左下肢无力（背屈 1/5；蹞长伸肌 0/5；跖屈 4/5）。患者曾几次摔倒，并出现膀胱功能障碍进行性加重。腰椎术前 MRI 显示 L1/L2、L2/L3、L4/L5 和 L5/S1 发育性椎管狭窄。患者接受 L1/L2、L2/L3、L4/L5 和 L5/S1 内镜手术行单侧入路双侧减压。患者对手术耐受良好，在术后 12 个月随访时，左下肢力量有所改善（左侧踝背屈 4/5；蹞长伸肌 3/5）。左下肢疼痛程度评分为 4/10，患者体重减轻了 80 磅（36.29 kg），目前可无拐杖独立行走，并已经恢复全职工作（▸ 图 23.1）。

23.1.2 经验与教训

- 全内镜椎管减压技术是治疗病态肥胖患者的适宜技术。
- 腰背部软组织会影响单侧入路双侧减压技术（ULBD）的实施。选择偏外侧一点的切口有助于对侧侧隐窝区域的减压。
- 应在术前影像学资料上测量预估所需通道的长度，以确保选择长度合适的手术通道。

23.2 经椎间孔入路治疗远端游离型腰椎间盘突出症

我们可以通过几处调整，通过经椎间孔入路摘除远端游离的脱出髓核。较陡峭的通道入路可以帮助我们摘除游离到下位椎体椎弓根上半部分的髓核（3 区；▸ 图 23.2）[1]。如果髓核游离到椎弓根下半部分，则需要磨除椎弓根上缘的一部分，结合陡峭的通道入路取出游离髓核。

23.2.1 典型病例

33 岁女性患者，患者右下肢放射痛 4 年。疼痛从下腰部向大腿外侧和小腿后外侧放射，VAS 为 3/10 分。查体：患者右臀中肌无力（4/5）和跖屈无力（4/5）。术前 MRI 显示右 L4/L5 椎间盘突出伴向下脱出，压迫右侧 L5 及 S1 神经根（▸ 图 23.3a，b）。患者行右侧经椎间孔入路内镜下 L4/L5 椎间盘切除术，经峡部入路并切除部分 L5 椎弓根内上缘（▸ 图 23.3c，d）。减压过程中，把 L5 椎弓根的内侧作为主要的解剖定位标志（▸ 图 23.3e），L5 神经根紧靠椎弓根内侧，行钝性剥离和锐性分离后，将游离髓核从神经根上剥离开，并取出（▸ 图 23.3f）。患者对手术耐受良好，术后 L5 支配区出现短暂性术后感觉异常，随访 2 周后症状消失。

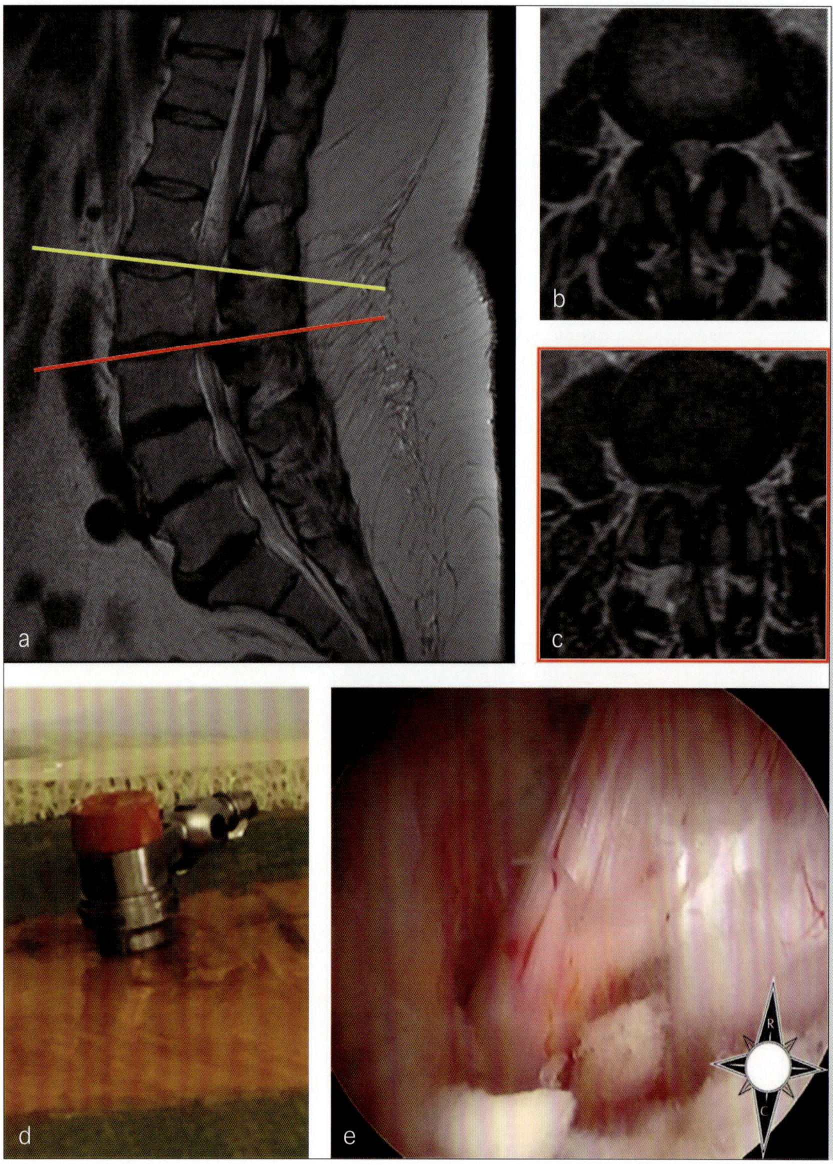

图 23.1 病态肥胖患者减压病例。（a）术前矢状位 T2 加权 MRI 显示多节段椎管狭窄，以 L1/L2（b）和 L2/L3（c）狭窄最严重。（d）14 cm 长度的手术通道，足以到达减压位置。（e）术中可见神经充分减压

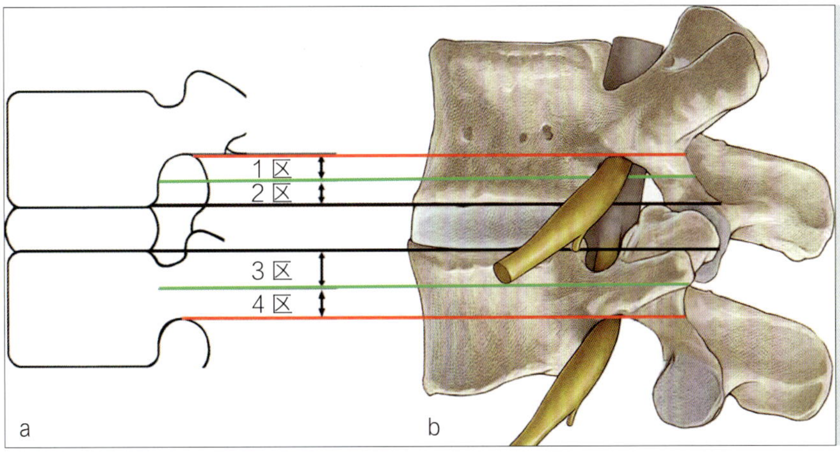

图 23.2 基于椎间孔入路技术的游离髓核分区。根据游离髓核与椎间隙的相对方向和距离分为四区：1 区（远上）、2 区（近上）、3 区（近下）和 4 区（远下）（引自 Lee 等 2007[1]）

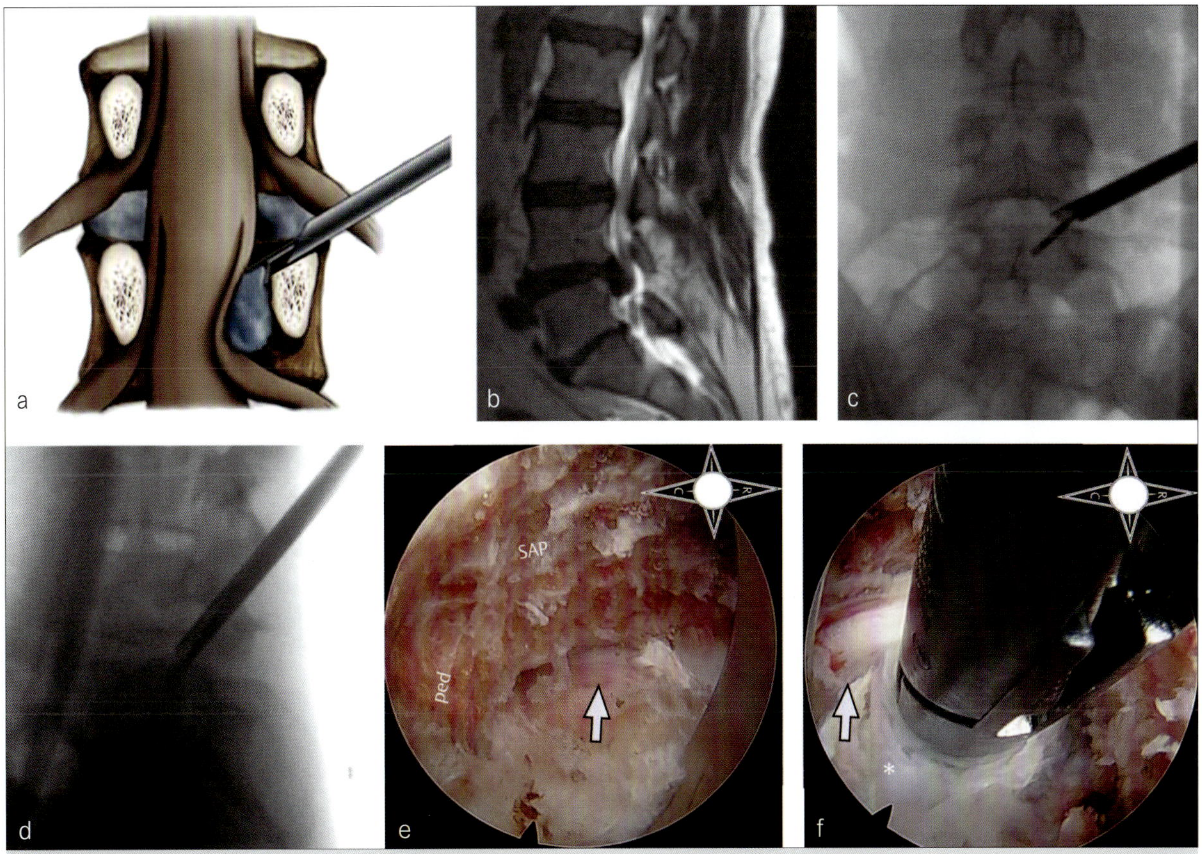

图 23.3 摘除远端游离髓核。（a）通道方向和切除部分椎弓根的示意图。（b）矢状位 MRI 显示 L4/L5 节段向尾端游离的髓核组织。（c）术中正位片提示减压范围充分。（d）术中侧位透视提示峡部入路的通道走行。（e）部分切除后的椎弓根和上关节突基底部交界处及行走神经根（箭头）。（f）分离神经根后，游离髓核（星号）被取出（SAP，上关节突）

23.2.2 经验与教训

- 经峡部椎间孔入路可取出 4 区的游离髓核。
- 行走神经根可能位于游离髓核的外侧，紧贴椎弓根内壁，因此进入椎管后应保持全程可视，以避免损伤神经组织。

23.3 经椎间孔入路治疗近端游离型腰椎间盘突出症

跨上关节突（trans-SAP）方法是指通道路径应与椎间隙方向一致，穿刺至上关节尖部磨除部分上关节可以取出 1 区和 2 区的脱出髓核，利用偏轴工具如弹簧髓核钳则可使操作更加简单。由于髂嵴的影响，该方法治疗 L5/S1 节段向头端游离病例比较困难，具有技术挑战性。

23.3.1 典型病例

57 岁男性患者，左下肢疼痛 6 年。疼痛从下腰部向大腿和小腿后外侧放射。疼痛评分 8/10。查体：患者左侧踝背屈（3/5）、左踇长伸肌（1/5）和左臀中肌（2/5）肌力减退。术前 MRI 可见 L4/L5 左侧椎间盘突出髓核向头端游离（▸ 图 23.4a，b）。患者行左侧 L4/L5 经上关节突入路摘除游离的髓核组织。术中经上关节突入路放置通道后，镜下即刻显露脱出的髓核组织（▸ 图 23.4c，d）。从下位椎弓根内侧开始

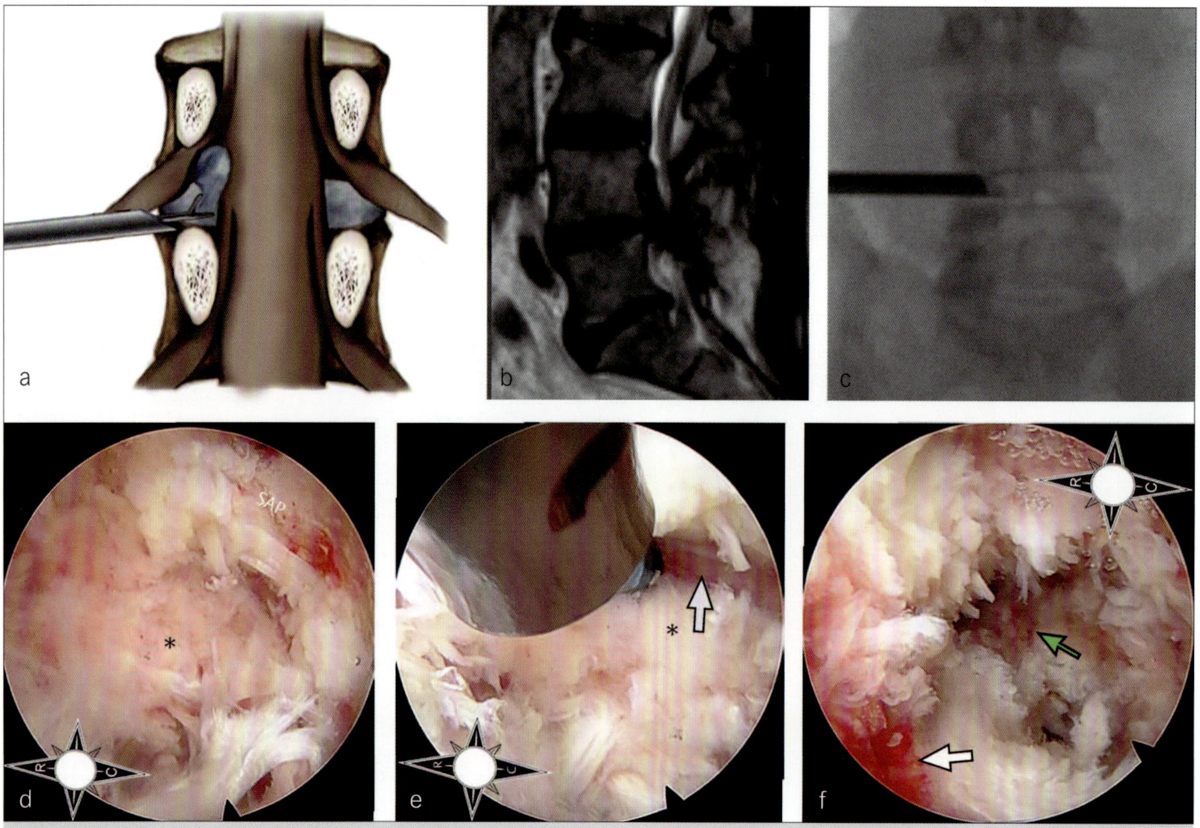

图 23.4 摘除近端游离髓核。（a）示意图。（b）T2 加权 MRI 提示 L4/L5 椎间盘脱出伴头端游离。（c）术中透视图像确认可弯曲的射频电极所到达的头端位置。（d）椎间盘髓核（星号）的术中初始图像。（e）从下位椎体椎弓根的头侧边缘开始，将行走神经根（箭头）从椎间盘髓核（星号）上分离出来。（f）摘除髓核后，可见 L4 椎体的下终板（绿色箭头），出行神经根（白色箭头）下降到椎间孔内（SAP，上关节突）

按照从尾端至头端的顺序将游离髓核与行走神经根分离开（▸ 图 23.4e）。摘除髓核组织后，出行根下降到椎间孔内（▸ 图 23.4f）。患者对手术耐受良好，术后症状消失。

23.3.2 经验与教训

- 经上关节突的入路可探查 2 区和大部分 1 区的游离髓核。
- 当使用头侧入路时，为进入椎管，部分切除上关节突是有必要的。

23.4 滑膜囊肿切除术

滑膜囊肿切除是全内镜脊柱手术的一个很好的适应证。经椎板间入路和经孔入路都可以切除滑膜囊肿。与传统手术相似，在处理滑膜囊肿之前，应首先观察到硬膜囊。如果在入路过程中进入滑膜囊肿，则应改变进入椎管的入口点，必要时切除更多的骨质，以显示硬膜囊。滑膜囊肿经常通过挤压硬膜囊产生褶皱和反复而使硬膜囊严重变形（▸ 图 23.5c）。全内镜脊柱手术能够提供高清晰度的可视化图像，可以探查这些硬膜囊皱襞，并有助于避免硬膜囊撕裂。滑膜囊肿有时会紧贴硬膜囊。这时可以使用锐性的解剖器械、显微手术剪进行锐性分离。如果不能将囊肿安全地进行剥离，可以保留粘连的囊肿壁。引起囊肿的小关节内侧面应用高速磨钻沿着头尾方向进行全部修整，并切除滑膜，以避免复发。

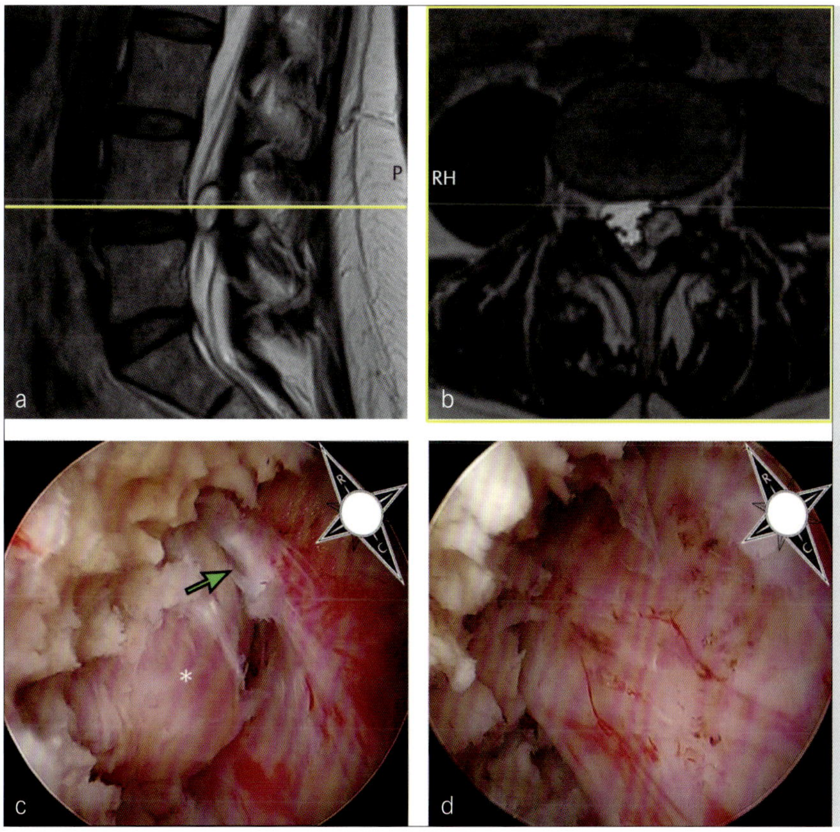

图 23.5 滑膜囊肿切除术。术前腰椎 T2 加权矢状位（a）和轴位（b）MRI 显示左侧 L4/L5 滑膜囊肿。（c）术中图像显示滑膜囊肿（星号）的下半部分。囊肿内侧边缘的硬膜囊折叠（绿色箭头）。（d）硬膜囊完全减压后的图像

23.4.1 典型病例

54 岁女性患者，左下肢放射性疼痛 3 个月。疼痛严重程度评分为 10/10。查体：患者左臀中肌（2/5）和左踇长伸肌（3/5）无力。术前 MRI 显示 L4/L5 左侧滑膜囊肿（▸ 图 23.5a，b）压迫 L5 行走神经根。患者进行了椎板间内镜下侧隐窝减压滑膜囊肿切除术。术中首先确定硬膜囊，再仔细暴露囊肿与硬膜囊的交界面（▸ 图 23.5c）。使用剥离子和锐性解剖器械，将滑膜囊肿从硬膜囊上分离。滑膜囊肿被完全切除（▸ 图 23.5d）。患者对手术耐受良好，术后 3 年症状无反复。

23.4.2 经验与教训

- 滑膜囊肿不是椎间融合术的绝对适应证。
- 滑膜囊肿可采用全内镜技术切除。
- 高清晰可视化图像使我们能够识别由滑膜囊肿造成的硬膜囊折叠和反复，从而保证硬膜囊的完整性。

23.5 L5/S1 经椎间孔入路合并高髂嵴患者

经椎间孔入路在 L5/S1 节段被认为是具有挑战性的，因为髂嵴阻挡、椎间孔狭窄和 L5/S1 小关节较宽都会对操作造成影响。而且，L5 的背根神经节几乎均位于椎间孔内，占据直径的 50% 以上[2]。若 L5 神经根受到刺激可能会导致感觉异常或复杂的局部疼痛综合征。由于上述诸多原因，经椎间孔入路在 L5/S1 可能具有不少挑战性，应仔细规划和执行。在 L5/S1 入路过程中，有如下策略可以帮助减少 L5 神经根损伤：

- 采用经上关节突入路，特别是在髂嵴在 L5 椎弓根中部上方的情况下[3]（有关技术请参阅第 17 章）。
- 在患者清醒或有神经监护的情况下进行手术。
- 尽可能缩短椎间孔内操作的时间。
- 采用椎板间入路内镜下对侧腰椎孔切开术，特别是在有内侧椎间孔狭窄的情况下。
- 对于椎间孔垂直方向狭窄（椎间孔高度 <10 mm）的病例，使用椎间融合器进行间接减压。
- 对椎管内疾病可采用经椎板间入路。

23.5.1 典型病例

52 岁女性患者，2 年前行右侧 L4/L5 和 L5/S1 椎板间内镜下腰椎侧隐窝减压术，现右下肢疼痛复发。其疼痛在一次长距离步行后开始，并遵循 L5 神经区域分布。患者的神经功能完好无损。腰椎 MRI 显示右侧 L5/S1 椎间孔区滑膜囊肿（▸ 图 23.6a）。患者进行了诊断性右侧 L5 神经根阻滞，疼痛得到了短暂性缓解。而后患者进行了右侧经椎间孔内镜下 L5/S1 椎间孔切开术，同时切除了椎间孔区滑膜囊肿。以 S1 椎弓根内侧缘为主要解剖标志，采用经上关节突技术进行椎间孔切开（▸ 图 23.6b）。切除上关节突腹侧和小关节外侧滑膜囊（▸ 图 23.6c）。切除椎间孔外的黄韧带，彻底减压 L5 神经根（▸ 图 23.6d）。患者对手术耐受良好，术后 6 个月右下肢疼痛已完全缓解。

23.5.2 经验与教训

- L5/S1 节段的椎间孔疾病可采用经上关节突入路来处理（有关技术请参阅第 17 章）。
- 对于 L5/S1 节段的垂直方向椎间孔狭窄，特别是节段性冠状面畸形，应更倾向考虑采用椎间融合器间接减压和节段性椎间融合术处理。
- 椎管内的病变可优先采用椎板间技术。
- 在 L5/S1 节段运用经椎间孔入路可能会受到限制，尤其是在骨盆髂嵴较陡的情况下。

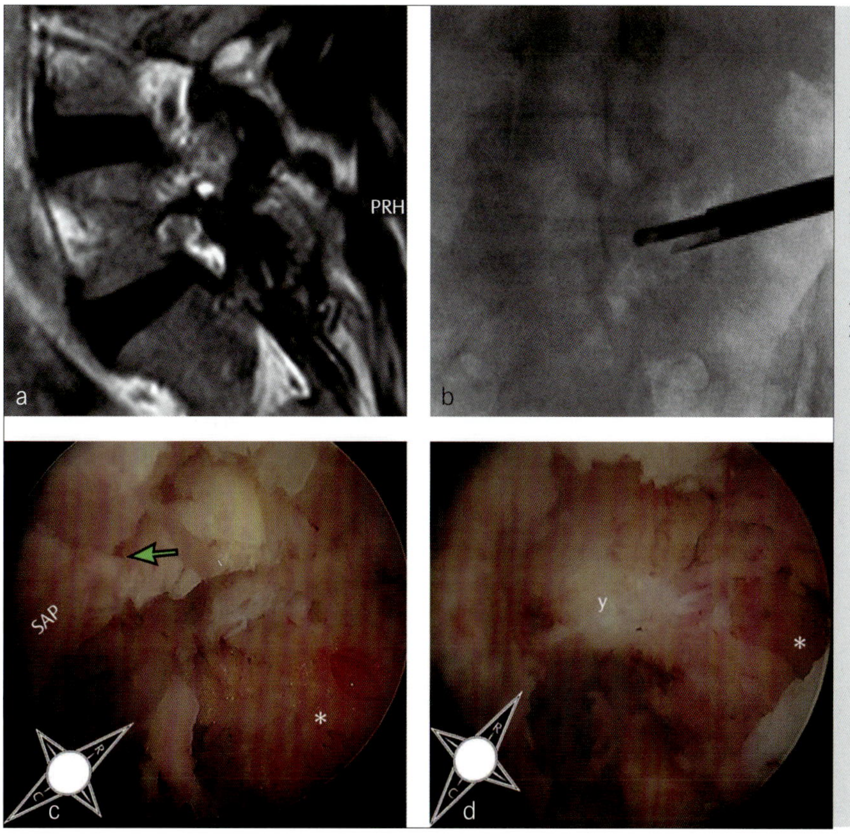

图 23.6 L5/S1 椎间孔滑膜囊肿。（a）术前 MRI 显示 L5/S1 小关节外侧部分滑膜囊肿。（b）术中透视证实 S1 椎弓根位置。（c）暴露 L5/S1 小关节的侧面，可见 L5 神经根（星号）椎间孔外部分。（d）上关节突（SAP）部分切除后，L5 神经根得到减压（星号）。椎间孔外黄韧带（y）残留

参考文献

[1] Lee S, Kim SK, Lee SH, et al. Percutaneous endoscopic lumbar discectomy for migrated disc herniation: classification of disc migration and surgical approaches. Eur Spine J. 2007; 16(3):431–437

[2] Hasegawa T, Mikawa Y, Watanabe R, An HS. Morphometric analysis of the lumbosacral nerve roots and dorsal root ganglia by magnetic resonance imaging. Spine. 1996; 21(9):1005–1009

[3] Choi KC, Park CK. Percutaneous endoscopic lumbar discectomy for L5-S1 disc herniation: consideration of the relation between the iliac crest and L5-S1 disc. Pain Physician. 2016; 19(2):E301–E308

24　内镜翻修手术

作者：Ralf Wagner, Christoph P. Hofstetter
译者：王洪岗

24.1　原则

全内镜脊柱手术能够让操作者重新进入并翻修以前手术的脊柱节段。许多传统手术的外科原则也适用于全内镜脊柱手术；然而，鉴于手术野范围较小，精确识别主要解剖标志至关重要。对于那些解剖标志可能被瘢痕组织遮盖或被部分切除的翻修手术来说，这一点更为重要。如果无法识别主要的解剖标志，神经结构将有损伤的风险，因为术中通常是利用这些解剖标志来进行定位和识别的。对于椎板间入路翻修手术而言，附着在上位椎板腹侧的黄韧带是主要的解剖学标志，因为其可以安全地用来识别硬膜囊。另一种可选方案是，将下位椎体椎弓根的内侧面作为定位神经结构的解剖学标志。对于经椎间孔入路，下位椎体的椎弓根是主要的解剖标志。术中使用电刺激诱发下肢肌电图（EMG）也可辅助神经结构的定位。与传统的外科手术一样，手术医师应通过视觉识别主要的解剖标志，并借助透视或导航进行确认。这样就能有效识别神经组织，从而安全地将其与瘢痕组织分离开来。全内镜脊柱手术中的持续液体冲洗可以起到组织平面分离的作用，从而有助于分割瘢痕组织。此外，现代内镜系统提供的高清晰视觉图像有助于我们明确识别解剖标志物和神经组织。最后，管状牵开器的斜面是翻修手术的一个非常有用的组成部分，因为它可以起到拉钩的作用，拨开神经组织，制造操作空间。总之，与传统手术相比，全内镜脊柱手术对于诸如骨表面或硬膜囊等有瘢痕的解剖区域的识别和分离更为安全。

24.2　适应证

术后残留 / 复发性椎间孔型、中央型或侧隐窝型狭窄是全内镜翻修手术的适应证。相对禁忌证包括椎间孔垂直方向狭窄（孔高 <10 mm）、节段性冠状面畸形伴单侧椎间孔塌陷、脊柱侧凸畸形所致的椎间孔狭窄（冠状面 Cobb 角 >20°）。在上述情况中，椎间孔减压需要部分切除下位椎体的椎弓根。虽然技术上可行，但其往往会导致手术时间延长、出行神经根损伤潜在风险以及可能症状缓解时间短暂等问题。对于此类病例，应考虑使用椎间融合器进行椎体间融合从而实现椎间孔间接减压。峡部骨折引起的节段性不稳也是内镜下翻修手术的另一个相对禁忌证。对于椎体融合术的翻修，神经减压合并稳定的椎间融合可以起到很好的手术效果。鉴于融合节段无活动性并且减压后的症状缓解通常是永久性的，一般只需要对神经进行最低程度的减压即可。强大的高速磨钻的出现，让切除部分错位的椎间融合器、螺钉和其他内置物成为可能，并可在某些情况下避免高创伤性的传统翻修手术。由于高生物力学力影响下退变加速，融合手术相邻节段的减压效果通常不那么持久。邻近节段的中央和侧隐窝狭窄减压通常是有效的，并且症状常能够持久缓解（2~5 年）。而融合手术相邻节段的椎间孔狭窄通常需要椎间融合处理。在决定进行任何治疗之前，都必须完成过屈过伸位动态 X 线片、CT 和 MRI 以评估邻近节段情况。

24.3　案例阐述

24.3.1　经椎板间内镜下腰椎间盘切除翻修手术

40 岁女性患者，既往高血压、糖尿病和抑郁症病史，且有 3 次左侧 L5/S1 椎间盘切除术手术史，现左下肢疼痛 6 个月，疼痛放射至左大腿后部和小腿。患者描述疼痛性质为刺痛和胀痛，其疼痛评分为 7/10。患者还诉有 8/10 分的背痛和严重的功能障碍［ODI 指数（Oswestry Disability Index）68］。包括使用非甾体抗炎药（NSAIDs）加巴喷丁、肌肉松弛剂和物理疗法等在内的所有的保守治疗方法患者都已尝试过。体格检查，患者左足跖屈无力（3/5），左侧踝反射消失。术前 MRI 检查提示 S1 行走神经根的后方既往减压充分（▸ 图 24.1a）。然而，神经根受到腹侧的椎间盘—骨赘复合体的挤压并严重移位。CT 扫描显示终板后方形成了巨大的

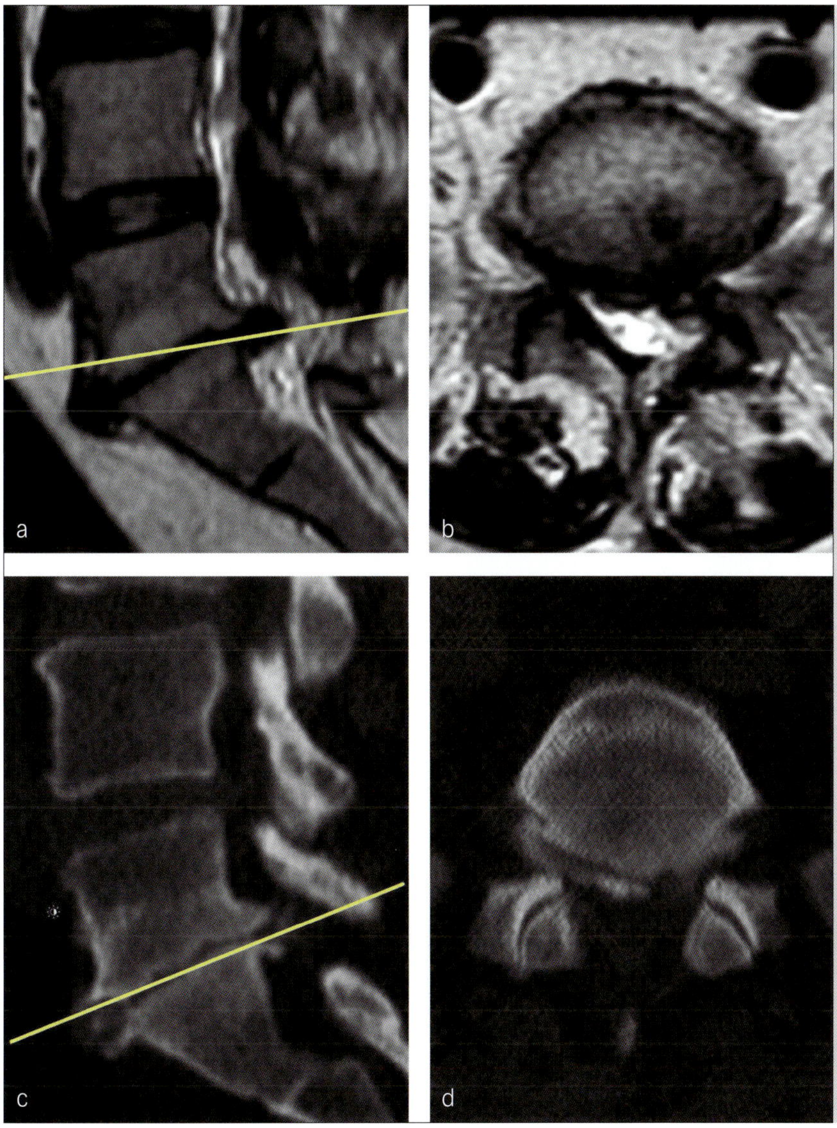

图 24.1　术前影像显示残留的椎间盘—骨赘复合体。（a，b）矢状位和轴向 T2 加权 MRI 显示左侧 L5/S1 椎间盘—骨赘复合体向后挤压 S1 行走神经根。矢状位图像上显示广泛的后方减压。（c，d）术前 CT 扫描显示 L5 和 S1 终板后方形成了巨大的边缘骨赘

边缘骨赘（▸ 图 24.1b）。患者进行了左侧 L5/S1 经椎板间内镜下腰椎间盘切除翻修手术，同时一并切除了椎间盘—骨赘复合体。术中，在额外切除了 S1 椎弓根内侧的 S1 椎板后，便可安全识别左侧 S1 神经根。用管状牵开器的斜面分离神经结构中的瘢痕（▸ 图 24.2a）。用钻石磨头磨除椎间盘—骨赘复合体，同时用管状牵开器隔开 S1 行走神经根（▸ 图 24.2b）。术后 CT 扫描证实椎间盘—骨赘复合体已被完全切除（▸ 图 24.2c，d）。患者对手术耐受良好。目前术后已 2 年，患者的力量和感觉都有所改善，神经根性疼痛已消除，仅留有轻微的 S1 麻木。

经验与教训

- 在椎板间入路手术中，对于瘢痕粘连严重的手术区域，下位椎体的椎弓根是一个有用的解剖学标志，可用于识别神经结构。
- 管状牵开器一旦进入椎管，就可以移动、牵拉和保护神经结构。
- 尤其是在下腰段，可采用椎板间入路切除行走神经根腹侧的椎间盘—骨赘复合体。

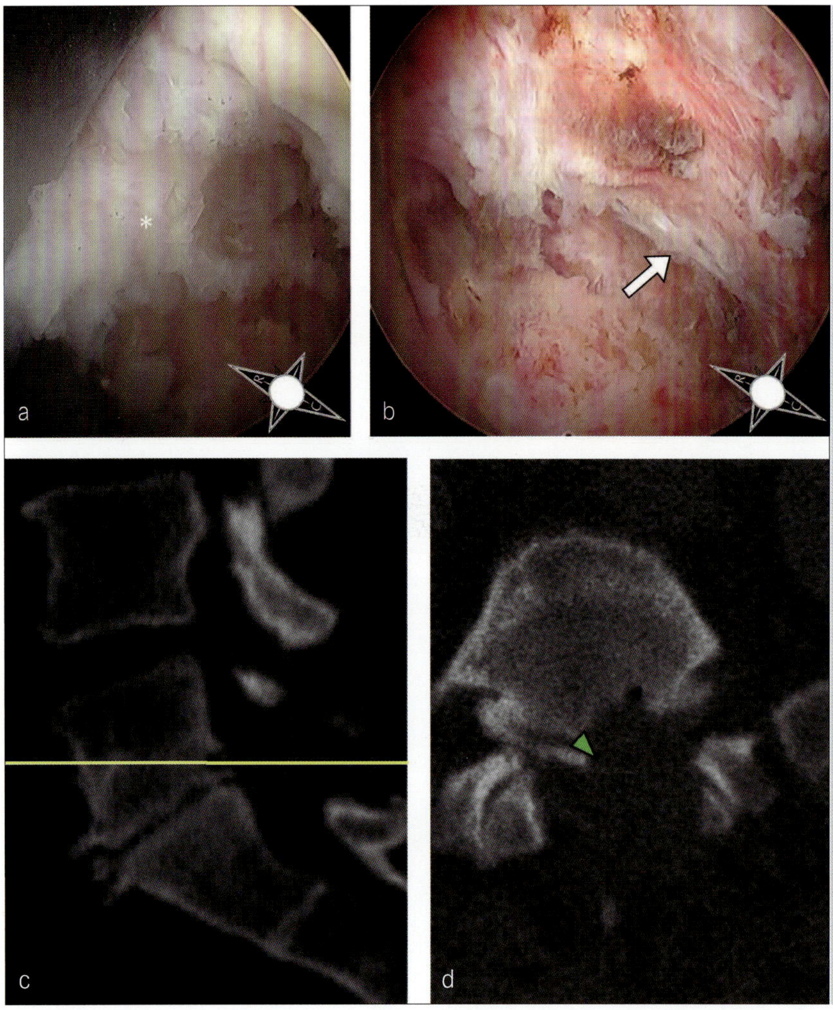

图 24.2 经椎板间内镜下腰椎间盘切除翻修手术。（a）术中图像显示前方巨大的椎间盘—骨赘复合体（星号）。（b）S1 行走神经根（箭头）与硬膜外瘢痕粘连，但在椎间盘—骨赘复合体切除后，神经根腹侧完全减压。术后矢状位（c）和轴位（d）CT 扫描显示椎间盘—骨赘复合体完全切除。经椎板间入路可以切除中线以外的骨赘—椎间盘复合体（绿色箭头）

24.3.2 经椎间孔内镜下腰椎间盘切除翻修手术

50岁男性患者，5年前有传统L4/L5椎间盘切除手术史，现为急性起病的复发性左下肢疼痛和无力。患者描述疼痛从其下腰部放射到大腿和小腿的侧面，疼痛严重程度评分为7/10。神经系统查体，患者左臀中肌无力（4/5）。术前影像显示左L4/L5小关节下椎间盘突出，伴少量向下移位（▸图24.3a，b）。患者进行了左侧经椎间孔内镜下L4/L5椎间盘切除术。暴露下位椎体椎弓根后，可见行走神经根和突出的椎间盘髓核（▸图24.3c）。切除游离的髓核，检查纤维环缺损并清除松散的碎片。从而，纤维环到椎弓根头侧区域内的行走神经根就能被充分检查并完成神经减压（▸图24.3d）。患者对手术耐受良好。在6个月的随访中，患者的根性症状和肌力减退都得到了完全缓解。

经验与教训

- 经椎间孔入路为椎间盘切除翻修手术提供了一条未被既往手术影响的全新手术通道。

24.3.3 经椎板间内镜下侧隐窝减压翻修手术

71岁男性患者，1年前有微创下左侧L3/L4内侧小关节切除手术史，现出现复发症状。患者诉先前的手术减轻了其神经根性疼痛，但遗留左足下垂症状。3个月前，其下肢刺痛症状复发，疼痛辐射到左臀部和左大腿外侧，疼痛严重程度评分为7/10。患者诉站立和行走会加重疼痛。神经系统查体，患者左足背伸（0/5）、踇长伸肌（0/5）、左臀中肌（3/5）肌力减退。术前腰椎MRI显示左侧L3/L4侧隐窝瘢痕组织形成，左侧L4行走神经根压迫（▸图24.4a，b）。术前CT扫描显示左侧L3/L4小关节术后缺损改

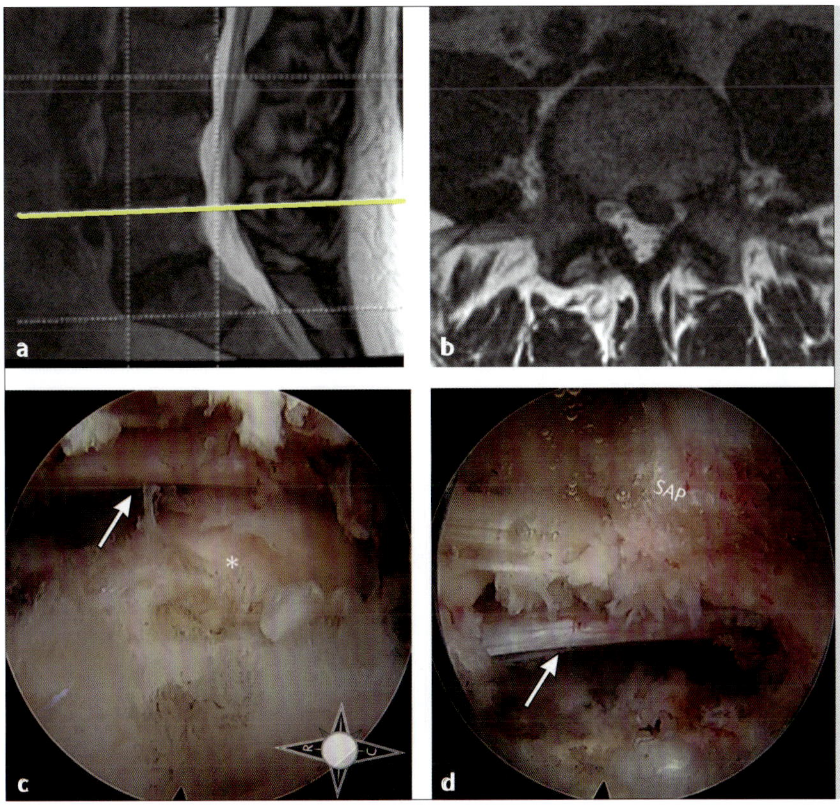

图24.3 复发性左侧L4/L5椎间盘突出症。矢状位（a）和轴位（b）T2加权MRI显示左侧L4/L5小关节下椎间盘突出。（c）术中图像显示行走神经根（箭头）被椎间盘髓核（星号）挤压移位。（d）摘除突出的髓核后，行走神经根（箭头）完全减压（SAP，上关节突）

变（▸ 图 24.4c）。患者进行了左侧 L3/L4 经椎板间内镜下侧隐窝减压术。在手术过程中，从头至尾地将神经结构从上一次手术瘢痕组织中辨别出来（▸ 图 24.4d）。使用髓核剪将瘢痕组织部分切除。然后使用剥离子将瘢痕从神经组织中分离出来（▸ 图 24.4e）。瘢痕组织紧密地附着在行走神经根上，因此将其留在原位（▸ 图 24.4f）。用管状牵开器的斜面轻轻地牵拉、活动行走神经根，以排除粘连。患者对手术耐受良好。目前术后 6 个月，神经根疼痛已经消除，但其下肢肌力没有恢复。

经验与教训

- 在经椎板间入路过程中，识别神经结构最安全的区域是手术野的头侧，也可选择在下位椎体椎弓根内侧进行行走神经根的识别。
- 钝性分离器可用于剥离神经组织；持续冲洗有助于形成组织平面。
- 椎板间侧隐窝减压术能够进行广泛的头尾部减压和神经结构检查，这在定位模糊的病例中非常有价值。

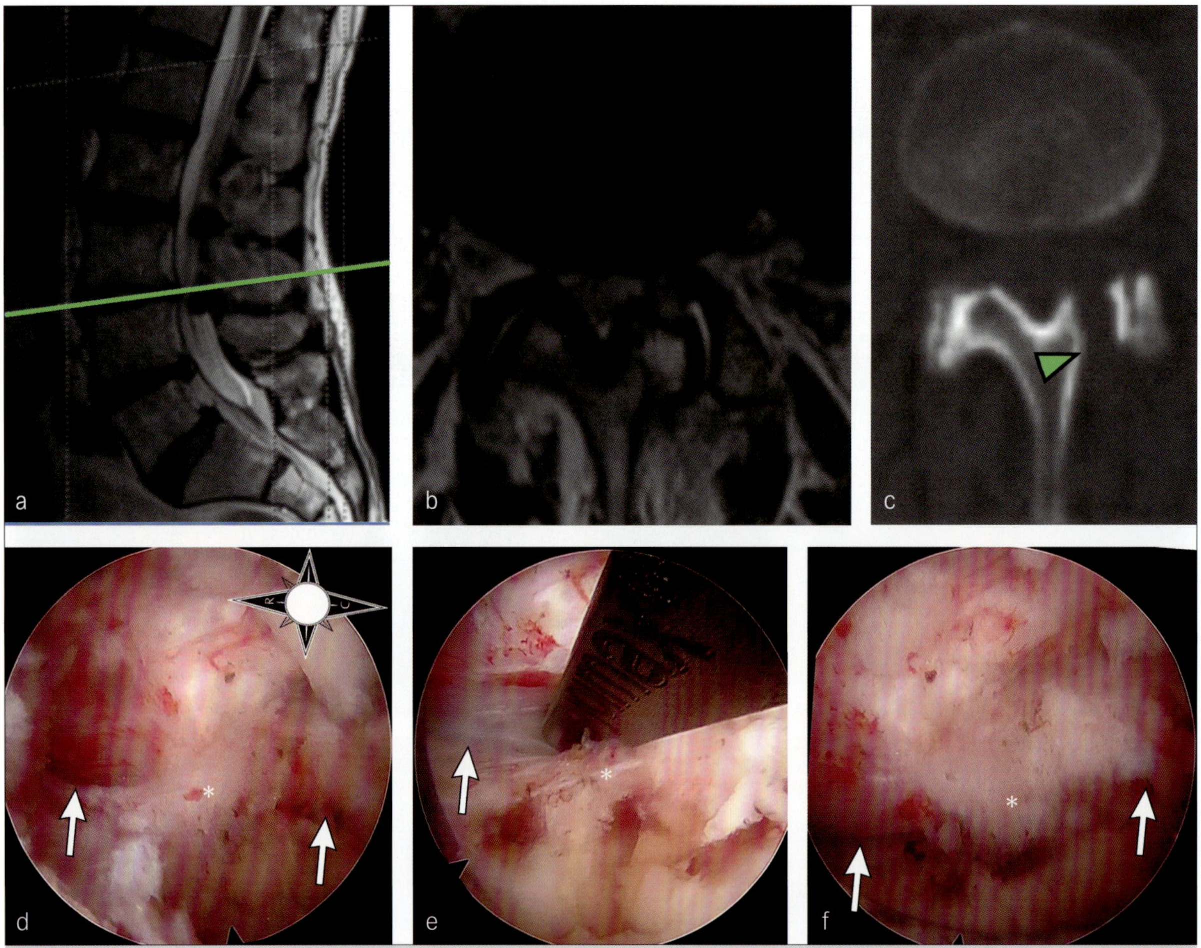

图 24.4 经椎板间内镜下侧隐窝减压术。矢状位（a）和轴位（b）T2 加权术前 MRI 显示左侧 L4 神经根在 L3/L4 侧隐窝受压。（c）先前骨性减压后的侧隐窝内可见瘢痕组织。CT 扫描显示先前减压引起的骨质缺损（绿色箭头）。（d）沿着小关节切除后的内侧缘，将神经结构（箭头）的外侧缘从头至尾地从上一次手术瘢痕组织（星号）中辨别出来。（e）使用钝性器械将神经根（箭头）轻轻地与瘢痕组织（星号）分离开来。（f）瘢痕组织（星号）紧密地附着在行走神经根（箭头）上，因此将其留在原位

24.3.4 经椎间孔内镜下侧隐窝减压翻修手术

患者是一位 74 岁普通外科医生，5 年前有 L4/L5 椎板切除术病史，目前在 L5 神经根分布区域出现左下肢进行性疼痛。患者左侧踇长伸肌有轻微的无力（4/5）。诊断性神经阻滞证实了 L5 神经根为责任病灶。术前 MRI 显示左侧 L4/L5 侧隐窝狭窄（▸ 图 24.5a，b）。患者进行了左侧经椎间孔内镜下侧隐窝减压术。在手术中，选择经上关节突（trans-SAP）入路，以便对侧隐窝进行腹侧和背侧减压（▸ 图 24.5c，d）。使用侧方磨钻和 Kerrison 咬骨钳切除腹侧的上关节突。使用侧方磨钻切除边缘骨赘。患者对手术耐受良好。术后 CT 证实侧隐窝减压充分（▸ 图 24.5e，f）。目前术后 6 个月，其下肢神经根性症状已经消失。

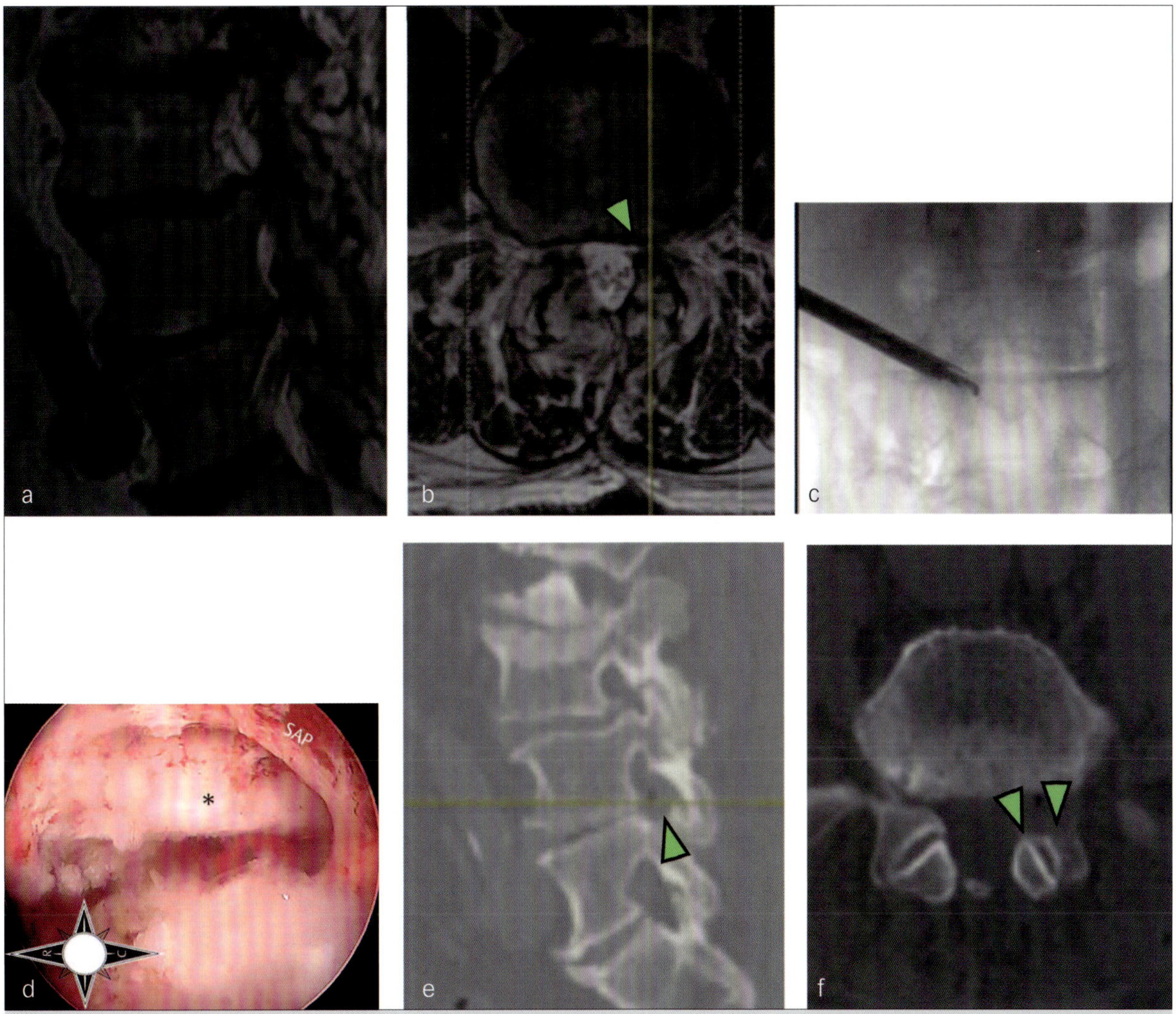

图 24.5 经椎间孔内镜下侧隐窝减压术。术前 T2 加权矢状位（a）和轴位（b）MRI 显示左侧 L4/L5 侧隐窝狭窄（绿色箭头）。在传统的椎板切除术后，后方的骨质部分缺失。（c）术中透视验证 L5 椎弓根的位置。（d）左侧 L4/L5 侧隐窝的术中图像。通过切除上关节突（SAP）的腹侧部分和切除椎体边缘骨赘，分别对行走神经根（星号）的背侧和腹侧进行减压。术后矢状位（e）和轴位（f）CT 显示通过切除上关节突的腹侧部分（绿色箭头），侧隐窝得到了充分的减压

经验与教训

- 采用经上关节突技术的经椎间孔入路可对侧隐窝进行腹侧和背侧的减压。
- 经椎间孔入路为侧隐窝减压翻修手术提供了一条未被既往手术影响的全新手术通道。

24.3.5 经椎板间入路内镜下后移椎间融合器切除术

39 岁女性患者，9 年前有 L4/S1 经孔椎间融合手术史，并有数年的进行性右侧大腿后外侧和小腿疼痛病史。查体，右侧跗长伸肌无力（3/5）。术前 MRI 和 CT 显示 L5/S1 peek 材料的椎间融合器向后移位，压迫 S1 行走神经根（▸ 图 24.6a，b）。患者进行了椎板间内镜下椎间融合器部分切除术，以减压右侧 L5/S1 侧隐窝。在手术中，神经结构在额外切除了少量 L5 椎板后得以充分确认。用管状牵开器的斜面将有瘢痕附着的神经结构与融合器后部进行剥离，并在融合器部分切除时用其保护神经结构（▸ 图 24.6c）。患者对手术耐受良好，术后症状完全缓解。术后 CT 扫描证实，椎间融合器突出部分已被完全切除（▸ 图 24.6d）。

经验与教训

- 全内镜技术的管道直径较小，能够穿过既往融合手术内置物之间的空隙，进入病灶位置。
- 在椎板间入路，一旦管状牵开器进入椎管就可以对有瘢痕附着的神经结构进行松解、牵拉和保护。

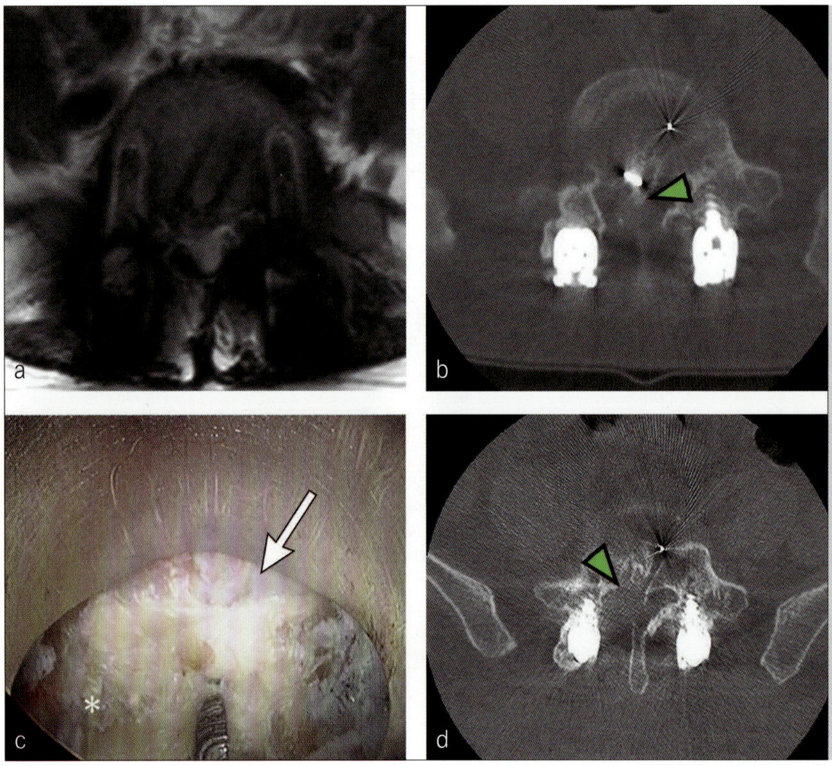

图 24.6 经椎板间内镜下椎体融合器切除术。术前轴位 MRI（a）和 CT（b）显示侧隐窝狭窄是由一个突出的融合器引起的。（c）部分切除后，融合器内侧面的术中图像。（d）术后 CT 证实减压充分

24.3.6 经椎间孔内镜下胸椎间盘切除翻修手术

61岁女性患者，曾尝试过T12/L1椎板切除术、椎间盘切除和椎间融合术（▸ 图 24.7a），合并脑脊液（CSF）漏，经2周腰椎引流和硬膜外自体血充填法治疗，呈双侧大腿和小腿持续性痉挛。神经系统查体，患者右侧伸膝无力（4/5），呈脊髓型病变（左侧巴宾斯基征阳性）。术前MRI显示T12/L1中央型巨大椎间盘突出压迫脊髓（▸ 图 24.7b）。患者进行了左侧T12/L1经椎间孔内镜下胸椎间盘切除术。术中发现硬膜囊腹外侧有一个约4 mm×2 mm的巨大缺损，用DuraGen镶嵌移植材料和TISSEEL进行修补（▸ 图 24.7c~e）。患者对手术耐受良好，术后MRI证实椎间盘突出已被完全切除（▸ 图 24.7f）。全内镜翻修手术12个月后，患者下肢痉挛症状已经消除。

经验与教训

- 经椎间孔入路可以进入到胸段脊髓腹侧的病变部位。
- 在某些情况下，全内镜脊柱手术可避免传统手术带来的相关并发症。

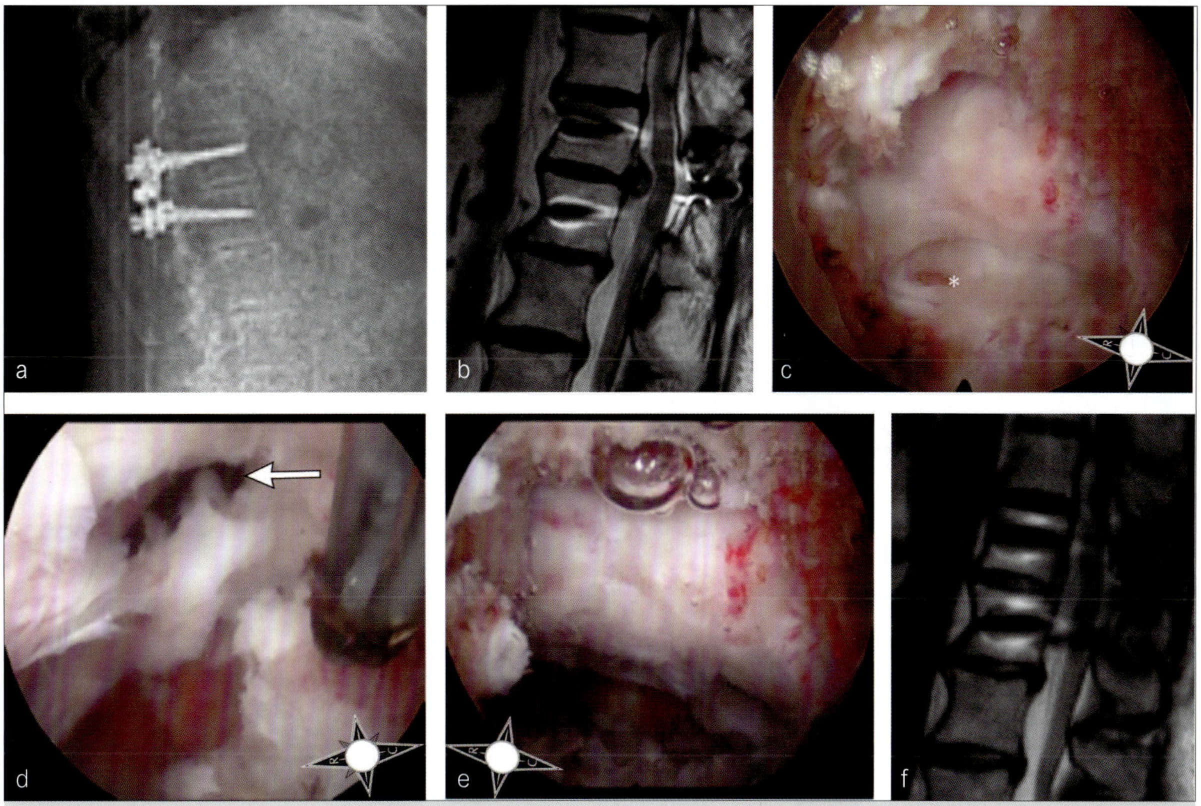

图 24.7 经椎间孔内镜下胸段椎间盘切除术。（a）术前X线片显示T12/L1椎弓根钉棒固定。（b）术前T2加权MRI显示T12/L1中央型椎间盘突出伴胸段脊髓受压。（c）术中图像见椎间盘突出（星号）压迫脊髓。（d）检查上次手术造成的硬膜囊缺损（箭头）。（e）椎间盘突出切除后，脊髓充分减压。（f）术后MRI证实脊髓减压充分

24.3.7 经椎板间入路内镜下骶髂螺钉切除术

56 岁女性患者，有 L2~L5 融合手术史，在行右侧骶髂融合后发生急性右侧 S1 神经根病。患者诉其右后小腿放射性剧痛。神经系统查体无明显异常。术前 CT 显示上端的骶髂螺钉突出 S1 椎弓根（▸ 图 24.8a）。患者进行了椎板间内镜下右半椎板切开骶髂螺钉突出切除术（▸ 图 24.8b）。术中观察到骶髂螺钉尖端挤压 S1 神经根（▸ 图 24.8c）。用钻石磨头将骶髂螺钉突出部分切除（▸ 图 24.8d）。患者对手术耐受良好，术后神经根性疼痛消失。

经验与教训

- 可使用内镜中的钻石磨头来切除钛合金内置物的少量突出部分。

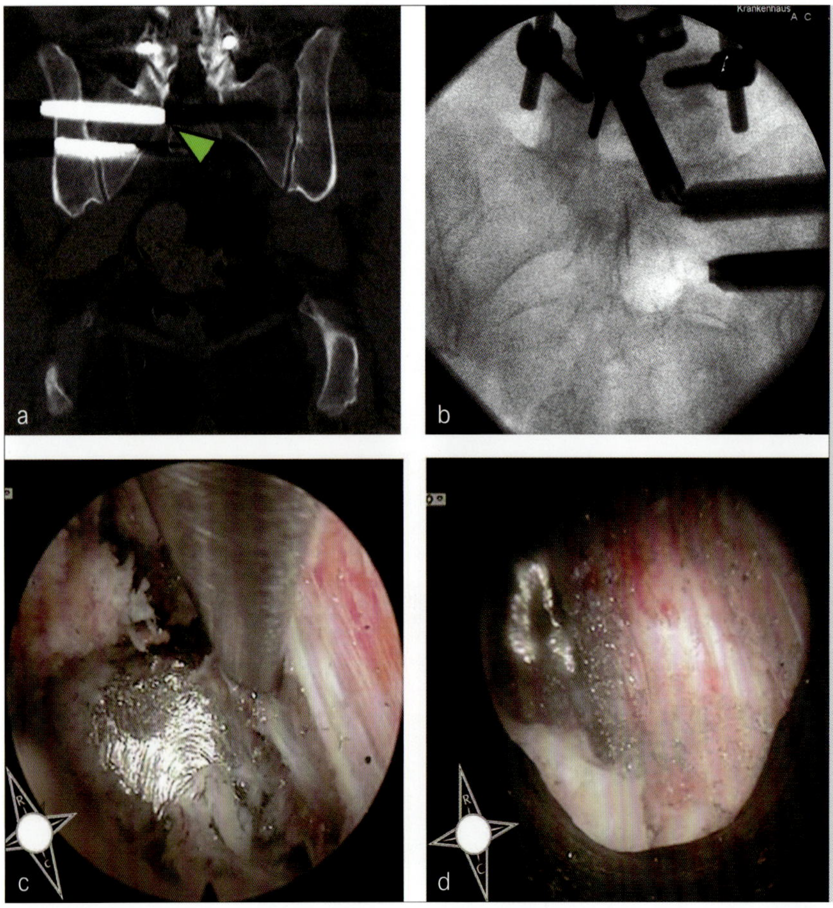

图 24.8 经椎板间内镜下骶髂螺钉部分切除术。（a）术前冠状位 CT 显示头侧骶髂螺钉突出超过了 S1 椎弓根内侧缘（箭头）。（b）术中正位透视图像确定内镜位置适当。（c）牵拉 S1 行走神经根以暴露骶髂螺钉的尖端。（d）部分切除骶髂螺钉后，行走神经根压迫消失

25 全内镜脊柱手术相关并发症

作者：Jun Ho Lee, Christoph P. Hofstetter
译者：汤 宇

25.1 并发症的类型

对传统脊柱手术的研究表明，手术的创伤与多个器官系统的并发症发生率密切相关。微创脊柱手术，特别是全内镜脊柱手术的基本原理就是通过减小手术的创伤，从而降低全身系统和手术并发症发生率[1]。全内镜下脊柱手术相关并发症包括：硬膜撕裂、硬膜外血肿、术后感觉异常、突出椎间盘切除不彻底、复杂性区域性疼痛综合征和全身并发症[2]。也可能发生感染，但是由于手术器械没有直接接触皮肤，且手术是在连续灌注下进行的，故发生率很低（▸ 表 25.1）。

表 25.1 脊柱内镜研究组开展的多中心队列研究（553 例内镜手术）

并发症	病例数（发生率）
硬膜撕裂	4（0.72%）
硬膜外血肿	2（0.36%）
复杂疼痛障碍	2（0.36%）
椎间盘突出复发	4（1.1%）
椎间盘突出残留	10（1.8%）
全身系统	4（1.8%）
总计	26（4.7%）

说明：该研究组平均年龄 57 岁，疾病分别为：
- 椎间盘突出症（377，68%）。
- 中央椎管狭窄症（71，12%）。
- 椎间孔狭窄症（68，12%）。
- 其他类型：侧隐窝狭窄、邻近节段疾病、关节滑膜囊肿以及椎间盘炎（8%）。

25.2 硬膜撕裂

全内镜脊柱手术的一些特点有助于避免硬脑膜的撕裂。在使用 Kerrison 咬骨钳、显微骨凿或骨钻切除组织时，高清偏轴视野能够使其全方位可视化（相关手术技术请参见第 8 章和第 9 章）。此外，持续灌注降低了硬膜囊的透壁压力梯度，同时可以更容易、更安全地进行神经组织的操作。但是，任何内镜操作中都可能发生硬膜撕裂，脊柱外科医生在进行此类手术时需要熟悉合适的操作策略[3]。

25.2.1 经椎间孔入路硬脊膜撕裂

行经椎间孔入路时，最开始逐级切开的时候发生硬膜撕裂风险最高。包括非可视化（使用环锯）和可视化（切除椎间盘 / 后纵韧带）暴露神经组织，都存在潜在的损伤风险。在采用椎间孔入路的病例中，以下情况可能增加硬膜损伤的风险：

- 既往有椎板间入路手术史（行走神经根粘连）。
- 上腰段（L1/L2 或 L2/L3）使用环锯。
- 行走神经根被关节突下突出的椎间盘挤压向侧方。
- 经椎间孔的翻修手术。
- 椎间孔区大量的骨赘。
- 钙化的胸椎间盘。

通过术前仔细分析椎间孔的大小和行走神经根在椎间孔的位置，可以最大限度地降低出行神经根损伤的风险。对于椎间孔严重狭窄的病例，应考虑经上关节突入路或椎间孔外入路。在使用环锯切除上关节突时，谨慎辨认正位片上椎弓根的内侧缘，可避免损伤行走根。值得注意的是，在上腰椎（L1/L2 和 L2/L3），硬膜囊可能会超出椎弓根内侧缘，因此环锯只能在正侧位椎弓根中线以外操作。在切除椎间盘和后纵韧带时，首先识别尾端椎弓根内侧的行走根，然后再小心切除神经根周围的病变椎间盘，可避免神经根损伤。对一些有瘢痕或严重病变的病例，术中电生理监测可辅助鉴别和保护神经结构。

25.2.2 典型病例

59 岁男性患者，表现为右侧 L4 根性疼痛（疼痛程度 9/10）。患者经过诊断性封闭后症状完全缓解。术前 MRI 明确显示右侧 L4/L5 椎间孔狭窄（▶ 图 25.1a）。内镜下经右侧椎间孔行 L4/L5 上关节突切除，椎间孔扩大成形术。L5 上关节突采用环锯部分切除。在放入内镜时，发现行走根的根袖被环锯撕裂（▶ 图 25.1b），蛛网膜完整，可见到行走根，无明显的隆起或突出。椎间孔扩大成形完成后术野放入 TISSEEL（纤维蛋白密封剂）。术后 6 个月患者的腿疼消失，但是在重体力活动后出现了剧烈疼痛。

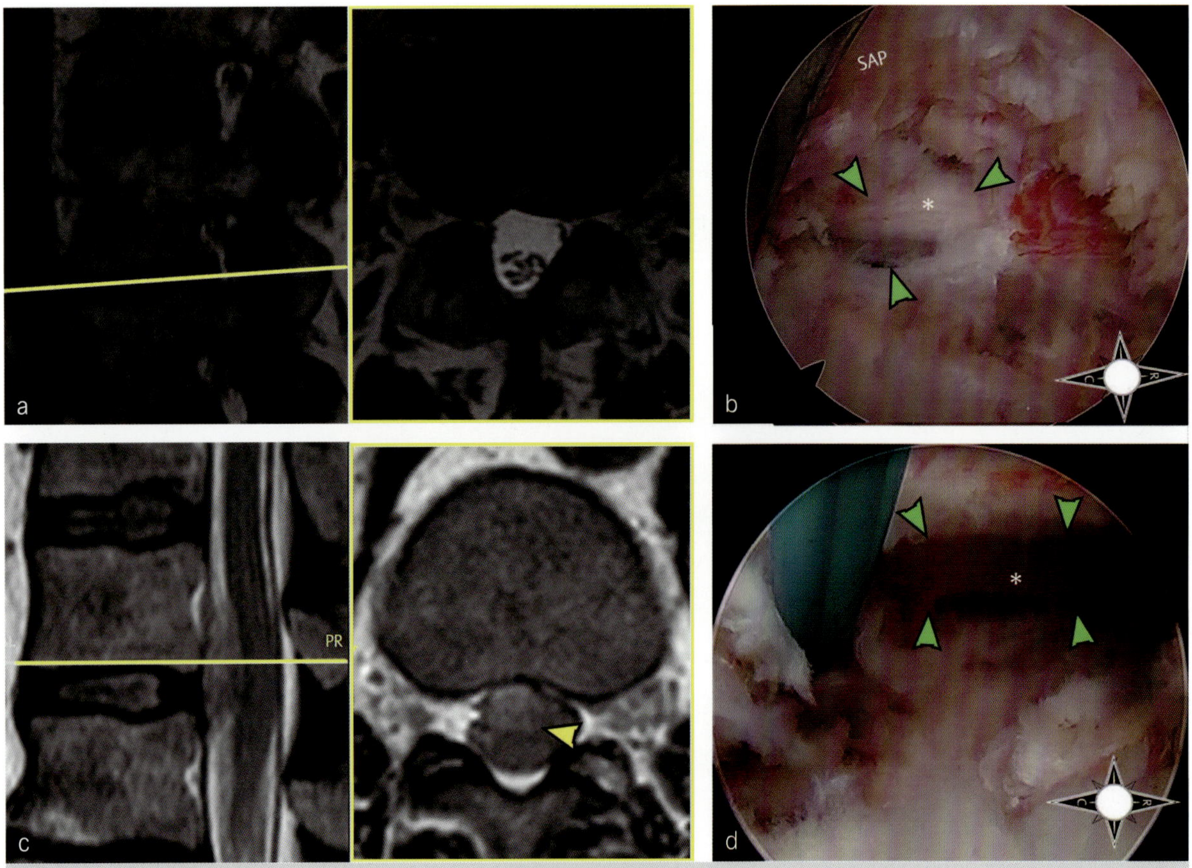

图 25.1　经椎间孔入路硬脊膜撕裂。（a）患者术前矢状位、轴位 MRI T2 加权显示右侧 L4/L5 椎间孔狭窄。（b）术中影像显示开始使用环锯时（蓝色箭头，硬脊膜边界；星号，硬膜；SAP，上关节突）导致的硬膜撕裂（星号标记）。（c）术前胸椎 MRI T2 加权显示 T11/T12 水平硬膜下椎间盘突出，脊髓移位；黄色箭头显示硬膜下椎间盘碎片。（d）术中图像显示中央硬膜缺损。蓝色箭头显示中央硬膜缺损的边界（星号标记）

58 岁男性患者，突发右大腿前方的灼烧感（严重程度 9/10），体检提示右髋屈肌乏力（3/5）。术前 MRI 提示 T11/T12 椎间盘突出、脑脊液间隙消失、脊髓受压（▸ 图 25.1c）。T2 相提示髓核位于硬膜内。该患者接受了经 T11/T12 右侧椎间孔内镜下胸椎间盘切除术（TETD）。切除 T12 上关节突后，可见神经组织，切除位于硬膜囊中央的椎间盘组织，椎间盘切除后，可见硬膜中央缺损（▸ 图 25.1d）。放入含胶原基质移植物，并用 TISSEEL 进行固定。6 个月后，患者停止口服止痛药，右大腿疼痛消失，神经系统检查正常。

25.2.3 经椎板间入路的硬脊膜撕裂

我们进行椎板间入路时，硬膜撕裂风险最高的步骤是突破黄韧带。增加硬膜撕裂的风险包括以下情况：

- 极重度椎管狭窄。
- 腰椎滑脱或侧弯合并椎管狭窄。
- 有腰椎硬膜外激素注射史。
- 既往手术史。
- 滑膜囊肿。
- 高龄。
- 吸烟。

如果黄韧带变薄或在骨性减压中被突破，应开放采用偏心切除技术（详见第 9 章）切除黄韧带。如果需要整体切除黄韧带，最好是在旁中央平面完成。离中线太远突破黄韧带可能会导致神经组织外侧的暴露，最可能发生在 L5/S1。在沿中线缝隙的正中平面上，黄韧带、硬膜外脂肪、硬膜有时难以辨别。最好采用微型打孔器完整切除黄韧带（详见第 9 章）。也可以采用钝性分离器或 Kerrison 咬骨钳突破黄韧带，切除更多的尾侧椎板来帮助鉴别神经组织。而后，椎弓根尾端水平的内侧部分构成可靠的骨性标志，以安全识别神经结构。

25.2.4 典型病例

68 岁女性患者，有 L4/S1 融合手术史，术后 3 年出现邻近节段退变，行 L3/L4 内镜下单侧椎板切除，双侧减压（ULBD）。该患者主诉疼痛放射至左前大腿，神经功能正常。术前影像显示 L3/L4 冠状面畸形、左侧椎间孔狭窄和左滑膜囊肿（▸ 图 25.2a）。患者接受了极外侧椎间融合术、侧方钉板固定和单侧椎板切除、双侧减压，以及滑膜囊肿的切除。当试图在 L3 椎板的下缘突破黄韧带时，瘢痕化的硬膜被误认为黄韧带，使用钝头剥离子时，造成硬脊膜产生了一个小孔，神经根从缺损处突出（▸ 图 25.2b）。完成单侧椎板切除、双侧减压以及滑膜囊肿的切除后，采用含胶原基质的移植物对硬脊膜缺损进行修补，TISSEEL 缝合。患者术后 3 个月症状消失。

65 岁女性患者，表现为右侧疼痛，放射至右前大腿。体格检查显示右背屈无力（4/5）。术前侧弯 X 线片显示腰椎左侧弯曲 20°，腰椎 MRI 证实右侧 L3/L4 和 L4/L5 外侧隐窝狭窄（▸ 图 25.2c）。患者接受了椎板间内镜下右侧 L3/L4 和 L4/L5 侧隐窝减压。L4/L5 减压时，发现靠近中线处硬脊膜变薄。小心采用偏心切除重度狭窄的椎板和小关节，侧隐窝硬膜囊的外侧面发现了硬脊膜缺损（▸ 图 25.2d），完成隐窝减压后，采用含胶原基质的移植物对硬脊膜缺损进行修补，TISSEEL 缝合。

75 岁女性患者，因严重 L4/L5 椎管狭窄伴 1 度滑脱出现神经源性间歇性跛行（▸ 图 25.2e）。行 L4/L5 内镜下单侧椎板切除，双侧减压（ULBD）。突破黄韧带时，暴露了蛛网膜，小心采用偏心切除，可见脆弱的硬膜内层边缘。完成减压后，采用含胶原基质的移植物对大的中央硬脊膜缺损进行修补，TISSEEL 缝合维持胶原基质的位置。术后 6 个月，在行走或骑自行车时仍残留有 4/10 的臀部疼痛，患者采取 COX-1（环氧合酶 -1）抑制剂（西乐葆）保守治疗。

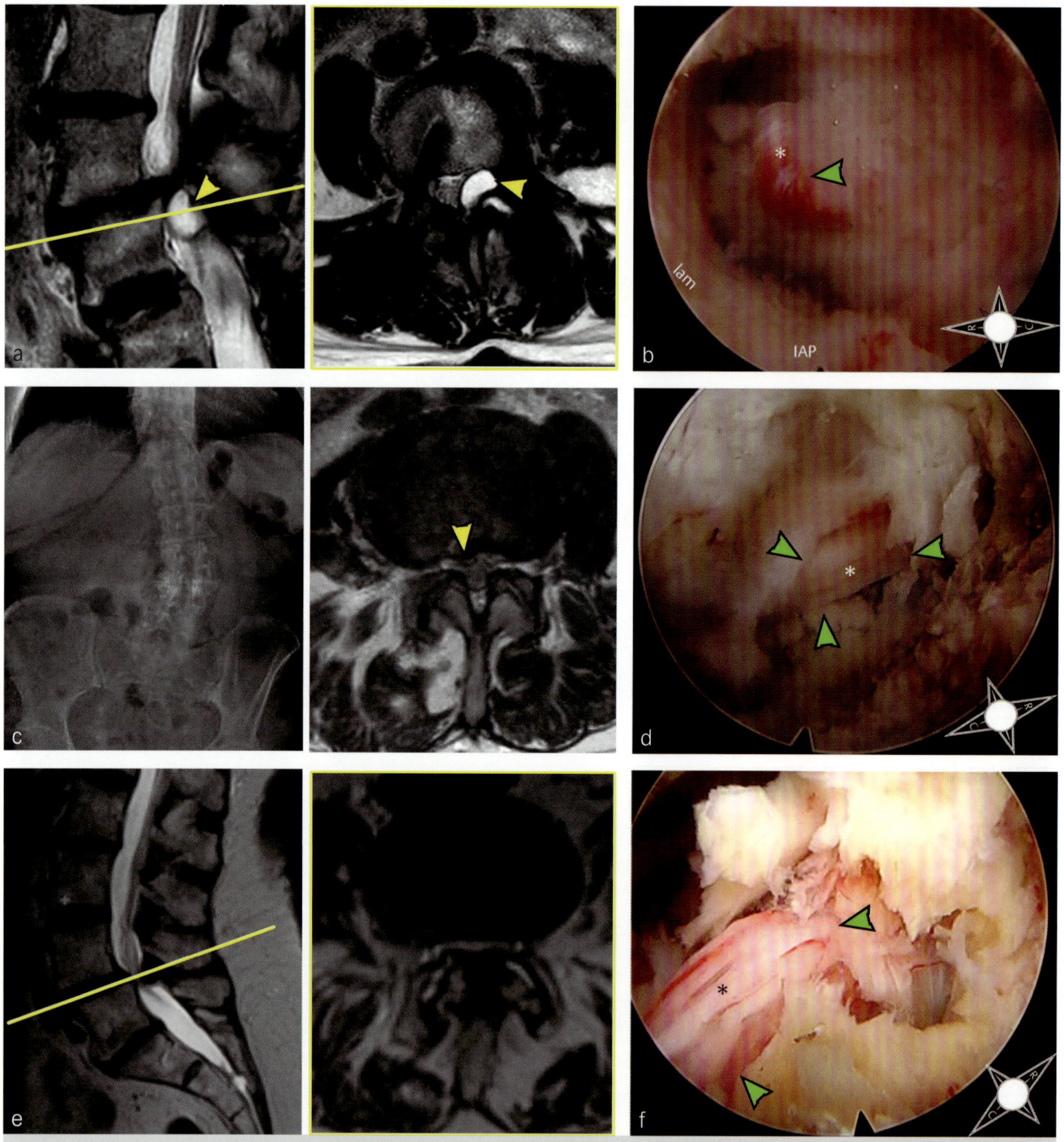

图 25.2　经椎板间入路硬脊膜撕裂。（a）腰椎矢状位、轴位 MRI T2 加权显示左侧 L3/L4 滑膜囊肿压迫神经组织（黄色箭头）。（b）术中影像显示一个小的硬膜撕裂口（星号）伴有神经根的疝出（绿色箭头）。（c）患者有腰椎的左侧弯曲和右侧 L4/L5 侧隐窝狭窄（黄色箭头）。（d）术中影像显示侧隐窝处有硬膜撕缺损（绿色箭头）。注意缺损中间变薄的硬膜囊。（e）矢状位、轴位 MRI T2 加权显示 L4/L5 重度狭窄伴 1 度前滑脱。（f）术中影像显示一个广泛的硬膜撕缺损。残余硬脊膜边界不清（绿色箭头）IAP，下关节突；lam，椎板

25.3 全内镜脊柱手术中硬膜撕裂

25.3.1 临床症状

相比传统手术，全内镜脊柱手术脑脊液漏渗出皮肤极其罕见，因为沿着作为传统手术脑脊液引流管道的手术通道没有死腔。患者往往在神经根疝出硬膜囊时出现症状，因此，颈椎和胸椎的硬膜缺损往往是没有临床症状的。在腰椎，侧方的硬膜撕裂可能导致用力或瓦氏动作时出现神经根症状。在单侧椎板切除双侧减压时，大的中央硬膜撕裂患者可能会在活动时或改变体位时出现骶正中疼痛。

25.3.2 处理原则

避免发生是硬膜撕裂最好的处理策略。然而，一旦发生硬膜缺损，可采用以下方法处理：

- 小的硬膜缺损，蛛网膜完整且无神经根疝出
  - 通过工作通道用 18G 穿刺针使用 TISSEEL
- 小的硬膜缺损伴有神经根疝出
  - 含胶原基质的移植物，TISSEEL 固定
- 大的硬膜缺损伴有神经根疝出
  - 贴附胶原基质的移植物，TISSEEL 固定
  - 可选择转为开放手术修补硬膜

有神经根疝出风险的患者通常术后保持平卧 24 小时，然后再活动。

25.3.3 手术技术

即使发生硬膜撕裂，也应该在安全的情况下尝试完成手术目的。有症状的马尾神经分支疝出手术视野和工作通道可能阻碍手术进程。可以尝试利用斜角工作套管来控制神经根，但应谨慎操作，以避免损伤马尾神经分支。对于中等大小的硬膜缺损，可使用杯形钳对卷起的嵌入移植物进行手术修复（▸ 图 25.3a，b）。我们常使用胶原基质，其他材料也可使用，例如真皮基质。备用的嵌入移植物尺寸应比硬膜缺损的直径更大一点，并且能完全覆盖缺损的边界（硬膜下覆盖的方式）。使用钳子或神经拉钩将移植物小心折叠在硬膜缺损边界下面（▸ 图 25.3c）。嵌入移植物是双手操作的全内镜下脊柱手术，因此操作起来可能会枯燥乏味。当移植物剩余部分折叠在硬膜缺损边界下面时（▸ 图 25.3d，e），使用斜角扩张管道或通过灌洗通道放入轻度弯曲的 K 线可以保护移植物处于合适位置的区域。并且，严格控制灌注量对移植物获得合适的位置是有帮助的。移植物一旦放好，工作通道插入两根 18G 针，小心灌注生物蛋白胶确保移植物处于合适的位置（▸ 图 25.3f）。

25.3.4 经验与教训

- 偏心切除软组织总是比同轴切除更安全，应尽可能应用。
- 早期识别硬膜缺损有利于避免更多地切除硬膜囊，明显降低修复难度。
- 小到中度大小的硬膜缺损采用嵌入移植物修复通常不影响患者的预后。
- 大的硬膜缺损通常只能用覆盖移植物进行修复，一些病例有必要转为开放手术。需进一步发展全内镜下硬膜闭合技术

25.4 血肿

与其他脊柱手术一样，全内镜脊柱手术后也可能发生术后硬膜外血肿。有症状的硬膜外血肿通常会引起背部疼痛和手术部位相应的神经活动障碍。其出现的时机和表现与传统的脊柱手术相似。血小板减少、凝血障碍或药物抗凝增加了术中渗血和术后血肿的风险。如果手术视野止血不充分或患者需要急性抗凝，全内镜手术后可能需要放置伤口引流。容易出血的手术区域如下：

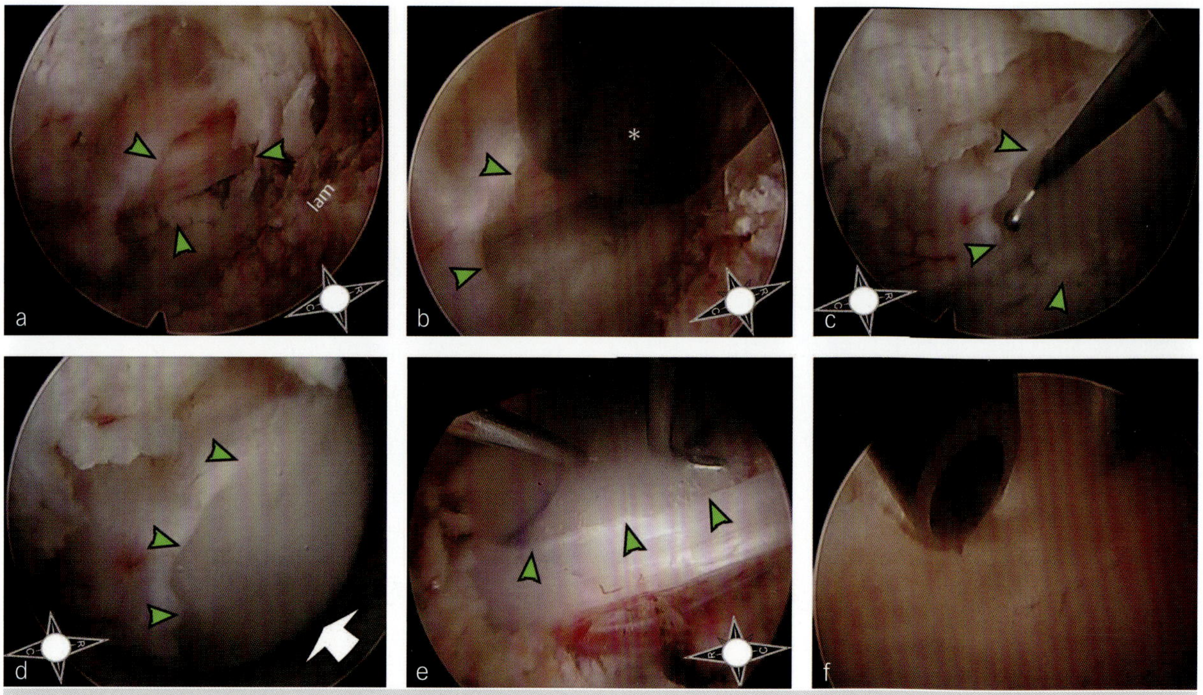

图 25.3 硬膜撕裂修复技术。(a)内镜下行侧隐窝减压术时，发现侧隐窝处硬膜囊撕裂，硬膜边缘用绿色的箭头标记（a~e）。(b)杯钳将胶原基质移植物（星号）放入。(c)用神经拉钩将内嵌移植物折叠在硬膜边缘下方。(d)在放置过程中，部分的嵌入移植物用斜角管状牵开器固定（白色箭头）或(e)通过灌洗通道使用略弯的 K- 线固定。(f)用两根脊柱穿刺针将 TISSEEL 放入以稳定修复的硬膜

- 椎板背侧到中间部分
  - 腰椎椎板间入路——通常发生在试图识别椎板边缘中下部时的入路偏差
- 邻近小关节突关节的小动脉性骨出血
  - 严重的小关节退行性变的单侧椎板切除双侧减压
- 硬膜外出血位于椎板切除的边缘—通常由 Kerrison 咬骨钳引起
  - 单侧椎板切除，双侧减压
- 侧隐窝边缘下的硬膜外出血
  - 单侧椎板切除，双侧减压
  - 椎板间内镜下侧隐窝减压（IE-LRD）
- 神经周围的小动脉
  - 椎板间对侧内镜下腰椎椎间孔成形术（ICELF）
  - 经椎间孔内镜下腰椎椎间孔成形术
- 硬膜外静脉丛靠近中线的腹侧硬膜囊
  - 经椎间孔内镜下腰椎椎间孔成形术（TELF）
  - 经椎间孔内镜下腰椎椎间盘切除术（TELD）
- 上关节突切除外侧面的小关节血管
  - 经椎间孔内镜下腰椎椎间孔成形术（TELF）
  - 经椎间孔内镜下腰椎椎间盘切除术（TELD）

25.4.1 典型病例

34 岁男性，既往有右侧 L5/S1 椎间盘切除史，表现为腰痛和右下肢剧烈疼痛（8/10）。肌电图证实右侧 L5 和 S1 神经根病变。术前腰椎 MRI 显示椎间孔严重狭窄，原因是椎间孔高度下降和上关节突半脱位（▸ 图 25.4a）。患者接受了右侧 L5/S1 椎板间对侧内镜腰椎椎间孔成形术（▸ 图 25.4b）。术程顺利，术后 2 小时出院。患者次日早晨醒来后再次出现腿部疼痛

和跖屈乏力（4/5）。腰椎影像学显示术后硬膜外血肿（▸图 25.4c），行全内镜下血肿清除术，术中可见一神经周围小动脉活动性出血（▸图 25.4d）。血肿清除后，患者的神经功能障碍得以缓解。

25.4.2　经验与教训

- 经常出血的手术部位应谨慎操作。应避免出行神经根周围小动脉撕脱。
- 在手术的各个阶段都应仔细止血（见第 8 章）。
- 在手术结束时，应仔细止血，并放引流装置。
- 如果在手术结束时止血效果不理想，可留下一个小的伤口引流管。特别是对于广泛组织切除手术，如腰椎内镜下单侧椎板切除双侧减压术（LE-ULBDs）。

25.5　感觉异常

经椎间孔或经椎板间入路神经减压后，常出现术后感觉异常。症状通常局限于减压神经根的分布区域，并描述为麻刺感 / 疼痛感。患者经常描述神经支配肌群的疼痛。这种不适感常是短暂的，很少持续超过 4~6 周。两种全内镜手术更容易出现严重的术后感觉异常。第一，后路内镜颈椎间孔成形术，尤其是当需要切除腹侧骨赘而牵拉神经根时。特别是后路内镜颈椎间孔成形术用于高能创伤后椎间孔瘢痕较厚的情况下，可能轻微的操作就会导致严重的术后感觉异常。经椎间孔内镜下腰椎椎间孔成形术是另一种可能导致严重术后感觉异常的手术，椎间孔重度狭窄或出行神经根在椎间孔位置偏下会增加术后感觉异常的风险。由于较高的神

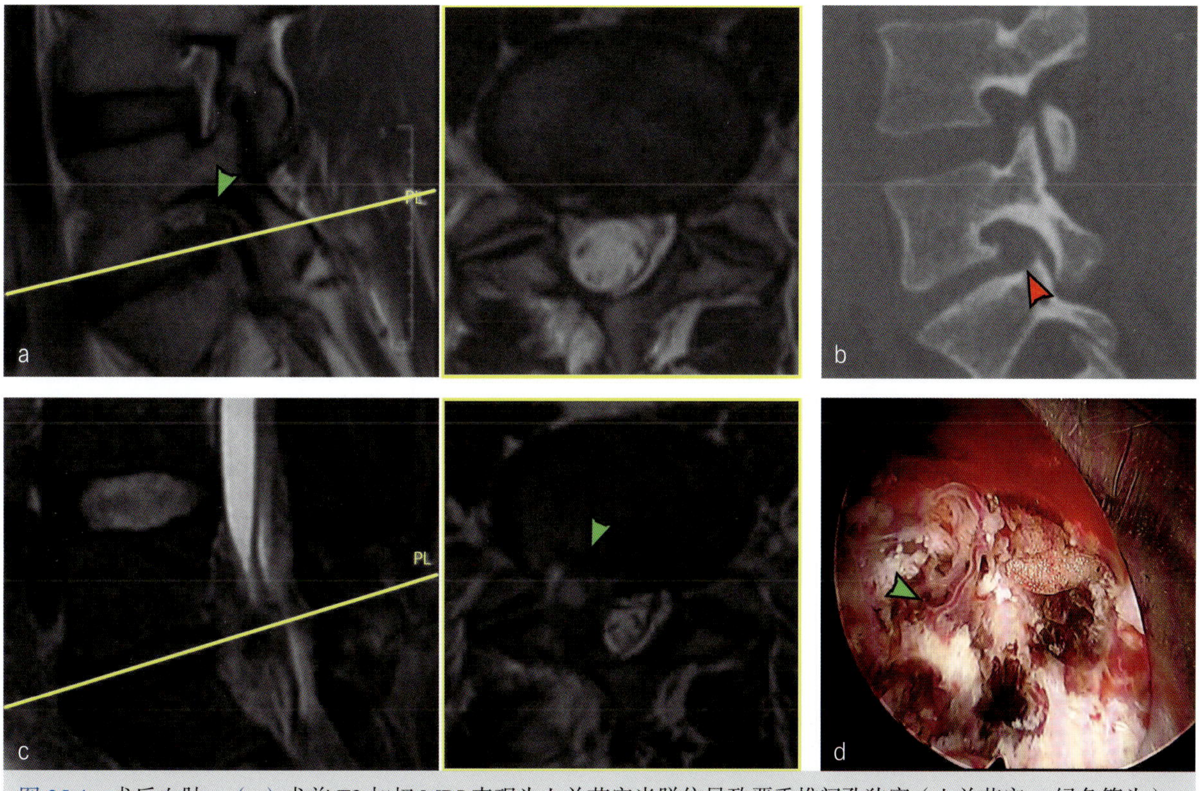

图 25.4　术后血肿。（a）术前 T2 加权 MRI 表现为上关节突半脱位导致严重椎间孔狭窄（上关节突；绿色箭头）。（b）术后 CT 扫描显示 SAP 已切除（红色箭头）。（c）MRI 显示术后硬膜外血肿（绿色箭头）。（d）术中见神经周围小动脉活动性出血（绿色箭头）

经—椎间孔面积比、孔的宽度，以及髂骨的原因，L5/S1 椎间孔成形更容易出现术后感觉异常，而采用经上关节突或椎间孔外入路可减小神经根刺激的风险。此外，减少孔内的操作时间可以进一步降低风险。然而，也可以考虑采用直接减压手术如椎板间对侧内镜腰椎椎间孔成形术，间接减压手术如前路腰椎椎间融合或经椎间孔入路腰椎椎间融合术。

25.5.1 典型病例

54 岁女性纤维肌痛症患者，有 L3/L4 和 L4/L5 椎板切除手术史，表现为腰背痛和右下肢 L5 神经根支配区疼痛（9/10）。术前影像显示椎间孔狭窄伴椎间孔区椎间盘突出（▸ 图 25.5a）。患者接受右 L4/L5 和 L5/S1 经椎间孔内镜下腰椎椎间孔成形术（▸ 图 25.5b）。术后 MRI 证实椎间孔的突出椎间盘被切除（▸ 图 25.5c）。术后 3 个月，患者主诉沿 L5 分布的烧灼、放射和刺痛（8/10）。患者接受了非甾体抗炎药的治疗，口服类固醇，硬膜外类固醇注射，症状减轻。

25.6 经椎间孔内镜下腰椎间盘切除不彻底

基于责任间盘的主要解剖标志的经椎间孔技术，如椎间盘内或半内 / 半外技术，都有椎间盘切除不完全的风险。采用如靛蓝胭脂红染料标记间盘和反复透视可以帮助定位，责任节段的软性间盘不能作为可靠的主要解剖学标志，原因有以下几点：

- 术中透视无法看到椎间盘，妨碍了从影像位置和触诊到可视化转变。
- 椎间盘通常是病变部位，因此经常有形变。
- 椎间盘与神经结构没有明确的关系，因为它们可位于突出间盘碎片的后方、外侧或内侧。
- 定位并将工作套管插入椎间盘间隙，从而在脊柱后线 / 椎管的腹侧形成一个工作区域。因此，它不能对椎管内的神经结构可视化。在过去的十年中，已经发展了几种技术来实现 SAP 腹侧的部分切除（椎间孔成形术）以进入尾侧椎弓根水平内侧部分，这是脊柱手术的公认主要解剖标志，可以直接识别行走神经根。对减压神经结构的可视化和识别可实现对完全减压的视觉确认。

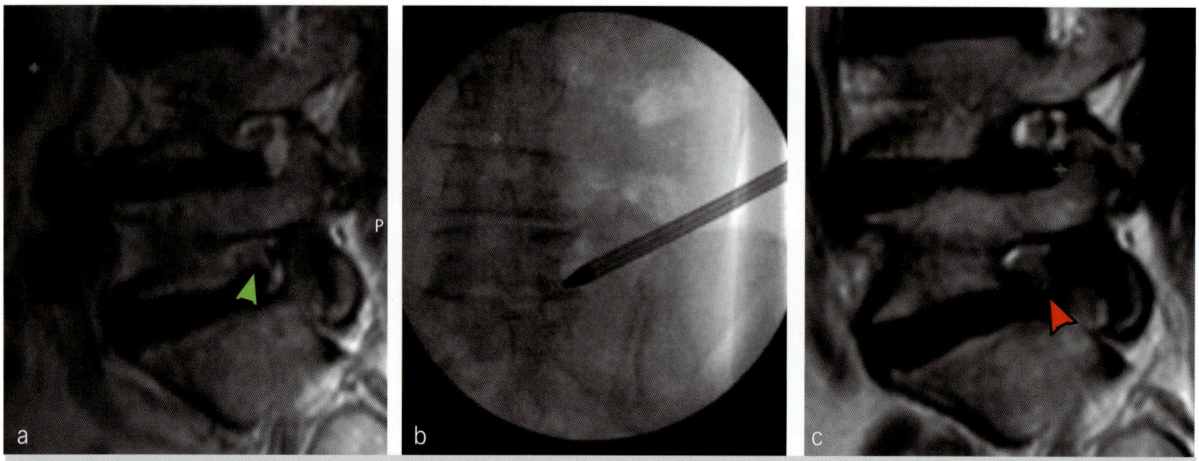

图 25.5 （a）术前 MRI 显示 L5/S1 椎间孔椎间盘突出（绿色箭头）压迫出行神经根。（b）内镜下经椎间孔腰椎椎间孔成形术的头尾穿刺轨迹。（c）术后 MRI 显示切除的椎间盘突出（红色箭头）

25.6.1 典型病例

36 岁男性患者，既往有传统 L4/L5 椎间盘切除术病史，表现为复发性左下肢疼痛和踇长伸肌无力（4/5）。术前影像显示患者复发的 L4/L5 椎间盘突出伴尾侧游离（▸ 图 25.6a~c）。患者行 L4/L5 TELD（经椎间孔内镜下腰椎椎间盘切除术），采用半内 / 半外技术，未行椎间孔成形术（▸ 图 25.6d~f）。几块大的椎间盘碎片被取出，手术结束时发现硬膜外脂肪搏动。术后患者出现持续性左下肢疼痛和无力。复查 MRI 显示远端椎间盘碎片残留（▸ 图 25.6e~g）。患者再次行 TELD，采用椎间孔成形术，适当放置管状牵开器，背侧至脊柱后缘（▸ 图 25.6h，i）。该技术可以直视神经结构和残留的椎间盘碎片，通过髓核钳取出碎片，完全减压行走神经根（▸ 图 25.7）。患者对手术耐受良好，症状完全消失。

25.6.2 经验与教训

- 基于间盘为靶点的 TELD 存在神经结构不完全可视的风险，因此导致减压不彻底。
- 进行适当的椎间孔成形术，可以进入尾端椎弓根水平的内侧，这是安全定位和直视神经结构的主要解剖学标志。

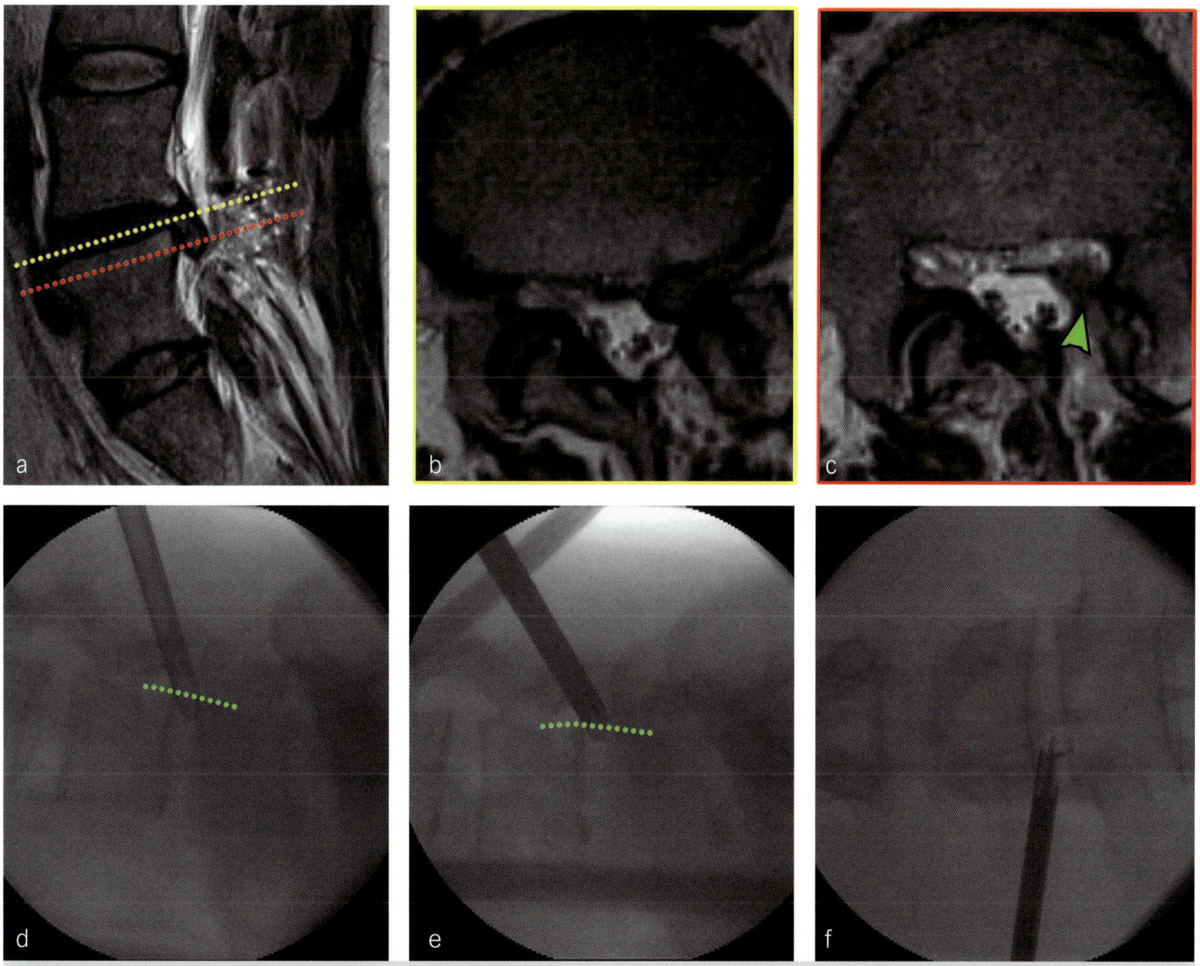

图 25.6 经椎间孔镜腰椎间盘切除术后残留的游离碎片。（a~c）术前矢状位和轴位 T2 加权 MRI 显示左侧 L4/L5 椎间盘突出并尾部游离。（d，e）操作步骤的术中透视图像，注意斜面内镜一半内一半外的位置。（f）此外，抓钳保持局限在椎间盘间隙内

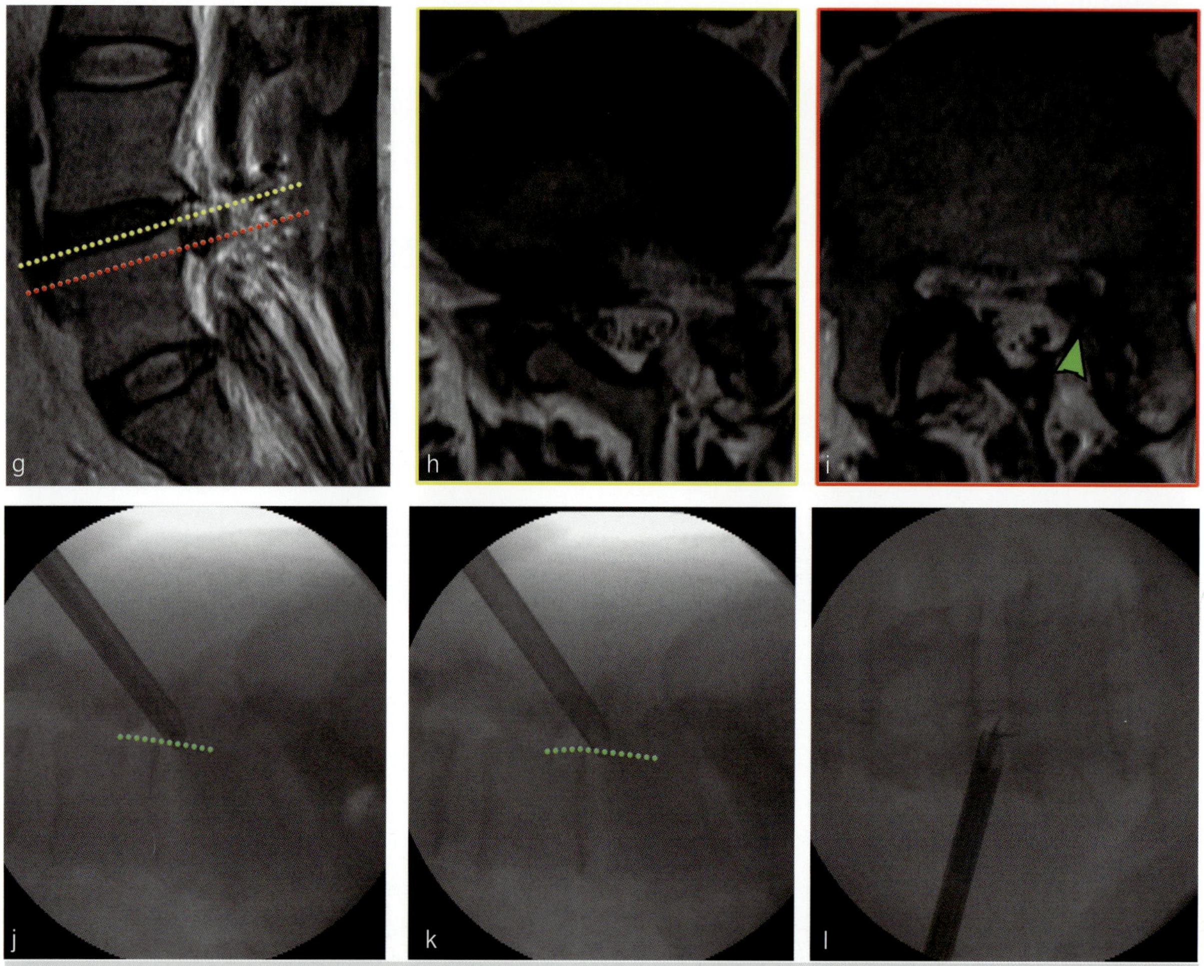

图 25.6（续）（g~i）术后 MRI 显示在椎间盘水平的碎片已切除，然而，碎片的尾部部分仍然在侧隐窝内（绿色箭头）。（j，k）经椎间孔内镜下腰椎椎间盘切除术翻修术中的透视图像。注意斜面管状牵开器仍然位于椎体后方。（l）此外，髓核钳的范围超出椎间隙

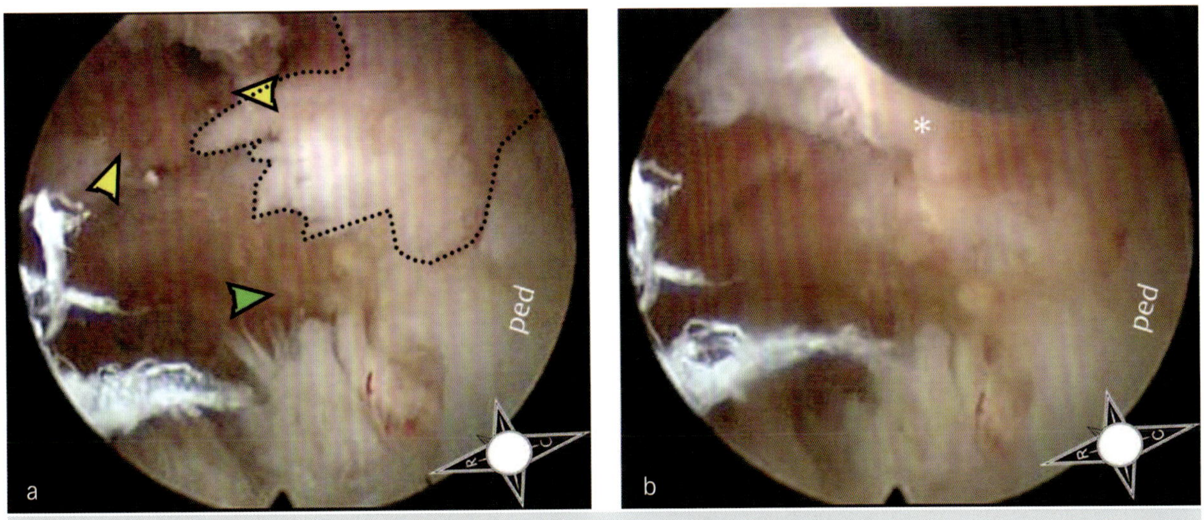

图 25.7 经椎间孔内镜下 L4/L5 椎间盘切除翻修术中图像。（a）绿色箭头指向 L5 的上终板。可见之前手术采用半内 / 半外技术的纤维环缺损。可见椎间盘碎片的边缘部分（黑色虚线）。硬膜外脂肪（黄色箭头）位于碎片的内侧。（b）用髓核钳取出椎间盘碎片（星号）

26 全内镜脊柱手术的围手术期管理

作者：Lynn McGrath, Christoph P. Hofstetter
译者：敖圣翔

26.1 简介

与微创手术（MIS）和传统开放式脊柱手术相比，全内镜脊柱手术的主要优点之一是减轻了手术部位疼痛、缩短了住院时间和恢复时间。然而，理解并实施好围手术期管理是确保每位患者都能从全内镜脊柱手术中充分获益的关键因素。虽然有许多优秀的微创手术和开放手术围手术期管理实践方案也适用于内镜脊柱手术人群，但在内镜脊柱手术中还有一些需要特殊考虑的因素值得讨论。

26.2 感染控制

手术创伤大小是预判脊柱术后手术部位感染最可靠的指标[1]。全内镜脊柱手术所引起的组织破坏程度十分轻微，这有利于确保术后手术部位感染发生率保持在一个极低的水平。局部血管结构的保留有助于机体维持手术部位正常的免疫通道。此外，全内镜术后几乎没有死腔，可以最大限度地增加正常组织的附着，从而有利于伤口愈合，并减少液体或感染性有机物积聚的可能性。脊柱术后手术部位感染的其他有效预测因素包括病态肥胖、高血压、肾病、糖尿病和高龄[1]。适当的术前治疗、代谢和营养优化应被视为一种重要的方法，其能够有效降低包括全内镜脊柱手术在内的各种手术人群的手术部位感染率。

最后，我们建议遵循北美脊柱学会（NASS）关于脊柱手术中抗生素预防使用的循证临床指南。该指南建议，对于典型的简单腰椎椎板切除术或椎间盘切除术，术前使用单次剂量抗生素，术中根据需要重复给药，以降低感染和（或）椎间盘炎的发生风险[2]。

26.3 疼痛管理

任何手术术后必然伴随着疼痛，高达 81% 的脊柱患者在术后甚至出院后存在中度至重度疼痛[3]。因此，尽管内镜脊柱手术具有微创性，但适当的疼痛管理也是保证患者顺利康复、提高患者回归工作比例和满意度的关键因素。

虽然目前还没有一个公认的术后疼痛管理方案被广泛接受，但有一些原则已经被证实能够可靠地管理疼痛、缩短住院时间，并提高患者的生活质量。多模式镇痛是重要原则之一，根据该原则，建立一个基于逻辑和分阶梯方式解决疼痛问题的方案，并在手术切皮前开始实施。虽然证据尚不明确，但使用非甾体抗炎药（NSAIDs）、环氧化酶 -2（COX-2）抑制剂或抗惊厥药的超前镇痛已显示出有希望改善脊柱患者健康相关生活质量[4]。因此，我们的方案包括除了使用丁哌卡因进行局部麻醉外，还在术前服用 1 000 mg 对乙酰氨基酚和 1 200 mg 加巴喷丁。在皮肤切开之前，我们给予 0.5 mg/kg 氯胺酮，并在手术结束前 30 分钟逐渐停药。在适当的情况下，我们也给予 30 mg 酮咯酸，因为这已经被证明有助于理想控制术后疼痛[5]。

术后，我们尝试将阿片类药物的使用限制在出现突发性疼痛时，因此，对乙酰氨基酚、非甾体抗炎药和 COX-2 抑制剂构成了我们术后镇痛的基础方案。使用这些药物已被证明可减少阿片类药物需求的 20%~30%[6]。对于术后疼痛突然加剧或术前神经根疼痛缓解延迟的情况，我们发现使用非甾体抗炎药和类固醇并联合加巴喷丁常常能使症状得到满意的缓解。尽管有着最佳的医疗管理，但当神经根性疼痛依旧持续时，可以考虑加以硬膜外类固醇注射。

全内镜脊柱手术几乎都需要让内镜穿过大量的肌肉组织，这可能导致肌肉痉挛和术后疼痛加剧，从而可能延长住院时间。因此，我们发现特别是在年轻男性中，使用肌松剂特别有助于减少阿片类药物的使用剂量和持续用药时间。如早期活动、热疗、按摩或超声波治疗等非医疗干预可能对疼痛持续的病例有所帮助。

无论选择何种疼痛管理方案，医生必须首先熟悉每一个药物的不良反应，并且需要根据每位患者不同的基础疾病和个体敏感性对这些药物的后续使用进行调整。

26.4 伤口愈合

虽然切口美观不应该是选择内镜手术的主要指征，但全内镜技术的微创性确实让患者树立了无暇美观效果的合理期望。伤口管理应在切皮之前开始。虽然小切口是追求的目标，但手术医生应避免因切口过小而不能理想地适应内镜口径的情况，因为不恰当的小切口导致的缺血会使患者面临组织坏死的风险，并且引起切口美容效果不佳。将局麻药物注入真皮形成的风团会导致皮肤暂时扩张，这样在风团消退和术后皮肤回缩后产生的切口会比较小。切口本身应该用手术刀精心设计，并在皮肤附近尽量少用电刀，因为皮肤的热损伤可能导致切口美容效果不佳。

为了在缝合时达到最佳的美容效果，应使用小直径可吸收单丝缝合线，并使用皮下连续缝合技术。对于典型的小切口，通常不需要埋结，缝合端可以在切口顶端使用反复进出针的技术而留在体外。

术后伤口应保持干燥，并使用例如 Dermabond 等聚合物敷料进行包扎，减小皮肤张力，同时起到封闭屏障的作用，这对腰椎手术尤其有帮助。该屏障将会被完整保留下来，预计在约 2 周后自行脱落。

26.5 下床活动

术后应鼓励患者早期活动，因为其可以改善术后疼痛控制效果并让患者早日回归工作[7]。早期活动也能降低肺部并发症、静脉血栓栓塞和伤口护理并发症的发生风险，缩短住院时间。一般来说，对于内镜脊柱手术，不需要佩戴支具，并且除了有必要使用支具的情况下都应当避免佩戴支具，以鼓励患者正常活动和促进切口愈合。

26.6 总结

全内镜脊柱手术的微创优势为患者提供了一个可以充分耐受的术后恢复期。然而，在进行任何手术之前，手术医生都应积极地努力，打下坚实基础以实现这一理想的术后恢复过程。同时应充分考虑每位患者的个人需求，并采取措施尽可能减少感染、控制疼痛、加速功能恢复并兼顾切口美容，同时控制相关的潜在并发症发生，以确保每位患者都能从内镜脊柱手术中充分受益。

参考文献

[1] Cizik AM, Lee MJ, Martin BI, et al. Using the spine surgical invasiveness index to identify risk of surgical site infection: a multivariate analysis. J Bone Joint Surg Am. 2012; 94(4):335–342

[2] Shaffer WO, Baisden JL, Fernand R, Matz PG, Society NAS, North American Spine Society. An evidence-based clinical guideline for antibiotic prophylaxis in spine surgery. Spine J. 2013; 13(10):1387–1392

[3] Apfelbaum JL, Chen C, Mehta SS, Gan TJ. Postoperative pain experience: results from a national survey suggest postoperative pain continues to be undermanaged. Anesth Analg. 2003; 97(2):534–540

[4] Lee BH, Park JO, Suk KS, et al. Pre-emptive and multi-modal perioperative pain management may improve quality of life in patients undergoing spinal surgery. Pain Physician. 2013; 16(3):E217–E226

[5] Moonla R, Threetipayarak A, Panpaisarn C, et al. Comparison of preoperative and postoperative parecoxib administration for pain control following major spine surgery. Asian Spine J. 2018; 12(5):893–901

[6] Chang SL. Potential therapeutic strategy to treat substance abuse related disorders. YaoWu Shi Pin Fen Xi. 2013; 21(4):S25–S26

[7] Daly CD, Lim KZ, Lewis J, et al. Lumbar microdiscectomy and post-operative activity restrictions: a protocol for a single blinded randomised controlled trial. BMC Musculoskelet Disord. 2017; 18(1):312

索 引

A

B

C

D

E

F

H

I

K

L

M

T

U

V

W